EL DOLOR NO ES UNA SENTENCIA DE MUERTE

UNA GUÍA PARA COMPRENDER Y ELIMINAR EL DOLOR CRÓNICO DE MÚSCULOS, ARTICULACIONES Y NERVIOS

BRANDON RAMAKKO

(Traducción por Carlos Gil)

TABLA DE CONTENIDOS

INTRODUCCIÓN

"La raíz de todos tus problemas radica en una carencia de vitamina D".

"La cúrcuma promete ser la solución definitiva a todos tus males".

"Simplemente sigue esta dieta y todo estará resuelto".

"Solo necesitas aplicar este truco...".

No obstante, aunque es común enfrentarse a la deficiencia de vitamina D, la curcumina, componente activo de la cúrcuma, destaca por sus propiedades antiinflamatorias, entre otros beneficios, y ciertas dietas pueden mejorar la salud en general, no existe un método universal que resuelva todos los problemas. Cada individuo enfrenta una gama única de desafíos de salud, que pueden superponerse.

Los especialistas en salud, como cirujanos, nutricionistas, quiroprácticos y fisioterapeutas, tienden a abogar por enfoques específicos basados en sus respectivas disciplinas. Sin embargo, seguir ciegamente un solo consejo puede ser limitante, ya que cada persona es única y requiere un enfoque personalizado.

Yo también estuve en tu posición en algún momento. No me considero tonto, pero en materia de salud estaba completamente perdido. Años de lidiar con problemas crónicos sin solución me llevaron a enfrentar dolores persistentes en las articulaciones, bloqueos en las rodillas y problemas recurrentes en el cuello, sin encontrar soluciones a largo plazo. Convencido de que la salud es el activo más valioso, dejé mi trabajo como profesor universitario y decidí aventurarme en el mundo de la atención médica por mi cuenta. Mi objetivo es compartir todo lo que he aprendido contigo para que tú y tus seres queridos puedan gestionar mejor sus enfermedades o, al menos, estar informados cuando se comuniquen con el personal médico.

Este libro fácilmente podría extenderse a miles de páginas para abarcar todas las enfermedades y sus tratamientos, pero en la práctica, se centra en las afecciones neuromusculoesqueléticas más comunes relacionadas con el dolor crónico, especialmente aquellas que involucran articulaciones, tendones, ligamentos o músculos. No profundizo en enfermedades genéticas raras, deficiencias nutricionales o trastornos autoinmunes, aunque es importante tenerlos en cuenta en casos de dolores crónicos persistentes.

La obra se divide en tres partes principales. La primera, accesible para cualquier lector, ofrece una introducción sobre qué es el dolor y cómo funciona, así como explicaciones sobre los factores comunes en la mayoría de las afecciones musculoesqueléticas crónicas. La segunda sección, más orientada como recurso, contiene listados de profesionales de la salud, tratamientos, medicamentos comunes, entre otros aspectos. La tercera parte divide el cuerpo en diferentes regiones, siendo relevante para el lector solo aquella relacionada con su dolor crónico.

Aunque este libro no resuelva todos tus problemas, confío en que te ayudará a comprender mejor tu cuerpo y, quizás, te brindará herramientas para minimizar el dolor de tus seres queridos.

PARTE 1
PREGUNTA Y RESPUESTA

EL DOLOR: EXPLORANDO SUS DIMENSIONES

¿POR QUÉ EXPERIMENTAMOS DOLOR?

Imagina un mundo sin dolor. En ese escenario, una persona podría sufrir una lesión sin siquiera darse cuenta. Este es el peligro en la pérdida sensorial del pie, que conduce a una condición conocida como "pie de Charcot". Los afectados pueden tropezar sin percibirlo, sin percatarse de la lesión y, por ende, sin tomar medidas para protegerla. Cuando finalmente se realiza una radiografía, la deformidad es evidente: los huesos adoptan formas inusuales y las articulaciones pierden su posición correcta. El desafío para el radiólogo es monumental, con tantas anomalías presentes que la imagen parece un caos desorganizado, desafiando cualquier intento de descripción sistemática. Estas lesiones a menudo culminan en la necesidad de una amputación.

Imagina una sartén caliente. A simple vista, puede ser difícil distinguirla de una que está a temperatura ambiente. Solo cuando experimentamos dolor, nos damos cuenta de que algo está demasiado caliente para manipularlo. El dolor, en su esencia, es un mecanismo evolutivo vital para nuestra supervivencia: funciona como un sistema de protección y advertencia. Si tuvieras que diseñar un sistema de protección, ¿no preferirías que te alertara no solo cuando el daño ya está hecho, sino también antes de que ocurra? ¿No sería ideal poder prevenirlo? En consecuencia, nuestro sistema de dolor nos alerta sobre posibles daños, nos informa cuando algo está dañado y nos ayuda a proteger la región afectada mientras se recupera.

¿QUÉ ES EXACTAMENTE EL DOLOR?

Más que una simple sensación física, el dolor es una experiencia emocional. Aunque está asociado con una localización específica, en su esencia, sigue siendo una emoción.

El origen del dolor reside en la misma región cerebral que controla todas las demás emociones. Sin embargo, su percepción no se limita a una sola área cerebral. La compleja decisión de experimentar o modular la intensidad del dolor involucra también a las regiones encargadas de la memoria. Este hecho cobra sentido al reflexionar sobre él: las áreas cerebrales relacionadas con el dolor necesitan recordar la ubicación del daño para proteger esa región del cuerpo y estar alerta ante situaciones potencialmente peligrosas. Es esencial reconocer estímulos que puedan representar amenazas para intensificar la vigilancia sensorial en busca de posibles riesgos.

A veces se refiere a las áreas cerebrales implicadas en el dolor como la "neuromatriz del dolor", aunque personalmente prefiero el término "sistema de protección del dolor" por su mayor capacidad descriptiva.

¿CÓMO FUNCIONA EL DOLOR?

Todo comienza con los sensores del dolor. Pero, ¿qué es un sensor del dolor? ¿Qué significa sentir dolor a nivel microscópico? El dolor es una emoción, ¿verdad? Hay varios tipos de sensores que, en última instancia, pueden informar a las partes del cerebro encargadas de procesar el dolor: sensores de estiramiento de umbral alto, sensores de temperatura de umbral alto, sensores químicos y a veces incluso incluyen sensores de movimiento. Después de estirar o comprimir el tejido hasta el punto de que pueda dañarse, los sensores de presión de umbral alto podrían activarse. Cuando estás expuesto a temperaturas extremas, ya sea calor o frío, se activan intensas señales en los sensores de temperatura de tu cuerpo. Los sensores químicos también pueden detectar cambios químicos causados por una lesión o esfuerzo a nivel celular. Por último, **los sensores de movimiento pueden inducir dolor para prevenir movimientos que podrían dañar una articulación que el cuerpo está tratando de proteger.**

Entonces, ¿la señal va directamente al cerebro para su procesamiento, verdad? No exactamente. Algunos procesamientos ocurren en la médula espinal. Hay neuronas (células cerebrales) en tu médula espinal que transmiten la información hacia arriba hasta el cerebro. Muchos se sorprenden al saber que hay muchas neuronas en la médula espinal, incluidas las neuronas que finalmente terminan activando tus músculos. Los reflejos ocurren a nivel de la médula espinal. Cuando el médico usa el pequeño martillo en el tendón de tu rodilla que hace que la rodilla dé una patada pequeña, eso ocurre gracias a las neuronas en la médula espinal. La retirada inicial, rápida como un rayo, del dolor proviene de estas neuronas. Si es importante alejarse, estamos diseñados para retirar la extremidad antes de que el cerebro se dé cuenta de lo que está sucediendo. Las neuronas encargadas de transmitir información al cerebro poseen la capacidad de modular tanto la frecuencia como la intensidad de su comunicación con este órgano vital. Requieren cierto nivel de estimulación proveniente de los sensores antes de enviar cualquier señal hacia arriba, sin embargo, este umbral puede ser objeto de ajustes. Es común observar que tras una lesión, el umbral de estas neuronas disminuya, como si el organismo prestara una atención más aguda a los estímulos sensoriales. Una vez que el individuo se ha recuperado y se encuentra seguro, el cerebro puede instruir a estas neuronas para que normalicen su sensibilidad, volviendo así a un estado óptimo de funcionamiento.

Una vez recibida la señal por el cerebro, este no genera dolor de manera directamente proporcional a la intensidad de la señal entrante; más bien, modifica su intensidad. ¿Pero qué criterios utiliza para determinar la cantidad de dolor que debe producir? ¿No sería útil saber si una extremidad ya está dañada y si se requiere una vigilancia extra? El sistema de protección contra el dolor involucra las regiones cerebrales relacionadas con la memoria, utilizando así tus experiencias pasadas para anticipar situaciones en las que el dolor podría ser beneficioso para tu protección. Por ejemplo, si has estado preocupado por tu brazo derecho, el cerebro aumentará la percepción de cualquier señal que involucre a esa extremidad. Del mismo modo, si en el pasado te has lastimado la espalda mientras te inclinabas hacia adelante, podría provocar espasmos musculares y enviar señales de dolor agudo para prevenir movimientos similares.

Nuestros cuerpos están diseñados para la supervivencia. En ocasiones, este sistema de defensa se activa en exceso en su tarea protectora. Es preferible estar vivo y experimentar dolor que enfrentarse a la muerte. El cerebro puede incluso adoptar un enfoque contrario, desactivando por completo la sensación de dolor para permitirnos realizar hazañas extraordinarias, como escapar de un edificio en llamas, levantar un automóvil para rescatar a un niño o anotar el gol ganador con un tobillo torcido.

Para resumir, el proceso del dolor comienza con sensores que miden la temperatura, el estrés en los tejidos y los productos químicos. Si la señal alcanza un umbral, se transmite la señal al cerebro a través de las neuronas en la médula espinal. El cerebro tiene en cuenta cuánta señal llega desde la médula espinal, tu historial/pasado de lesiones y tu situación actual para determinar cuánto dolor debes experimentar. Dolor ≠ Daño.

TRASTORNOS DEL DOLOR CRÓNICO

SENSIBILIZACIÓN CENTRAL

Existen diversas circunstancias en las cuales el dolor puede volverse crónico o excesivo. Es crucial entender que Dolor ≠ Daño, así como galletas ≠ felicidad. Aunque pueden estar relacionados, la felicidad no depende exclusivamente de las galletas; de hecho, muchas personas deprimidas poseen una caja de galletas en sus armarios. Cuando el dolor se vuelve excesivo debido a una sensibilidad aumentada en el sistema nervioso central, lo denominamos sensibilización central. Como mencioné anteriormente, las neuronas en la médula espinal pueden desarrollar esta sensibilidad aumentada, la cual el cerebro puede normalizar una vez que finaliza el período de riesgo. Sin embargo, ¿qué ocurre si el riesgo nunca cesa? La sensibilidad del sistema de dolor puede aumentar directamente debido al daño tisular o a la **percepción de una amenaza** de daño potencial[1]. Como resultado del miedo al daño, la sensibilidad al dolor permanece elevada en aquellos que sufren de dolor crónico. Por ende, lo que sería normalmente indoloro para una persona promedio resulta doloroso para ellos. El movimiento puede tornarse doloroso, los músculos pueden contraerse o permanecer rígidos, el simple roce en la piel puede ser doloroso, y la intensidad del dolor puede ser severa, irradiándose hacia una región más amplia.

---

[1] Quartana PJ, Campbell CM, Edwards RR. Pain catastrophizing: a critical review. *Expert Rev Neurother.* 2009;9(5):745-758. doi:10.1586/ern.09.34

Estas personas suelen experimentar temor hacia el movimiento y las actividades (evitación del miedo), y pueden imaginar escenarios catastróficos. El uso inadecuado de los músculos puede provocar su desgaste (atrofia) y la degeneración o debilitamiento de los tendones (tendinosis). Con el tiempo, el cerebro pierde la coordinación necesaria para movimientos más complejos, lo que aumenta la probabilidad de futuras lesiones. Además, a menudo desarrollan dolores musculares generalizados debido a la tensión muscular y los espasmos.

Cuando visitas a tu médico tras experimentar un episodio inicial de dolor de espalda, puede que te advierta sobre no inclinarte hacia adelante o moverte demasiado rápido para evitar volver a lastimarte. Al mostrarte la radiografía o resonancia magnética, te informa que los discos están degenerados, diciendo: "Tu espalda está completamente desgastada". Ante estas palabras, es natural que tu mente se preocupe constantemente por proteger tu espalda. Algunas personas que sufren de dolor crónico se obsesionan en exceso con los hallazgos de estas imágenes médicas, convencidos de que sus articulaciones están dañadas y que cualquier uso adicional empeorará su condición. Sin embargo, es importante comprender que existen individuos con desgarros degenerativos del manguito rotador, hernias discales, osteoartritis u otras afecciones similares que NO experimentan dolor alguno. ¡Dolor no siempre equivale a daño!

Si bien estos problemas pueden contribuir al dolor en ciertas personas, su presencia en una resonancia magnética o radiografía no garantiza la presencia de dolor o, al menos, no asegura una vida de dolor constante. Además, muchos pacientes con dolor crónico no muestran evidencia de lesiones, daños o degeneración tisular en estas imágenes (aunque puede que sí hayan experimentado una lesión inicial en algún momento del pasado que desencadenó el ciclo de dolor crónico). Aunque la lesión original pueda haber sanado, el estado de "alerta máxima" en el cerebro puede persistir. Es crucial entender que el cerebro no siempre reduce la sensibilidad de las neuronas en la médula espinal como debería hacerlo tras una lesión; de hecho, puede amplificar el dolor en un estado de miedo y protección.

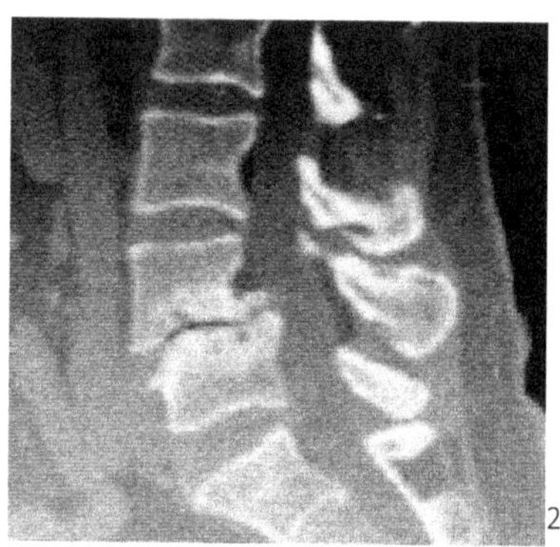

Nota adicional: Existe una complicación o variante más rara del síndrome de dolor crónico llamada síndrome de dolor regional complejo (SDRC), donde el sistema nervioso agrava aún más las cosas, causando que todo el miembro lesionado se hinche, cambie de color, temperatura y textura de piel/uñas, junto con una sensibilidad al dolor bruscamente aumentada. Ocurre más comúnmente después de una fractura o cirugía.

---

[2] Utilizado con permiso. Al principio tenía algo de dolor, pero su equipo sanitario le dijo que su dolor parecía más muscular y que probara algunos ejercicios durante un tiempo antes de la operación. Esta persona no tenía dolor de espalda la última vez que hablé con él, a pesar del importante daño que se ve en la imagen. No se ha operado y su actividad favorita es jugar al golf y puede blandir un palo sin problemas.

¿CÓMO AYUDAR?

Reformular: el dolor no significa daño. Cada vez que hay dolor, no significa que estés causando más daño a tu cuerpo. Piensa en los tejidos como desacondicionados en lugar de dañados. Desacondicionado implica que pueden volver a ser acondicionados. Pueden mejorar y fortalecerse.

Remapear y *Reaprender*: El desuso, motivado por el temor al dolor o daño, conduce al desacondicionamiento de los tejidos y afecta la capacidad del cerebro para coordinar eficazmente los músculos (principio de "úsalo o piérdelo"). El cerebro, albergando un mapa del cuerpo, puede ver oscurecida esta representación, perdiendo noción de la ubicación de las articulaciones o la velocidad de los movimientos. Es imperativo que el cerebro sea reeducado, remapeando el cuerpo y reaprendiendo cómo utilizar los músculos y las articulaciones con una coordinación adecuada. Al lograr este objetivo, el cerebro adquiere una mayor confianza en el uso de las articulaciones, reduciendo así el riesgo de lesiones o dolor futuro.

Fisioterapeutas, acupunturistas, quiroprácticos y masajistas pueden ayudar con los dolores musculares y la rigidez. Fisioterapeutas, quiroprácticos y entrenadores pueden ayudar con el acondicionamiento de los músculos y el reaprendizaje del cuerpo. Psicólogos, consejeros, hipnoterapeutas, etc. pueden ayudar con la sensibilización central (cerebro). Los médicos pueden ayudar a minimizar el dolor desde los sensores a través de medicamentos, inyecciones, cirugías, aspiraciones, ablaciones nerviosas, etc., pero deben usarse con precaución, ya que el "daño" que ven en la radiografía o la resonancia magnética puede no tener nada que ver con tu dolor, y los medicamentos pueden tener sus propios efectos secundarios. Para estrategias más específicas, consulta la sección de fibromialgia y/o la sección del libro correspondiente al área en cuestión.

14

¿QUÉ SON LOS NUDOS MUSCULARES Y CÓMO DESHACERSE DE ELLOS?

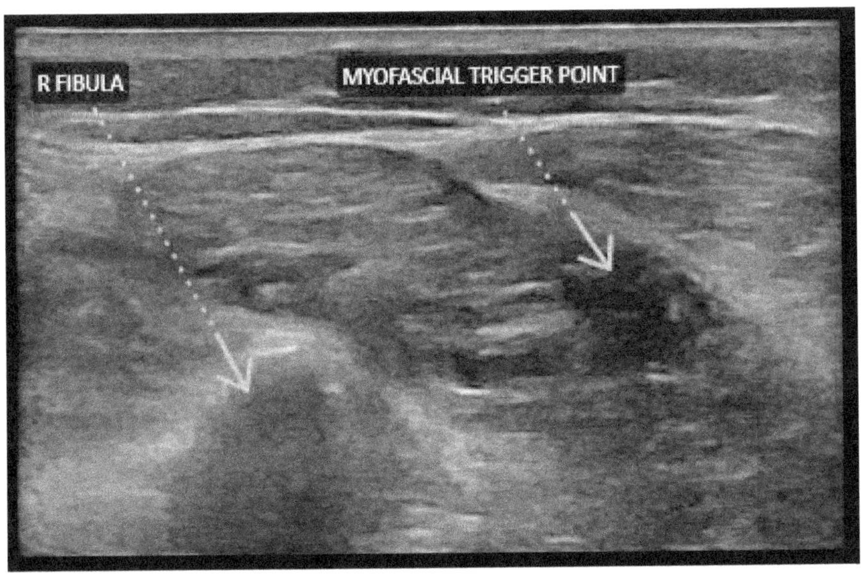

¿QUÉ SON?

Los dolorosos nudos musculares también se conocen en la literatura médica como puntos gatillo miofasciales (PGMF). En mi experiencia clínica, todos tienen algunos puntos sensibles en sus músculos y las personas pueden tener algunos nódulos o nudos sensibles. Es extremadamente común encontrar nódulos más dolorosos en aquellos con dolor o que han sufrido una lesión. Los nódulos más grandes y/o más dolorosos a menudo crean una presión vaga o dolor que parece extenderse. El dolor puede ser agudo o muy sordo. La sensación puede imitar el dolor de tipo nervioso y tener un ligero hormigueo o sensación de ardor. El dolor puede recrearse al presionar sobre el nódulo, estirar el músculo o usar el músculo. Los desagradables nudos musculares son en parte responsables de todo tipo de condiciones de dolor crónico, como dolores de cabeza de tipo tensional, dolor de cadera y dolor de hombro.

¿QUÉ LOS CAUSA?

Estos nudos musculares pueden surgir debido al estrés, una lesión aguda (como un accidente) o el uso excesivo. Es posible que perduren durante años, incluso después de que la lesión inicial haya sanado. El uso excesivo, en este contexto, se refiere más a una distribución inadecuada de la carga de trabajo entre los músculos, en lugar de simplemente sobrecargarse. Actividades como el uso de muletas, cojear o adoptar patrones de movimiento inusuales pueden contribuir a su formación. Se ha teorizado que el proceso subyacente implica una crisis metabólica[3], en la cual el músculo permanece tenso durante períodos prolongados, agotando la energía de las células individuales y generando sensaciones de dolor. La investigación indica una estrecha relación entre estos puntos gatillo miofasciales dolorosos y la sensibilización central[4].

¿CÓMO DESHACERSE DE ELLOS?

Afortunadamente, hay algunas opciones de tratamiento que funcionan extremadamente bien. Lamentablemente, he encontrado tanto clínicamente como en mis búsquedas en la

---

[3] Simons DG. New views of myofascial trigger points: etiology and diagnosis. *Arch Phys Med Rehabil.* 2008;89(1):157-159. doi:10.1016/j.apmr.2007.11.016

[4] Shah JP, Thaker N, Heimur J, Aredo JV, Sikdar S, Gerber L. Myofascial Trigger Points Then and Now: A Historical and Scientific Perspective. *PM R.* 2015;7(7):746-761. doi:10.1016/j.pmrj.2015.01.024

literatura que el masaje, el estiramiento, el calor, el ultrasonido terapéutico, el TENS y la terapia de luz[5] no resuelven de manera confiable el problema (no es que no proporcionen cierto alivio). Con la experimentación, descubrí que las pistolas/máquinas de masaje funcionan un poco mejor, pero encuentro sus resultados inconsistentes de persona a persona. *La compresión isquémica, la punción seca y la terapia de ondas de choque extracorpóreas* han demostrado ser razonablemente efectivas[67]. Si necesitas ayuda, es posible que encuentres quiroprácticos, masajistas, acupunturistas o fisioterapeutas que conozcan una o más de estas técnicas.

Yo argumentaría que la compresión isquémica es la mejor, con la punción seca en un cercano segundo lugar. De hecho, encuentro que cada tratamiento funciona mejor para mí con diferentes músculos. La compresión isquémica en particular tiene la ventaja sobre las agujas porque puede ser realizada por cualquier persona (incluso tú mismo o tu pareja), es segura y puedes sentir cómo el nudo muscular se deshace, así que tienes un *feedback* inmediato. Consulta la sección de tratamientos del libro para obtener más información sobre estas técnicas.

---

[5] Fagundes MG, Albuquerque JR dos S, Silva EJS, Dantas ACV, Lima TBW e. The effects of low-level laser in the treatment of myofascial pain syndrome: systematic review. *BrJP.* 2023;6(1):83-89. doi:10.5935/2595-0118.20230014-en

[6] Xu A, Huang Q, Rong J, Wu X, Deng M, Ji L. Effectiveness of ischemic compression on myofascial trigger points in relieving neck pain: A systematic review and meta-analysis. *J Back Musculoskelet Rehabil.* 2023;36(4):783-798. doi:10.3233/BMR-220045

[7] Zhang Q, Fu C, Huang L, et al. Efficacy of Extracorporeal Shockwave Therapy on Pain and Function in Myofascial Pain Syndrome of the Trapezius: A Systematic Review and Meta-Analysis. *Arch Phys Med Rehabil.* 2020;101(8):1437-1446. doi:10.1016/j.apmr.2020.02.013

¿LA ARTRITIS CAUSA DOLOR?

Para aclarar, esta sección se enfoca en la osteoartritis, caracterizada por el desgaste articular, en contraposición a la artritis autoinmune, donde el sistema inmunológico ataca al propio cuerpo. En la **osteoartritis**, los cambios asociados con el envejecimiento en el cartílago y el hueso muestran una **correlación débil** con el dolor. Aunque se puede diagnosticar artritis en radiografías en muchas personas sin que experimenten dolor, puede contribuir al mismo en algunos casos. Aunque puede ser una causa de dolor en ciertos individuos, existen pruebas contundentes que indican que para una gran parte de la población, la presencia de artritis no se traduce necesariamente en dolor. En un estudio sobre caderas en personas de 45 a 65 años, encontraron que la prevalencia de artritis en aquellos con dolor de cadera era del 13.3% y en aquellos sin dolor de cadera era del 9.5%. Se concluyó que el diagnóstico de artritis a través de radiografías tiene un valor limitado para determinar la causa del dolor, dado que la presencia de artritis es frecuente en individuos asintomáticos[8]. De acuerdo con este estudio, se podría inferir que aproximadamente un tercio de los casos de dolor podrían estar relacionados con la artritis, y que aproximadamente el 4% del dolor total de cadera se atribuye a esta condición. Describir la artritis como un "roce de hueso contra hueso" resulta poco útil para aquellos que experimentan sensibilización

---

[8] Rondas GA, Macri EM, Oei EH, Bierma-Zeinstra SM, Rijkels-Otters HB, Runhaar J. Association between hip pain and radiographic hip osteoarthritis in primary care: the CHECK cohort. *Br J Gen Pract.* 2022;72(723):e722-e728. doi:10.3399/BJGP.2021.0547

central, ya que puede generar temor hacia la actividad física y el ejercicio, lo que a su vez puede ocasionar diversos problemas musculares y articulares. Numerosos estudios han revelado consistentemente que los puntajes de dolor y la capacidad funcional mejoran[9][10] notablemente en personas que padecen artritis cuando participan en programas de ejercicios o fisioterapia. Aunque la artritis no desaparece por completo, quienes la sufren experimentan una notable mejoría en su bienestar y habilidades físicas. Un estudio específico que exploró la práctica de sentadillas, un ejercicio que la mayoría de los individuos con dolor en las rodillas tienden a evitar, demostró mejoras significativas en el alivio del dolor, el rango de movimiento, la fuerza muscular y la estabilidad de la articulación de la rodilla[11]. A primera vista, podría parecer contraintuitivo que el aumento del uso de las rodillas condujera a una mejoría en la artritis; sin embargo, en general, los pacientes experimentan una mejora sustancial en su condición. Desde mi perspectiva clínica, a menos que existan complicaciones graves como inflamación severa, fragmentos óseos que obstruyan la articulación o crecimientos óseos significativos que limiten notablemente el movimiento, la artritis no debería considerarse un impedimento insuperable. Solo en casos donde estas condiciones estén presentes, podría

---

[9] Golightly YM, Allen KD, Caine DJ. A comprehensive review of the effectiveness of different exercise programs for patients with osteoarthritis. *Phys Sportsmed.* 2012;40(4):52-65. doi:10.3810/psm.2012.11.1988

[10] Golightly YM, Allen KD, Caine DJ. A comprehensive review of the effectiveness of different exercise programs for patients with osteoarthritis. *Phys Sportsmed.* 2012;40(4):52-65. doi:10.3810/psm.2012.11.1988

[11] Zhao Z, Wang R, Guo Y, et al. Static Low-Angle Squatting Reduces the Intra-Articular Inflammatory Cytokines and Improves the Performance of Patients with Knee Osteoarthritis. *Biomed Res Int.* 2019;2019:9617923. Publicado el 30 de octubre de 2019. doi:10.1155/2019/9617923

ser apropiado contemplar opciones como cirugías o reemplazos articulares.

Entonces, la artritis no siempre conlleva dolor. Este mismo concepto se puede aplicar a algunos otros tipos de cambios degenerativos. Incluso las roturas degenerativas del manguito de los rotadores en el hombro podrían ser asintomáticas. Si un radiólogo detecta una rotura en una resonancia magnética[12], no necesariamente implica que la persona experimente dolor. De hecho, aproximadamente un tercio de los adultos mayores de treinta años que no tienen dolor de espalda muestran hernias discales en resonancias magnéticas[13]. Aunque las roturas tendinosas y las hernias discales pueden ser fuentes de dolor, no siempre lo son, especialmente si son lesiones antiguas.

Las imágenes resultan fascinantes. Nos complace identificar aspectos estructurales y exclamar: "¡Aquí está el problema!" Sin embargo, una imagen de un teléfono no nos proporciona información sobre si está sonando o no. La presencia de artritis leve, degeneración discal y protrusiones discales en las imágenes es algo sumamente común y no debería generar preocupación únicamente basándonos en lo que vemos. Aquellas personas que se preocupan demasiado por el daño potencial pueden terminar desarrollando un trastorno de dolor crónico o de sensibilización central. Es importante destacar que tanto los médicos como los quiroprácticos pueden contribuir a la aparición de estos trastornos de dolor crónico. Algunos quiroprácticos realizan

---

[12] Minagawa H, Yamamoto N, Abe H, et al. Prevalence of symptomatic and asymptomatic rotator cuff tears in the general population: From mass-screening in one village. *J Orthop.* 2013;10(1):8-12. Publicado el 26 de febrero de 2013. doi:10.1016/j.jor.2013.01.008

[13] Consulta la sección posterior para mayor información.

radiografías en todos sus pacientes, y como resultado, prácticamente todos los pacientes presentan algún grado de degeneración discal y artritis en las imágenes.

"Observa aquí, estás desgastando tu espalda. Si no quieres que empeore, debes venir para ajustes quiroprácticos semanales. Podemos mantener los discos más saludables".

El médico puede mostrarte una hernia discal o artritis y querer hacer algo por ti: esa inyección, ese medicamento y/o esa consulta quirúrgica. Incluso si no es lo suficientemente grave como para derivar, el paciente tiene esta imagen duradera de daño en su mente que no es útil.

¿AYUDAN LAS INYECCIONES DE CORTISONA/ESTEROIDES?

Las inyecciones para aliviar el dolor articular suelen contener cortisona (un tipo de esteroide) y a veces lidocaína (un anestésico). Estas inyecciones pueden ser beneficiosas, pero es importante utilizarlas con precaución. Los médicos a menudo tienen limitaciones en el tratamiento del dolor musculoesquelético. Sus opciones se limitan a inyecciones, medicamentos y derivaciones a otros especialistas. Personalmente, creo que están haciendo todo lo posible con los recursos disponibles. Sin embargo, existe un problema de exceso en la prescripción de opioides, inhibidores de la bomba de protones, antidepresivos, antibióticos, entre otros[14][15], y lo mismo ocurre con las inyecciones. A veces se administran para problemas en los que pueden causar más daño que beneficio, o se inyectan en el lugar equivocado. Incluso cuando son apropiadas, es posible que haya alternativas mejores.

Se asume que el médico sabe dónde inyectar o qué estructura es la dolorosa. Tal vez la cortisona sea apropiada para la inflamación aguda de una bolsa, pero el dolor podría ser en realidad del tendón. El dolor puede ser muy engañoso cuando se trata

---

[14] Safer DJ. Overprescribed Medications for US Adults: Four Major Examples. *J Clin Med Res.* 2019;11(9):617-622. doi:10.14740/jocmr3906

[15] Heidelbaugh JJ, Kim AH, Chang R, Walker PC. Overutilization of proton-pump inhibitors: what the clinician needs to know. *Therap Adv Gastroenterol.* 2012;5(4):219-232. doi:10.1177/1756283X12437358

de su origen. Por ejemplo, un problema en T12 (parte inferior de la caja torácica) puede causar dolor en la pelvis y la cadera. Si están inyectando la articulación sacroilíaca (pelvis) o la articulación de la cadera, entonces las inyecciones (anestésicas y/o de cortisona) no ayudarán al problema. El alivio debería ser dentro de minutos para el anestésico y dentro de horas para la cortisona. Tuve un paciente que no había recibido ningún alivio para el dolor de cadera después de recibir casi una docena de inyecciones dos días antes. Me parece que las inyecciones no estaban en el lugar correcto y que el médico estaba utilizando un enfoque generalizado para tratar de darle algo de alivio. La cortisona puede que no sea tan buena para aliviar el dolor de todos modos, ya que puede no ser mejor que el placebo para el dolor de espalda[16].

SI PUEDEN AYUDAR A VECES, ¿CUÁL ES EL DAÑO?

A veces pueden empeorar mucho los problemas, tanto en términos de dolor (después de algún alivio inicial), como al dañar directamente los tejidos. La cortisona adelgazará el cartílago, debilitará los tendones y ligamentos, hará que la piel sea más delgada e incluso puede debilitar los huesos. Aumentan la

---

[16] Bogduk N. A narrative review of intra-articular corticosteroid injections for low back pain. *Pain Med.* 2005;6(4):287-296. doi:10.1111/j.1526-4637.2005.00048.x

probabilidad de desgarros de tendones y aumentan la progresión de la artritis[17,18].

¿CUÁNDO DEBEN USARSE LAS INYECCIONES DE CORTISONA?

La cortisona es un medicamento muy potente que combate la inflamación y puede aliviar el dolor como analgésico. Se utiliza para tratar articulaciones dolorosas e hinchadas, pero no es necesario en aquellas que solo presentan dolor. Sin embargo, si el dolor es intenso y limita el movimiento o la rehabilitación, entonces se justifica su uso para controlarlo y mantener la movilidad articular. En casos donde no queda cartílago en una articulación y se está esperando una cirugía de reemplazo de rodilla, se podría argumentar a favor de la cortisona, ya que no hay cartílago para dañar de todos modos, aunque aún podría debilitar el hueso. Además, la cortisona puede aprovecharse para romper tejido cicatricial o nódulos fibrosos, como en el caso del "dedo en resorte", donde una sola inyección puede resolver el problema por completo[19]. Las inyecciones guiadas por imágenes de ultrasonido pueden ofrecer mejores resultados, ya que el médico puede asegurarse de que la cortisona se administre

[17] Brinks A, Koes BW, Volkers AC, Verhaar JA, Bierma-Zeinstra SM. Adverse effects of extra-articular corticosteroid injections: a systematic review. *BMC Musculoskelet Disord.* 2010;11:206. Publicado el 13 de septiembre de 2010 doi:10.1186/1471-2474-11-206

[18] Grillet B, Dequeker J. Intra-articular steroid injection. A risk-benefit assessment. *Drug Saf.* 1990;5(3):205-211. doi:10.2165/00002018-199005030-00005

[19] Dala-Ali BM, Nakhdjevani A, Lloyd MA, Schreuder FB. The efficacy of steroid injection in the treatment of trigger finger. *Clin Orthop Surg.* 2012;4(4):263-268. doi:10.4055/cios.2012.4.4.263

precisamente donde se necesita[20]. No se recomienda administrar cortisona sin guía de ultrasonido, excepto en casos de inflamación extrema. Para aliviar temporalmente el dolor, se puede aplicar cortisona sobre un tendón, pero nunca debe inyectarse directamente en él, ya que puede dañar las células que mantienen y sanan los tendones[21]. En algunos casos, como al aspirar calcificaciones en un tendón del hombro, inyectar cortisona en la bursa (el saco de líquido encima del tendón) puede prevenir la inflamación, facilitando una recuperación más rápida. Es importante tener en cuenta que muchos diagnósticos comunes como la bursitis trocantérea, la fascitis plantar y la epicondilitis lateral implican inflamación ("itis" significa inflamación), pero en realidad pueden estar relacionados con procesos degenerativos o de acondicionamiento en lugar de inflamación aguda, lo que hace que la cortisona no sea necesaria en la mayoría de los casos. Sin embargo, la adaptación de la comunidad médica a este cambio puede llevar tiempo.

Hay otros tipos de inyecciones y opciones para el médico además de las inyecciones de cortisona que se cubrirán más adelante en el libro, como: inyecciones anestésicas/bloqueos nerviosos, PRP, proloterapia, células madre o aspiraciones articulares. En particular, los anestésicos pueden ayudarlo a identificar la estructura/región que causa parte de su dolor si proporciona

---

[20]Sibbitt WL Jr, Kettwich LG, Band PA, et al. Does ultrasound guidance improve the outcomes of arthrocentesis and corticosteroid injection of the knee? . *Scand J Rheumatol.* 2012;41(1):66-72. doi:10.3109/03009742.2011.599071

[21] Spang C, Chen J, Backman LJ. The tenocyte phenotype of human primary tendon cells in vitro is reduced by glucocorticoids. *BMC Musculoskelet Disord.* 2016;17(1):467. Publicado el 10 de noviembre de 2016. doi:10.1186/s12891-016-1328-9

alivio, y una aspiración articular puede proporcionar alivio del exceso de líquido simplemente drenándolo.

¿POR QUÉ EL DOLOR NERVIOSO ES TAN OBSTINADO?

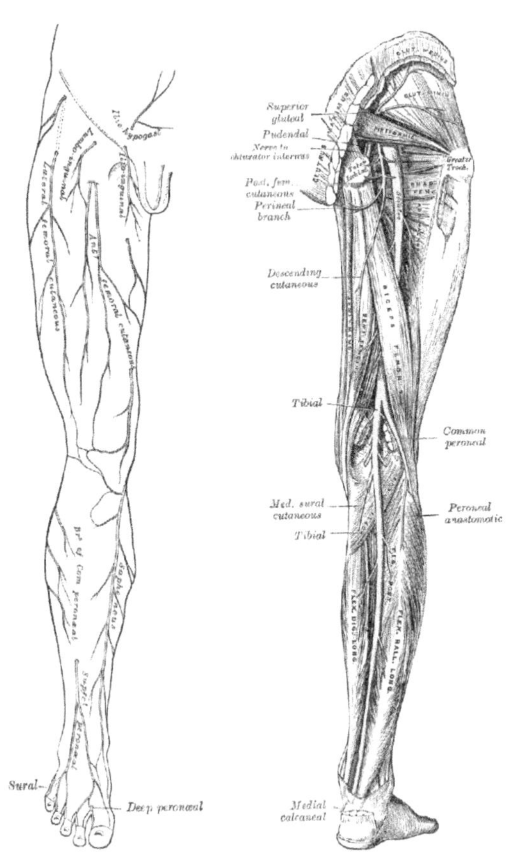

Muchas personas creen tener dolor nervioso cuando en realidad no lo experimentan. Además, es común que existan múltiples áreas de compresión o irritación nerviosa, por lo que abordar solo una de ellas puede no resolver completamente el problema. Además, algunos casos de dolor nervioso pueden derivarse de problemas estructurales que requieren intervención quirúrgica para su resolución. Es importante tener en cuenta que la recuperación de un daño nervioso significativo puede ser un proceso largo y lento. Además, el dolor nervioso puede estar relacionado con problemas sistémicos que lo causan o contribuyen.

Es esencial tener en cuenta la sensibilización central como factor relevante, como se detalla en la sección anterior. A menudo, las personas llegan creyendo tener dolor del nervio ciático, pero en realidad, puede tratarse de problemas musculares, fasciales o de tejido cicatricial. En mi experiencia clínica, solo alrededor del 10% de los casos resultan ser específicamente relacionados con el nervio ciático. Es interesante notar cómo el término "ciática" ha evolucionado en el lenguaje común. Ahora se utiliza para describir cualquier dolor que se extienda por la parte posterior de la pierna, incluso si no está relacionado con el nervio ciático en sí mismo. Puede incluir dolor en la articulación pélvica o muscular, entre otros. En muchos casos, lo que comenzó como un problema de dolor nervioso puede convertirse en una combinación de dolor articular y muscular, quizás con un componente de sensibilización central. Aunque he utilizado el ejemplo de la ciática, este fenómeno también se aplica a problemas nerviosos en los brazos y las manos.

Hablemos brevemente sobre algunos términos relacionados con el sistema nervioso. Una neuropatía se refiere a cualquier problema que afecte los nervios. Por otro lado, una radiculopatía ocurre cuando hay un problema en la raíz nerviosa, donde ésta se separa de la médula espinal. La mielopatía, por su parte, implica un problema en la médula espinal misma. Los términos neuropatía y radiculopatía se utilizan más comúnmente cuando hay pérdida de sensación o fuerza en una zona específica. En cuanto a la neuritis o radiculitis, el sufijo "itis" indica inflamación y se usa específicamente cuando hay dolor en el nervio sin pérdida de sensación u otros síntomas. Es importante tener en cuenta que el dolor nervioso con el sufijo "itis" y el dolor muscular o articular pueden parecerse entre sí y pueden superponerse.

Hay algo llamado síndrome de compresión doble. En este síndrome, el nervio se ve comprimido en múltiples ubicaciones, lo que causa un efecto más severo que la simple suma de las compresiones individuales. Una compresión en dos lugares puede ser equivalente a 3 o 4 compresiones en un solo punto. Al principio de mi práctica, estos casos solían confundirme. Podía tratar un área problemática y notar una mejora parcial en la persona, pero no completa: su progreso se estancaba. Ahora sé que debo examinar tanto hacia arriba como hacia abajo a lo largo del trayecto del nervio para identificar todas las posibles áreas de afectación, así como revisar todas las articulaciones y músculos que podrían estar imitando el dolor nervioso. A veces, justo después del tratamiento, hay una mejora notable en la sensación y la fuerza del paciente. Sin embargo, en casos de compresión nerviosa prolongada o daño químico (por ejemplo, debido a la quimioterapia), el nervio puede tardar mucho en sanar, si es que lo hace alguna vez. En estos casos, puede pasar meses antes de observar una mejora significativa en la sensibilidad o la fuerza.

Sería importante mencionar que las deficiencias nutricionales, el cáncer y otras enfermedades pueden también provocar síntomas nerviosos. Por ejemplo, una falta de vitamina B12, diabetes, o el abuso de alcohol pueden causar síntomas nerviosos en brazos y piernas. Además, los tumores cancerosos pueden ejercer presión directa sobre los nervios, o el tratamiento contra el cáncer puede ocasionar daño nervioso. La quimioterapia, que implica la administración de sustancias tóxicas para combatir el cáncer, puede generar neuropatía (problemas nerviosos) en hasta el 60% de los pacientes, aunque afortunadamente, este porcentaje disminuye al 30%[22] seis meses después del tratamiento.

[22] Seretny M, Currie GL, Sena ES, et al. Incidence, prevalence, and predictors of chemotherapy-induced peripheral neuropathy: A systematic review and meta-analysis. *Pain.* 2014;155(12):2461-2470. doi:10.1016/j.pain.2014.09.020

UNA NOTA SOBRE ENFERMEDA-DES SISTÉMICAS Y NUTRICIÓN

Este libro no se centra en problemas relacionados con los sistemas del cuerpo, pero estos problemas pueden parecerse a los trastornos neuromusculoesqueléticos crónicos discutidos en estas páginas. En personas con estos problemas, abordar solo uno puede no resolver completamente la situación.

Las pruebas de sangre y las imágenes pueden ayudar a descartar trastornos autoinmunes, donde el cuerpo se ataca a sí mismo. Ejemplos de estos trastornos son el lupus, la artritis reumatoide, la enfermedad de Crohn, entre otros. Existen muchas condiciones de este tipo que, aunque a menudo afectan todo el cuerpo, pueden comenzar localmente. Por ejemplo, la artritis psoriásica puede afectar solo un dedo (aunque probablemente ambos).

También es importante considerar las hormonas como parte de los problemas sistémicos. Todos estamos familiarizados con los cambios que la menopausia o el ciclo menstrual pueden causar en el cuerpo de una mujer. Además, el estado mental, el estilo de vida y la nutrición influyen en los niveles hormonales. Los tumores, ya sean cancerosos o no, pueden afectar las hormonas si se encuentran en un órgano productor de hormonas, como la tiroides. La diabetes también puede considerarse un problema hormonal, y sus síntomas pueden incluir ceguera, dolor en los muslos, hormigueo en las manos, entre otros.

La nutrición, o más específicamente la falta de nutrición, puede llevar a problemas médicos o empeorarlos. Una deficiencia de zinc puede duplicar el tiempo de curación de un esguince de tobillo. Una deficiencia de vitamina B12 puede causar síntomas nerviosos (hormigueo, entumecimiento). En general, tomar más de lo que necesita de una vitamina no ayuda. Si hay deficiencia, puede ayudar mucho. No siempre puedes guiarte por los valores recomendados diarios, ya que algunas personas pueden necesitar más. A veces tengo recomendaciones específicas, pero normalmente recomiendo un buen multivitamínico, un suplemento de omega-3 y un suplemento de vitamina D.

No solo necesitas obtener suficiente nutrición, sino que también es posible que necesites evitar el exceso de algunas cosas, como el azúcar, o algo a lo que tu cuerpo sea intolerante. A veces, la comida misma puede estar en exceso, como en la hipertensión arterial o la obesidad. La diabetes tipo II proviene de demasiada azúcar (algunas personas no saben que la diabetes tipo II es reversible en las primeras etapas). La gota puede provocar articulaciones dolorosas y proviene de demasiado alcohol y comidas ricas. Fumar puede retrasar la curación y aumentar el riesgo de lesiones musculoesqueléticas.

Si tienes problemas crónicos, no descuides esto. Me dijeron que tengo artritis en las manos y los pies cuando tenía veinte años. Tenía dolor diario en las manos y los pies, pero experimentar con la dieta y los suplementos eventualmente resultó en reducir en gran medida ese dolor y eliminar la necesidad de antiinflamatorios recetados.

¿EL DOLOR PUEDE SER DEBIDO AL CÁNCER O A UN ÓRGANO IN-TERNO?

Aunque mi enfoque principal en este libro es el dolor muscu-loesquelético y me esfuerzo por mantener un tono positivo, es inevitable abordar el tema del cáncer y el dolor asociado a los órganos. Algunos tipos de tumores óseos son benignos, lo que significa que no se propagan ni representan un riesgo mortal, pero pueden crecer y causar dolor y complicaciones, como sucede con los tumores de células gigantes y los quistes óseos aneurismáticos. Estos pueden hacer que el hueso se vuelva más grande y débil físicamente.

Es importante mencionar que muchos tipos de cáncer tienen la capacidad de metastatizarse, es decir, de propagarse a la columna vertebral. Entre estos se incluyen el cáncer de pulmón, próstata, mama, mieloma múltiple, entre otros. La presencia de metástasis puede causar un empeoramiento progresivo del dolor de espalda. Además, los tumores pueden comprimir los nervios, lo que resulta en síntomas nerviosos como pérdida de sensibilidad, hormigueo y debilidad muscular. Es fundamental destacar que el dolor asociado al cáncer no responde de manera eficaz a los tratamientos musculares y ejercicios. Por lo tanto, a lo largo de este libro, te insto a buscar ayuda profesional y a probar diferentes terapias y tratamientos para abordar tus problemas y encontrar alivio. Si experimentas un empeoramiento progresivo durante meses o años, especialmente si tienes factores de riesgo como tener más de cincuenta años, antecedentes personales o familiares de cáncer, o ser fumador, es recomendable que un médico te derive para realizar exploraciones como una exploración ósea, una tomografía por emisión de positrones (PET), una resonancia magnética (RM), una tomografía computarizada (TC) o una radiografía.

Estas exploraciones pueden detectar la presencia de cáncer en cualquier parte del cuerpo, y cuanto más activo esté el cáncer, más destacado será en las imágenes.

Los órganos típicamente tienen pocos receptores de dolor en comparación con la piel. Esto se debe a que no interactúan directamente con el mundo exterior, por lo que sería ineficiente en términos de recursos para el cuerpo. En lugar de eso, cuando los órganos experimentan daño o dolor, el sistema nervioso puede interpretarlo como proveniente de los músculos y articulaciones cercanos. Este tipo de dolor de órgano puede ser causado por diversas condiciones como infecciones, tumores cancerosos o disfunciones internas. Dado que muchos órganos internos están relacionados con la digestión, es importante prestar atención a cualquier dolor que esté vinculado a los hábitos alimenticios, como aquel que ocurre después de comer. Si el dolor no responde a tratamientos destinados a los músculos, eso también puede ser un indicio de un problema interno. Además, la posición corporal a menudo puede influir en la intensidad o la ubicación del dolor, por ejemplo, estar de pie versus estar acostado boca arriba. Por ejemplo, el dolor de riñón se suele sentir en un lado de la espalda baja y puede ir acompañado de síntomas como dolor al orinar o cambios en el color de la orina. El dolor de páncreas, por otro lado, tiende a localizarse en la parte media o izquierda de la espalda baja y puede venir acompañado de ictericia y cambios en las heces. El dolor de estómago puede irradiarse hacia la espalda media en la parte inferior de la caja torácica. Es importante tener en cuenta que el cuerpo, al interpretar el dolor de los órganos, puede tensar los músculos en esa área en un intento de proteger la zona afectada. Además, es común experimentar dolores musculares y articulares normales junto con problemas internos. Por ejemplo, podrías obtener algo de alivio temporal mediante ejercicios o terapias musculares, pero nunca un alivio completo. Un buen terapeuta revisará regularmente tu situación y ajustará el plan de tratamiento según sea necesario para garantizar mejoras continuas con el tiempo. Sin embargo, en casos en los que la mejora parece estancarse, puede ser prudente considerar la posibilidad de problemas en otros sistemas del cuerpo. En tales situaciones, realizar un análisis completo de sangre y/o pruebas de orina puede proporcionar información adicional importante.

¿NECESITO VER A UN TERA-PEUTA REGULARMENTE?

A menudo me preguntan si las visitas regulares a la fisioterapia, quiropráctica, acupuntura y/o masajes son necesarias. Idealmente, no. Un buen fisioterapeuta o quiropráctico ético debería intentar llegar al punto en el que nunca necesites más atención. La mayoría de las personas pueden lograr esto, pero a veces puede requerir mucha dedicación por parte del paciente y del profesional de la salud.

Lamentablemente, las prácticas comerciales comunes y/o la pereza significan que es posible que no estén priorizando tu éxito a largo plazo. Si continúas teniendo malos hábitos, entonces tus tejidos estarán bajo una tensión aumentada. Las visitas regulares para recibir tratamiento pasivo (tratamiento que el terapeuta/médico hace por ti) pueden ayudar a mantener el dolor a raya. La falta de rehabilitación (control muscular deficiente) puede predisponer a las personas a lesionarse continuamente, lo que requiere visitas frecuentes para recibir atención. El terapeuta debería estar reevaluando constantemente tu estado, modificando los tratamientos, garantizando una progresión continua, revisando y eliminando los malos hábitos, e inculcando buenos hábitos y cambios en el estilo de vida.

Algunas personas pueden beneficiarse de visitas semirregulares para verificar las cosas y señalar cualquier ejercicio o cambio que el paciente pueda hacer para maximizar su calidad de vida. Las personas que atraviesan momentos difíciles pueden beneficiarse de un apoyo regular para los dolores musculares mientras atraviesan una fase que podría no permitir ejercicios, ergonomía adecuada, pausas para estirar, nutrición adecuada, etc. Las personas que tienen una asimetría significativa, como una pierna un par de pulgadas más larga que la otra o alguien que debe usar una sola muleta, tenderán a tener dolores musculares recurrentes.

MALA POSTURA Y OTROS MA-LOS HÁBITOS

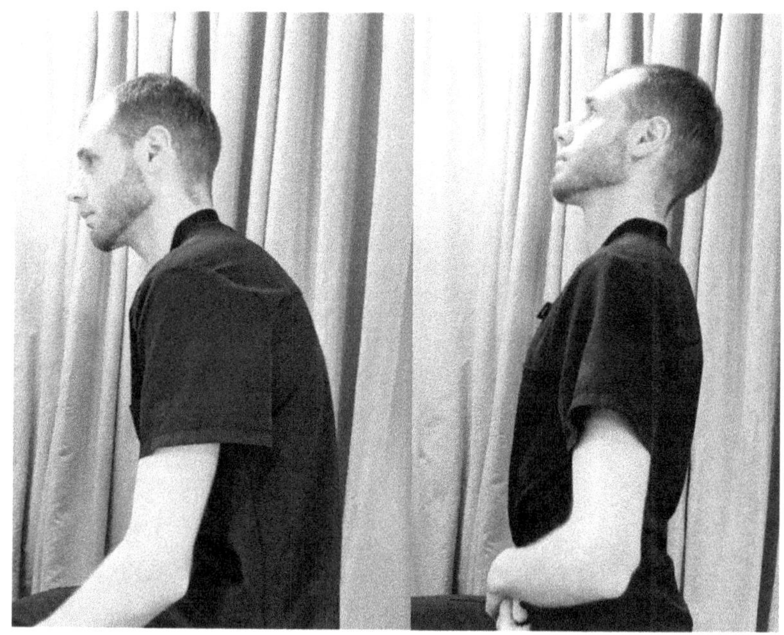

La mala postura no causa directamente dolor... a menos que se mantenga durante largos períodos de tiempo. Una persona saludable puede encorvarse durante 15 minutos y estar bien. La mala postura aumenta la fuerza sobre los ligamentos y músculos. Esto no está más allá de lo que estos tejidos son normalmente capaces de manejar (a corto plazo), pero si combinas una mala postura con largos períodos de tiempo, aquí es donde comienzan los problemas.

LA MALA POSTURA ES UN MAL HÁBITO

A veces, este hábito es difícil de romper, ya que sentarse con una postura adecuada después de años de no hacerlo puede ser doloroso. A veces, el trabajo muscular y articular es necesario para que la persona se sienta cómoda sentada cómodamente para que puedan trabajar en el buen hábito de una buena postura. Podemos extender la discusión en esta sección a otros malos hábitos que involucran el cuerpo. Si alguien se lesiona el tobillo/pie, puede caminar con cojera hasta que se cure. Parte de esta cojera puede persistir ya que se ha convertido en un hábito y puede contribuir al dolor de cadera, rodilla o pie. Estos malos hábitos pueden tener que corregirse para permanecer sin dolor.

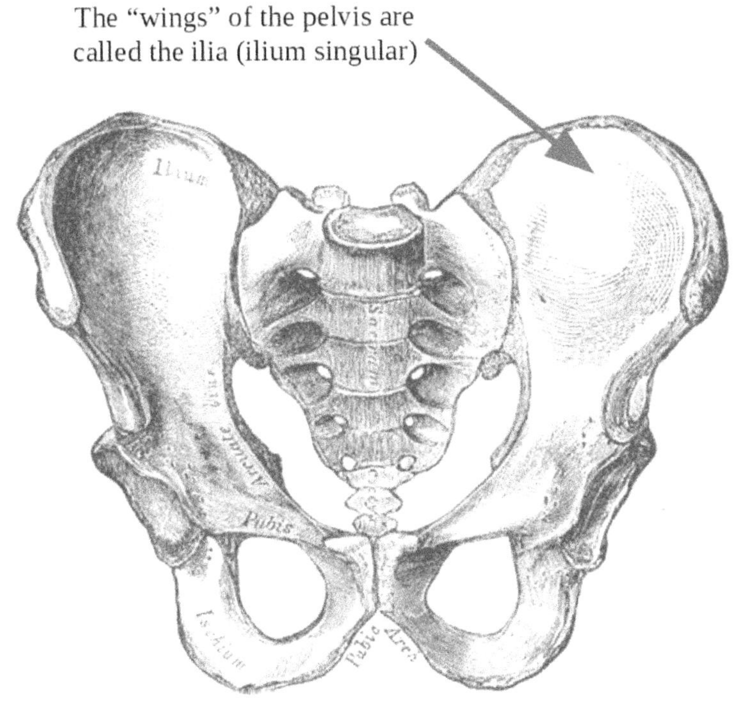

La solución para corregir la mala postura puede variar según la persona, pero aquí te daré algunos consejos para mejorar tu postura al sentarte.

Primero, vamos a hablar sobre la posición de la pelvis. Cuando estás sentado, deberías mantener una ligera curvatura hacia adentro en la parte baja de la espalda. Esto es lo que se pretende lograr con los soportes lumbares en las sillas. Incluso si no tienes soporte lumbar, debes tratar de mantener esta curvatura de forma natural. Para encontrar la curvatura ideal, puedes probar moviendo la pelvis hacia adelante y hacia atrás. Observa cómo cambia tu altura a medida que haces esto (te sugiero sostener físicamente los huesos de la cadera para sentir mejor el movimiento). Cuando inclinas la pelvis hacia atrás, te sientes más bajo, y al moverla hacia adelante, te elevas gradualmente hasta alcanzar la altura máxima en la que te sientes estable. Ese punto es lo que llamamos "posición neutra de la pelvis". En esta posición, las vértebras están alineadas correctamente y los músculos trabajan de manera más eficiente. Si esta posición te resulta incómoda o sientes que algo está demasiado tenso, considera buscar ayuda para estirar o trabajar en las áreas problemáticas. Si simplemente sientes que es diferente pero no duele, intégralo como un nuevo hábito. Adaptarse a esta postura puede ser relativamente sencillo si te esfuerzas durante una semana en mantenerla de manera consciente.

Ahora deberías estar sentado más erguido, con la pelvis en la posición correcta. ¿Recuerdas que también necesitas mantener los hombros hacia atrás? Pero cuidado, hacerlo no es tan sencillo como parece. Es poco probable que lo logres fácilmente porque los músculos que controlan tu postura no suelen obedecer directamente a tus órdenes conscientes. La posición de tus hombros está más influenciada por tu subconsciente, especialmente cuando te concentras en otras cosas. Entonces, ¿cómo puedes hacer que tu subconsciente use los músculos que jalan tus omóplatos hacia atrás y hacia abajo? Una estrategia efectiva es hacer un rápido calentamiento muscular varias veces al día. El ejercicio específico que elijas no es tan importante, siempre y cuando te sientas cómodo haciéndolo, sea efectivo y te haga sentir bien. La clave es hacerlo varias veces al día para obtener resultados. Aquí tienes un ejemplo de ejercicio al final de esta sección. Tal vez puedas hacerlo una vez por hora si trabajas en una oficina. Te recomiendo realizar un esfuerzo del 80% de los músculos que ayudan a llevar los hombros hacia abajo y hacia atrás durante 5 a 6 segundos, repitiendo esta secuencia 3 veces. Puedes probar con la *Posición de Alivio de Bruegger*, filas anchas, ángeles de pared, filas cerradas, *pull downs*, molino de brazos, arco y flecha, entre otros.

Después de hacer estos ejercicios, deberías notar que los músculos alrededor de los hombros se sienten más relajados y que los hombros tienden a posicionarse de forma más natural hacia atrás. Si tus músculos pectorales están especialmente tensos, estirarlos previamente puede ser beneficioso.

Aquí están las instrucciones para la *Posición de Alivio de Brugger*:

- Siéntate erguido, como si una cuerda estuviera tirando de la parte superior de tu cabeza. Mantén la barbilla ligeramente recogida.

- Asegúrate de que la pelvis esté inclinada de modo que haya una suave curva hacia dentro en la parte baja de la espalda (posición de la pelvis neutra).

- Jala los omóplatos hacia abajo.

- Gira los brazos hacia afuera, evitando extender demasiado la espalda. Es posible que necesites contraer ligeramente los abdominales.

- Mantén esta posición durante 5 a 20 segundos. Repite según sea necesario.

- Realiza este ejercicio varias veces a lo largo del día, por ejemplo, cada hora mientras trabajas en la oficina.

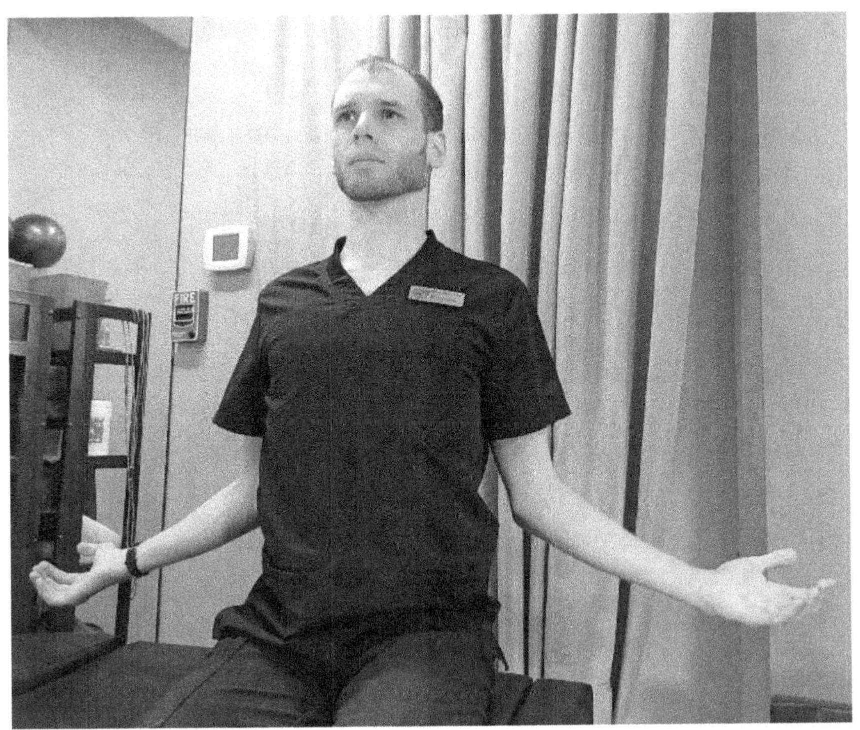

Si te encuentras luchando con una postura encorvada hacia adelante en la parte superior de tu espalda, podría beneficiarte probar un largo estiramiento pasivo para esa área específica. Al igual que los gimnastas dedican minutos a estirar los músculos de las piernas para lograr la flexibilidad necesaria, estirar la parte superior de la espalda durante períodos más prolongados puede ser más efectivo que hacerlo de manera rápida. Puedes probar inclinarte sobre el respaldo de una silla o apoyabrazos, o incluso acostarte sobre una almohada o toalla doblada debajo de la parte superior de tu espalda, entre los omóplatos. Para intensificar el estiramiento, acompáñalo con una exhalación profunda. Mantén esta posición durante 30 segundos a 5 minutos para obtener mejores resultados.

Abordar el problema del cuello puede ser un poco más complejo. Algunas personas requieren un programa de ejercicios completo para mejorar su situación cervical. Uno de los ejercicios posturales más comunes implica inclinar la cabeza hacia atrás mientras contraes la barbilla. Una variante de esto que suelo recomendar a mis pacientes es presionar la parte posterior de la cabeza contra una pared mientras mantienen la barbilla metida. También pueden aprovechar el reposacabezas del automóvil (¿qué mejor momento que cuando esperas en un semáforo?) para este ejercicio. Mantén la posición durante cinco a diez segundos y repite varias veces. Ajustar la altura de la pantalla de tu monitor puede ser de gran ayuda para mejorar la postura del cuello. La parte superior del monitor debe estar a la altura de los ojos o incluso un poco más alta. Una vez que tu cuello comience a moverse mejor, es importante utilizarlo o perderlo. Intenta ejercitar todo el rango de movimiento de tu cuello diariamente. Haz de mirar hacia arriba y/o inclinar la cabeza hacia los lados parte de tu rutina al estirarte o al levantarte de una larga sesión de trabajo.

¿NECESITO UNA EVALUACIÓN ERGONÓMICA?

La ergonomía de nuestro entorno laboral juega un papel fundamental en nuestro bienestar diario. Integrar pausas regulares y hacer uso de escritorios ajustables, pelotas de ejercicio, soportes lumbares, reposapiés, pedestales para monitores, ratones ergonómicos, entre otros, puede ser altamente beneficioso. Incluso si has pasado por una evaluación ergonómica y cuentas con equipos de primera calidad, es importante asegurarse de que estas medidas continúen siendo efectivas a largo plazo. Los reposabrazos pueden resultar beneficiosos, pero si están situados demasiado bajos, podrían provocar una postura encorvada al intentar alcanzarlos. Personalmente, decidí prescindir de los reposabrazos debido a este motivo. Si bien se recomienda comúnmente que la parte superior del monitor esté a la altura de los ojos, descubrí que aún me inclinaba hacia adelante, por lo que ajusté mi posición para que la parte central de la pantalla estuviera a la altura de los ojos. Por lo general, sugiero que el monitor se sitúe una o dos pulgadas por encima del nivel de los ojos para una postura más ergonómica.

Las pelotas de ejercicio ofrecen una excelente manera de mantenerse activo mientras se está sentado, aunque es importante tener en cuenta que pueden causar fatiga rápidamente. Son una opción ideal para romper la monotonía de estar sentado durante períodos prolongados, ya sea durante un breve descanso o como una alternativa temporal al asiento convencional durante 10 a 30 minutos. Es natural buscar comodidad y conveniencia en nuestro entorno de trabajo. Contar con un soporte para el monitor que permita ajustarlo no solo a la altura adecuada, sino también más cerca de ti, puede ser muy beneficioso. Mantener la mano en posición prona (palma hacia abajo) durante horas puede provocar molestias similares al síndrome del túnel carpiano. Tomar descansos para ejercitar el músculo pronador redondo o utilizar un ratón que no requiera una rotación completa de la mano puede ayudar a prevenir o mitigar estos síntomas.

Realizar pequeños ajustes, como cambiar la configuración del botón principal del ratón, puede modificar la forma en que interactúas con él, reduciendo la tensión en la muñeca. Además, si utilizas el respaldo del asiento mientras trabajas, un soporte lumbar puede contribuir a mantener la curvatura adecuada en la zona lumbar.

Es fundamental recordar que incluso manteniendo una postura perfecta, el cuerpo no está diseñado para permanecer en la misma posición durante largos períodos. Por lo tanto, es normal experimentar fatiga e incomodidad eventualmente. Es importante tomar descansos regulares y realizar movimientos para mantener la circulación y prevenir la rigidez muscular.¿

¿SON ÚTILES LOS SOPORTES?

Los soportes a veces son una parte necesaria para proteger una articulación recién lesionada mientras aún permiten que la persona se mueva. Con un esguince reciente de tobillo o rodilla, no querrás volver a lesionar accidentalmente el ligamento mientras se está curando.

El uso de soportes y muletas puede influir en la forma en que tu cuerpo se mueve. De hecho, una parte crucial de la rehabilitación implica, en ocasiones, desaprender hábitos incorrectos que implican proteger una articulación o favorecer un lado del cuerpo. Utilizar los músculos de manera inapropiada puede ocasionar molestos nudos musculares, chasquidos en las rodillas u otras articulaciones, y aumentar el riesgo de lesiones. Por otro lado, no emplear los músculos adecuadamente puede conducir al desacondicionamiento o debilitamiento de tendones y músculos.

En el caso de problemas crónicos, mi objetivo es reducir al mínimo la dependencia de los apoyos y dispositivos de soporte. A menos que tengas una lesión reciente que requiera protección, **depender en exceso de estos dispositivos puede contribuir a la persistencia de tu síndrome de dolor crónico.**

Hablemos específicamente sobre los dispositivos de apoyo para el cuello y la espalda. Estos accesorios son tan comunes que incluso se encuentran disponibles en tiendas de comestibles. Los collares cervicales están diseñados principalmente para tratar inestabilidades estructurales y/o fracturas cervicales, sin embargo, algunas personas los utilizan cada vez que sienten que su cuello está "desestabilizado". En cuanto a los apoyos lumbares (para la espalda baja), su uso no está justificado a menos que se esté buscando establecer un récord mundial en levantamiento de pesas. Utilizar cualquiera de estos dispositivos puede empeorar el control muscular adecuado, perpetuando así y agravando la condición.

Los dispositivos de apoyo postural que fuerzan una posición específica no son tan efectivos como aquellos que simplemente recuerdan mantener una buena postura. En lugar de depender de una correa para mantener tu postura, es preferible entrenar tus músculos para que lo hagan por sí mismos. En este sentido, el kinesiotape podría considerarse una opción intermedia viable, ya que brinda cierto nivel de soporte sin interferir con la función muscular natural.

¿Y LAS ELEVACIONES DE TALÓN?

Aproximadamente el 90% de las personas tienen una ligera discrepancia en la longitud de sus piernas, con un promedio de alrededor de 5 mm[23]. Se podría argumentar que corregir esto mediante el uso de una pequeña cuña o un calzado personalizado para compensar la pierna más corta sería lógico. Aunque existe un grupo de personas que han experimentado mejoras con esta estrategia, nuestros cuerpos suelen adaptarse muy bien por sí mismos, por lo que muchos no obtienen beneficios

---

[23] Knutson GA. Anatomic and functional leg-length inequality: a review and recommendation for clinical decision-making. Part I, anatomic leg-length inequality: prevalence, magnitude, effects and clinical significance. *Chiropr Osteopat.* 2005;13:11. Publicado el 20 de julio de 2005. doi:10.1186/1746-1340-13-11

significativos de una cuña. Los problemas suelen manifestarse solo cuando hay diferencias de más de 2 cm en la longitud de las piernas. Dado que has vivido toda tu vida adaptándote a esta diferencia, a veces el uso de cuñas puede empeorar la situación o, una vez que te acostumbras a ellas, podrías sentirte incómodo al caminar descalzo o con sandalias. Si bien es una opción a considerar, siempre recomiendo explorar otras alternativas para abordar problemas en el tobillo, rodilla, cadera, pelvis y espalda antes de recurrir a este método. En el proceso de recuperación, las cuñas dobles o el calzado con cuña pueden ser útiles para aliviar el dolor del tendón de Aquiles (parte posterior del tobillo)[24].

¿Y LAS ORTESIS?

Las ortesis representan un mercado considerable, superando los 3 mil millones de USD[25]. Personalmente he observado cómo realizar ajustes en el calzado, ya sea mediante el uso de ortesis o la adopción de un estilo particular de zapato, puede marcar una gran diferencia en el proceso de recuperación de una persona o prevenir la recurrencia del dolor. Sin embargo, es importante señalar que algunas personas no han experimentado una mejoría significativa con estos cambios en el calzado. Además, en casos de dolor crónico de larga duración, simplemente modificar el calzado con frecuencia no suele ser suficiente. Es importante tener en cuenta que, al igual que con otros tipos de

---

[24] Rabusin CL, Menz HB, McClelland JA, et al. Efficacy of heel lifts versus calf muscle eccentric exercise for mid-portion Achilles tendinopathy (HEALTHY): a randomised trial. *Br J Sports Med*. 2021;55(9):486-492. doi:10.1136/bjsports-2019-101776

[25] https://www.fortunebusinessinsights.com/industry-reports/foot-orthotic-insoles-market-100348

soportes, el exceso de apoyo puede llegar a obstaculizar el funcionamiento natural del cuerpo. Es crucial recordar que nuestros pies han evolucionado para caminar sin depender de ningún tipo de soporte adicional.

¿ES MI CAMA? ¿NECESITO UNA ALMOHADA ESPECIAL?

Tal vez, pero no necesariamente vayas a comprar la opción más cara ahora mismo. Ha habido muchos estudios sobre almohadas (principalmente de baja calidad) y muchos (pero no todos) no encontraron correlación entre los síntomas y los tipos de almohadas[26][27]. Me sumergí en los datos de un estudio y había subconjuntos dentro de cada grupo que mejoraron y algunos empeoraron. Esto me dice que se necesita experimentación personal. Cada paciente es un copo de nieve único y tienes que encontrar lo que funciona para ti. Típicamente, recomiendo almohadas más pequeñas y delgadas para los que duermen boca arriba. Recomiendo experimentar con una toalla de mano enrollada para ver si te gusta un poco de apoyo debajo del cuello. A veces, colocar una toalla de mano aplastada entre los omóplatos o tomar tu almohada y colocarla justo debajo del hombro también puede fomentar una postura más neutral para dormir. Los que duermen de lado a menudo lo hacen mejor con dos almohadas para que su cuello no esté inclinado mientras duermen. No recomiendo dormir boca abajo. Recomiendo una cuña debajo de las piernas (dormir boca arriba) para el dolor de

---

[26] Gordon SJ, Grimmer KA, Buttner P. Pillow preferences of people with neck pain and known spinal degeneration: a pilot randomized controlled trial. *Eur J Phys Rehabil Med.* 2019;55(6):783-791. doi:10.23736/S1973-9087.19.05263-8

[27] Shields N, Capper J, Polak T, Taylor N. Are cervical pillows effective in reducing neck pain? *New Zealand Journal of Physiotherapy* 2006; 34(1): 3-9. https://www.ncbi.nlm.nih.gov/books/NBK73379/

espalda o una almohada entre las piernas (de costado) para el dolor de cadera. Encuentro que las sugerencias para la espalda y la cadera a menudo no son necesarias en la mayoría con suficiente tratamiento/rehabilitación de espalda y cadera. En particular, el requisito de cadera a menudo desaparece en uno o dos tratamientos de esos molestos nudos musculares. A veces, los problemas de espalda se ven ayudados por el trabajo en los músculos iliacos/psoas y las articulaciones sacroilíacas.

¿ES PORQUE TENGO UN *CORE* DÉBIL?

Recientemente asistí a una conferencia donde la fisioterapeuta Dra. Bohdanna Zozulak (autora de "*Master Your Core*") dio una charla en la que compartía parte de su investigación sobre la relación entre el *core* y la prevención de lesiones. Esta investigación involucró probar la propiocepción en lugar de los estudios habituales que conectan la resistencia del *core* con el dolor o la lesión. La investigación señala la importancia del control intersegmentario para reaccionar instantáneamente y estabilizar lo que necesita ser estabilizado. La mala propiocepción (sentido de dónde está la articulación y qué está haciendo) aumentó la probabilidad de que las mujeres se lesionaran la rodilla de 2 a 3 veces en promedio[28]. Ella dijo que volver a entrenar el *core* es más como aprender un idioma que hacer ejercicio. La reeducación neuromuscular requiere variedad: expandir el repertorio de lo que tu cuerpo puede hacer, descubrir con qué tiene problemas y practicar hasta que sea perfecto, y luego pasar al siguiente movimiento o una versión más exigente del mismo movimiento.

---

[28] Zazulak BT, Hewett TE, Reeves NP, Goldberg B, Cholewicki J. The effects of core proprioception on knee injury: a prospective biomechanical-epidemiological study. *Am J Sports Med.* 2007;35(3):368-373. doi:10.1177/0363546506297909

Es plausible considerar que aquellos individuos con una mayor resistencia en su *core* también podrían poseer una mejor propiocepción en dicha área, dado que es probable que no hayan sufrido lesiones previas, hayan seguido una rehabilitación adecuada y/o mantengan un estilo de vida más activo. Aunque la mayoría de las investigaciones sobre el *core* se han centrado en pruebas de resistencia y fuerza, creo que estas conclusiones podrían estar sesgadas. Si nos limitamos únicamente a la resistencia y la fuerza, ¿cómo se explica entonces la efectividad del Tai Chi en el alivio del dolor de espalda, incluso en comparación con los ejercicios específicos de *core*?[2930] Si lo analizamos detenidamente, el Tai Chi consiste simplemente en movimientos lentos y controlados de flexión, torsión y redistribución del peso corporal, lo cual, lógicamente, contribuye a mejorar el control neuromuscular. El Tai Chi, definitivamente, no puede considerarse como un "ejercicio de *core*" convencional.

A partir de esto, concluyo que si bien el *core* es importante, un *core* equilibrado y bien controlado resulta aún más crucial que simplemente uno con pura resistencia y fuerza, especialmente en términos de prevención de lesiones y para aquellos que sufren de dolor crónico. El objetivo no debería ser simplemente realizar un millón de abdominales o mantener una plancha durante una hora, sino más bien tener la capacidad de mover el

---

[29] Zou L, Zhang Y, Liu Y, et al. The Effects of Tai Chi Chuan Versus Core Stability Training on Lower-Limb Neuromuscular Function in Aging Individuals with Non-Specific Chronic Lower Back Pain. *Medicina (Kaunas)*. 2019;55(3):60. Publicado el 3 de marzo de 2019. doi:10.3390/medicina55030060

[30] Wang X-Q, Xiong H-Y, Du S-H, Yang Q-H and Hu L (2022) The effect and mechanism of traditional Chinese exercise for chronic low back pain in middle-aged and elderly patients: A systematic review. *Front. Aging Neurosci.* 14:935925. doi: 10.3389/fnagi.2022.935925

cuerpo con confianza y control, y que el *core* pueda responder eficazmente en cualquier situación. Aunque agregar algunos ejercicios de resistencia y fuerza a nuestra rutina no estaría de más... Quizás sea hora de aspirar a conseguir ese tan ansiado abdomen marcado de seis paquetes.

¿CÓMO EJERCITARTE/REHABI-LITARTE ADECUADAMENTE?

Un culturista, un gimnasta, un alpinista y un paciente crónico de dolor de cuello tienen necesidades distintas en cuanto a ejercicio se refiere. Cada individuo persigue objetivos diferentes: desarrollar la musculatura al máximo, incrementar la potencia muscular, mejorar la fuerza y resistencia, así como la reeducación neuromuscular. En esta sección, no me adentraré en programas de ejercicios específicos, sino que ofreceré una visión general de los tipos de ejercicios y estrategias generales. Quizás puedas emplear estas estrategias para ajustar tu rutina actual y así maximizar los beneficios que buscas.

¿CÓMO CONSTRUIR MÚSCULOS EFICIENTEMENTE?

Es fundamental someter esos músculos a una sobrecarga efectiva, generando microdesgarros que desencadenen una respuesta corporal para fortalecerlos y hacerlos crecer. La estrategia general es llevar el cuerpo al límite mediante un reducido número de repeticiones con la máxima carga o resistencia posible. ¿Cuántas repeticiones son óptimas? Idealmente de 5 a 20 repeticiones. A menudo recomiendo a las personas llevar cada serie "hasta que fallen", es decir, hasta que pierdan la forma o lleguen al límite físico. Incluso en ese punto, es posible disminuir la carga y continuar hasta alcanzar la fatiga. Se recomienda realizar al menos 2 series, aunque más pueden ser beneficiosas. En la construcción muscular, cualquier ejercicio que merezca la pena hacer, merece hacerse dos veces.

Después de realizar ejercicio, es fundamental proveer a tu cuerpo con los nutrientes necesarios para reconstruir los músculos y otorgarle el tiempo adecuado para realizar las reparaciones pertinentes. Una recomendación valiosa es complementar tu dieta con batidos de proteínas durante tus sesiones de entrenamiento. Asimismo, es importante entender que no se puede ejercitar la misma región muscular a diario. Es necesario permitir que los músculos se recuperen por completo antes de volver a trabajarlos, de ahí la importancia de establecer días específicos para distintas áreas, como "día de piernas" o "día de brazos". Si decides ejercitarte diariamente, asegúrate de enfocarte en grupos musculares diferentes en cada sesión, concediendo a cada región muscular aproximadamente 1-2 días de descanso entre entrenamientos. Además, cada región puede ser trabajada de 2 a 3 veces por semana, lo que permite un adecuado equilibrio entre esfuerzo y recuperación. Es esencial recordar que la edad no debe ser un obstáculo. Estudios han demostrado que, incluso en personas mayores de 65 años[31], la combinación de una mayor ingesta de proteínas y ejercicios de resistencia, ya sea con pesas, peso corporal o bandas de resistencia, puede resultar en un aumento significativo de la masa muscular.

¿CÓMO REENTRENAR EL CONTROL MUSCULAR?

Si tu pierna o brazo estuvo enyesado, si has estado en cama durante una semana o más, o has estado cojeando por una lesión de tobillo, entonces has pasado una semana o más sin usar tus

---

[31] Voulgaridou G, Papadopoulou SD, Spanoudaki M, et al. Increasing Muscle Mass in Elders through Diet and Exercise: A Literature Review of Recent RCTs. *Foods.* 2023;12(6):1218. Publicado el 13 de marzo de 2023. doi:10.3390/foods12061218

músculos correctamente. El control y la coordinación pueden estar fuera de lugar. Algunos músculos pueden estar débiles y algunos músculos pueden estar más tensos. Si los músculos han estado inactivos el tiempo suficiente, se han atrofiado (deteriorado) y los tendones pueden debilitarse y volverse sensibles (tendinosis). Es posible que debas reconstruir la fuerza muscular, reacondicionar los tendones, romper el tejido cicatricial, estirar los músculos tensos y trabajar los nudos musculares (con compresión isquémica) simultáneamente con, o incluso antes, de comenzar a reentrenar el control y la coordinación muscular.

Me gusta comparar el reentrenamiento de los músculos con aprender a tocar un instrumento. No solo aprendes una nota y te detienes ahí. Podrías mejorar en tocar esa nota, pero una vez dominada, practicarla más no te convertirá en un mejor músico. Debes aprender nuevas notas, tienes que aprender canciones más desafiantes; tiene que ser un desafío. Puedes y debes practicar a menudo (diariamente) para aprender a tocar un instrumento de manera oportuna. Ahora lleva esta idea al reentrenamiento cerebro-músculo.

Por lo tanto, se necesitan ejercicios frecuentes y mentalmente desafiantes para aquellos que necesitan reentrenamiento: alguien que salga de un coma podría necesitar reaprender a caminar, la persona que acaba de recuperarse de un esguince de tobillo puede necesitar reaprender cómo controlar el tobillo y tal vez necesite reaprender cómo despegar los dedos del pie (empujar) correctamente al caminar. Alguien después de una lesión en la espalda puede tener que reaprender a usar los músculos para doblarse hacia adelante. Alguien después de un "calambre en el cuello" (torticolis) puede necesitar reaprender el control motor fino del cuello, etc. No necesitas tomar días de descanso como podría hacerlo un culturista porque no estás llevando tus músculos físicamente más allá de sus límites, estás trabajando tu cerebro en su lugar.

Hasta ahora, todo esto suena como una recuperación adecuada de una lesión aguda, y este es un libro sobre dolor crónico, entonces, ¿cómo es relevante esto? **No rehabilitarse adecuadamente puede llevar al dolor crónico, y la rehabilitación puede ser el camino para salir del dolor crónico.**

Los ejercicios deben ser desafiantes. Con "desafiantes", no me refiero a la cantidad de peso/resistencia. Me refiero a mentalmente desafiantes para realizar perfectamente. La forma correcta y la fluidez son más importantes que el peso/potencia/velocidad. Si el ejercicio es demasiado fácil, no vale la pena hacerlo. Tomemos el equilibrio como ejemplo. Puedes empezar equilibrándote en un pie con los ojos abiertos, luego equilibrándote mientras trasladas un peso de tu mano izquierda a la derecha, luego equilibrándote con los ojos cerrados, luego equilibrándote en una tabla de equilibrio (superficie inestable), etc. Con la rehabilitación del cuello, a menudo exploro su rango de movimiento lentamente. Si su cuello tiembla con un cierto movimiento, eso se convierte en su tarea. Una vez que ese movimiento sea fluido, deben explorar otros movimientos (X, círculo, etc.) hasta que encuentren otro movimiento que sea desafiante y practicarlo. ¡Eventualmente, el cuello puede realizar cualquier movimiento perfectamente!

¿QUÉ HAY DE LOS MÚSCULOS QUE NECESITAN MEJOR CONTROL Y FUERZA?

Aquí se presenta un dilema, aunque no tan complejo como podría parecer a primera vista. Tanto si te inclinas hacia el entrenamiento neuromuscular, con ejercicios suaves pero desafiantes y de ritmo lento, como si prefieres la construcción muscular completa, con ejercicios de alta intensidad y múltiples series cada pocos días, ambos enfoques parecen brindar mejoras. La elección entre ellos depende de la condición física y las preferencias individuales de cada persona. Personalmente, prefiero enfocarme en el control primero. Si tu capacidad de control es tan deficiente que el ejercicio provoca espasmos o tensión muscular, entonces es necesario priorizar el control.

Por otro lado, también es posible adoptar un enfoque intermedio y realizar ejercicios todos los días. Sin embargo, si te encuentras tan adolorido al día siguiente que afecta tu capacidad de movimiento, simplemente puedes optar por tomar un día de descanso o limitar los ejercicios más intensos cada dos días.

¿CÓMO CALENTAR ANTES DEL EJERCICIO PARA PREVENIR LESIONES?

Para prevenir lesiones, es importante preparar el cuerpo adecuadamente antes de realizar ejercicio físico. Esta preparación va más allá de simplemente calentar los músculos o aumentar el ritmo cardíaco; implica también activar el control cerebral sobre el cuerpo. Es fundamental que el cerebro esté preparado para lo que va a enfrentar durante el ejercicio. Por ejemplo, antes de una rutina de levantamiento de pesas, es beneficioso ejecutar movimientos similares sin peso o con cargas más ligeras. Además, se puede ampliar el rango de movimiento de los ejercicios para fortalecer el control articular y preparar al cerebro para posibles exigencias inesperadas.

¿DEBES ESTIRARTE ANTES DE HACER EJERCICIO?

En general, no deberías hacer estiramientos pasivos extensos antes de hacer ejercicio. Deberías activar (usar tus músculos) tus articulaciones a través de sus rangos de movimiento, lo que prepara tu cuerpo para usar y coordinar esos músculos/articulaciones en todo ese rango. Los estiramientos pasivos largos se pueden hacer después del ejercicio. Hay una excepción a esta regla. Si vas a hacer ejercicios de reeducación neuromuscular (movimientos lentos y controlados), puede haber un beneficio para estirar antes de los ejercicios si tu movimiento es limitado. Es posible que desees entrenar la coordinación cerebro-cuerpo usando todo tu rango de movimiento.

¿ES MÁS IMPORTANTE EL ESTIRAMIENTO QUE LOS EJERCICIOS?

Los estiramientos no tienen los beneficios para la salud de otras formas de actividad física: no mejoran la salud del corazón, no reducen el riesgo de diabetes, no mejoran la masa corporal magra, no mejoran el equilibrio, no mejoran la coordinación muscular, no mejoran la fuerza, etc[32]. Como se discute en otras partes de este libro, los músculos crónicamente tensos solo se benefician temporalmente de los estiramientos. Si tu cerebro quiere que los músculos se tensen, entonces podrían volver a tensarse dentro de una hora de haber sido estirados/relajados. En tales circunstancias, centrarse en la rehabilitación y ejercicios de control es un mejor uso del tiempo. El estiramiento puede tener prioridad si notas una asimetría en la flexibilidad/movimiento y/o tu movilidad está limitada. Si no puedes hacer un ejercicio correctamente o de manera simétrica, es

---

[32] Physical activity guidelines by the American government department of health and human services: https://health.gov/sites/default/files/2019-09/Physical Activity Guidelines 2nd edition.pdf

mejor que te enfoques en mejorar la flexibilidad. Estirar después del entrenamiento puede prevenir la pérdida de rango de movimiento. Algunos estiramientos justo antes de los ejercicios de entrenamiento neuromuscular pueden ser útiles.

¿DEBERÍAN LOS ESTIRAMIENTOS SER DOLOROSOS?

¡NO! Los estiramientos no deberían ser dolorosos. Si lo son, entonces puede ser necesario tratar los nudos musculares, el tejido cicatricial o la adherencia fascial. No debes forzar los estiramientos hasta el punto del dolor porque puedes desgarrar cosas, lo que en última instancia reduce tu flexibilidad.

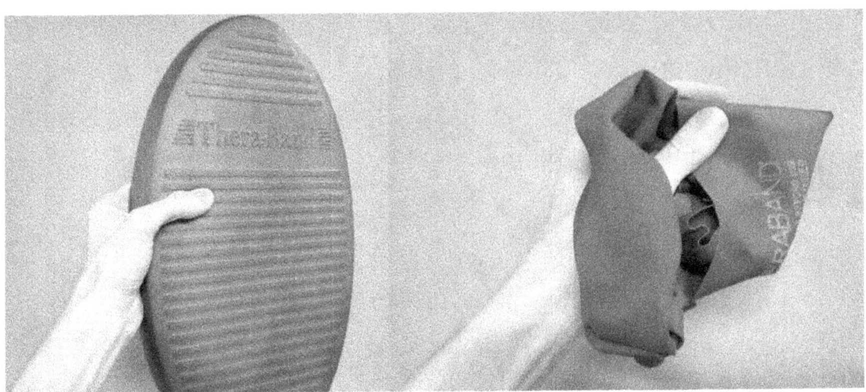

¿NECESITO EQUIPOS CAROS?

Si el enfoque se centra en la rehabilitación, el control, el mantenimiento y los movimientos funcionales, no es necesario recurrir a pesas pesadas y equipos costosos. Sin embargo, es importante tener en cuenta que los objetivos y las necesidades de cada individuo pueden variar. En muchos casos, el propio peso corporal suele ser suficiente para realizar los ejercicios adecuados.

Para ejercicios de hombros, un par de pesas ligeras (de 2 a 12 libras, o incluso latas de sopa pueden servir) y/o TheraBands pueden ser útiles. Además, un tablero de equilibrio/pivote puede resultar beneficioso para el entrenamiento de equilibrio y la rehabilitación del tobillo. Personalmente, recomiendo los medios círculos en lugar de la cúpula para la rehabilitación.

Las almohadillas de equilibrio son excelentes como soporte para las rodillas durante cualquier estiramiento pasivo de cadera que implique apoyar la rodilla en el suelo. Asimismo, los TheraBands son ideales para la rehabilitación de cadera, rodilla y tobillo.

Por último, una pelota de ejercicio es una herramienta increíble para fortalecer los músculos principales del *core*. Una vez que experimentes su efectividad, es posible que nunca vuelvas a hacer abdominales en el suelo.

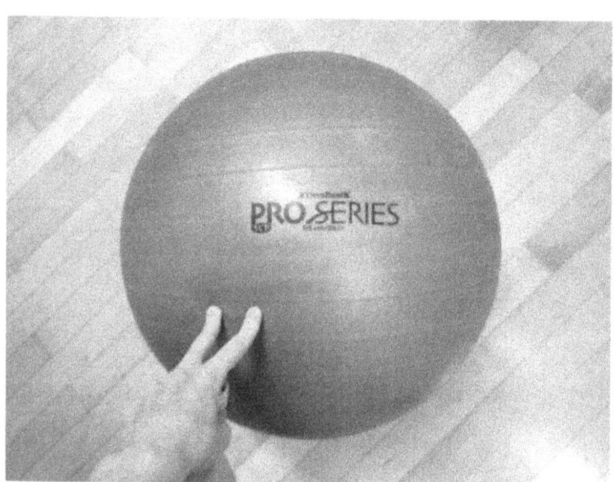

Es importante mantener tu cuerpo activo y variar tus movimientos para mantenerlo ágil y en forma. Introducir ejercicios de rehabilitación de vez en cuando puede ser una estrategia efectiva. Personalmente, he estado utilizando el auricular de realidad virtual Quest 3, que ofrece una experiencia divertida y más enriquecedora que simplemente estar sentado frente a un juego sedentario. Además, nadar y flotar en el agua son actividades maravillosas para mantenerse activo y relajado. Participar en juegos con niños o nietos no solo es divertido, sino también gratificante. Es importante levantarse de la silla y unirse a ellos en el juego, incluso perseguirlos puede ser una excelente manera de mantenerse activo y fortalecer los lazos familiares.

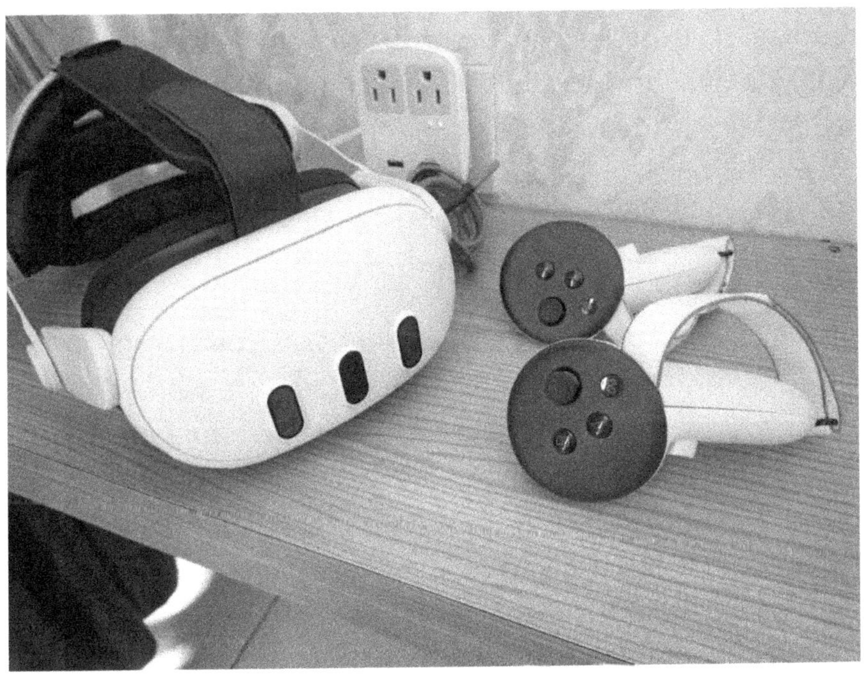

DOLOR TENDINOSO CRÓNICO (TENDINOSIS)

Los tendones representan la conexión crucial entre los músculos y los huesos. Pueden sufrir lesiones, rupturas o inflamación, volviéndose sensibles y debilitados. El término genérico para cualquier problema en un tendón es tendinopatía, aunque carece de especificidad. La terminación "-itis" indica inflamación, por lo tanto, una inflamación aguda y súbita del tendón se denomina tendinitis. Sin embargo, este término está desactualizado y ha sido utilizado en exceso de manera incorrecta. En realidad, no existe una condición crónica conocida como tendinitis. Aunque los marcadores de inflamación pueden estar elevados, la causa celular subyacente no es inflamatoria. En caso de hinchazón debido a un desgarro repentino, el diagnóstico más adecuado es "desgarro", el cual a veces requiere confirmación mediante imágenes de ultrasonido.

Las condiciones degenerativas se identifican con la terminación "-osis". Por lo tanto, un tendón degenerado, desacondicionado, inflamado, sensible y debilitado se considera una tendinosis. Con frecuencia, la tendinosis se diagnostica erróneamente como tendinitis crónica. Este trastorno representa un problema crónico que se desarrolla gradualmente durante semanas o meses, como resultado de una discrepancia entre el desgaste y la reparación del tejido. Nuestro organismo constantemente reconstruye y mantiene nuestros tejidos, y si el mantenimiento no está a la par del desgaste, surge la tendinosis. Puede deberse a un uso excesivo del tendón y/o a una insuficiencia en el mantenimiento necesario. En situaciones de inactividad, el cuerpo puede decidir reducir la inversión en mantener la fuerza del tendón, lo que lleva a su debilitamiento. En ocasiones, la inactividad también afecta la coordinación muscular, potencialmente aumentando el desgaste del tendón.

Es importante tener en cuenta que la gota puede imitar o exacerbar el dolor y los problemas tendinosos. A menudo, la tendinosis se diagnostica mediante resonancia magnética o ultrasonido, aunque un tendón sensible que empeora con el uso excesivo generalmente sugiere este trastorno. El dolor causado por los puntos gatillo musculares puede imitar una tendinosis, ya que el dolor muscular puede referirse a la ubicación del tendón.

¿CÓMO TRATAR LA TENDINOSIS?

Existen diversas estrategias para reparar los tendones, algunas más radicales que otras. Una de ellas es la fenestración, que consiste en perforar el tendón para estimular su regeneración. Durante este procedimiento, el médico realiza deliberadamente una serie de pequeñas perforaciones o desgarros en el tendón bajo anestesia. Este daño controlado obliga al cuerpo a iniciar el proceso de reparación, con la expectativa de que el tendón se fortalezca y se vuelva más saludable. Además, las inyecciones de plasma rico en plaquetas (PRP) o dextrosa pueden favorecer la curación al estimular los mecanismos de regeneración. Sin embargo, se recomienda evitar las inyecciones de cortisona, ya que aunque pueden proporcionar alivio a corto plazo, debilitan aún más el tendón. Otras opciones terapéuticas incluyen la terapia con luz roja y/o la terapia de ondas de choque extracorpóreas, que han demostrado ser beneficiosas en algunos casos. Sin embargo, los ejercicios continúan siendo el tratamiento más común y consistentemente efectivo para mejorar la salud y la fuerza del tendón[33].

Los tenocitos, las células responsables de la reparación del tendón, pueden activarse mediante una tensión elevada en el tejido, lo que significa que los ejercicios que aplican carga al tendón pueden iniciar el proceso de reconstrucción. Sin embargo, este enfoque puede resultar algo delicado. Se han reportado casos en los que fisioterapeutas han llevado a las personas más allá de sus límites, lo que ha resultado en roturas o desgarros completos del tendón. Es importante destacar que estos tendones debilitados podrían presentar desgarros previos, por lo que es crucial aumentar gradualmente la tensión a lo largo del proceso de rehabilitación. Es normal experimentar cierto nivel de dolor durante este tipo de ejercicios, pero este no debería superar un 3/10 en la escala de dolor. En algunos casos, puede ser útil contar con la supervisión de un fisioterapeuta o quiropráctico que utilice imágenes de ultrasonido para monitorear visualmente el estado del tendón, aunque generalmente esto no es necesario. Los ejercicios recomendados suelen ser de naturaleza excéntrica, es decir, implican la elongación del músculo, dado que durante este tipo de ejercicios los músculos son más fuertes. Para un ejemplo específico de ejercicio para el tendón de Aquiles, consulta la sección correspondiente sobre el tobillo en este libro.

---

[33] Irby A, Gutierrez J, Chamberlin C, Thomas SJ, Rosen AB. Clinical management of tendinopathy: A systematic review of systematic reviews evaluating the effectiveness of tendinopathy treatments. *Scand J Med Sci Sports.* 2020;30(10):1810-1826. doi:10.1111/sms.13734

¿QUÉ HAY DE LA BURSITIS?

Las bursas, esas almohadillas que se sitúan entre los tendones y otras estructuras, se constituyen como delgados sacos repletos de líquido. Cuando una bursa sufre de inflamación o hinchazón, se le denomina "bursitis", siendo más comúnmente un problema agudo, repentino y de corta duración, en lugar de una condición crónica. Aunque en el pasado la "bursitis" crónica era un diagnóstico común para el dolor en cadera y hombro, hoy en día comprendemos que estas bursas, aun con exceso de líquido, rara vez son la causa subyacente del dolor, especialmente en el caso de la cadera. Más bien, el líquido adicional en la bursa puede estar relacionado con la verdadera causa del dolor, usualmente asociada a una lesión en el tendón. La verdadera bursitis inflamatoria aguda constituye un caso excepcional donde las inyecciones de cortisona son apropiadas. Sin embargo, lamentablemente, debido al uso excesivo del diagnóstico a lo largo del tiempo, las inyecciones de cortisona innecesarias son bastante habituales. Los cambios en la práctica médica suelen ser gradualmente implementados, y la información actualizada puede tardar en llegar a los profesionales de la salud en ejercicio, lo que puede llevar a que terminen sus carreras sin haber ajustado su enfoque sobre la bursitis y el uso de cortisona.

TEJIDO CICATRICIAL/DOLOR FASCIAL

La fascia, esa capa de tejido que separa una estructura de otra, podría visualizarse como una envoltura plástica que abraza todo tu ser. Cuando se produce una lesión, estas "envolturas" pueden adherirse durante el proceso de curación o debido a la inmovilidad, manifestándose en sensaciones de dolor punzante o tirantez. A veces, incluso sin dolor, se percibe una sensación de rigidez o restricción. La clave para resolver este problema radica en liberar estas "envolturas" individuales, permitiendo que se deslicen suavemente entre sí, como deberían hacerlo. En el caso de la piel sobre los músculos, aplico técnicas de estiramiento en diversas direcciones para garantizar un movimiento uniforme. Si detecto alguna resistencia en alguna dirección, aplico una presión controlada para liberarla. Otros tratamientos efectivos incluyen el deslizamiento de la piel y el uso de ventosas deslizantes.

En el caso específico de las lesiones musculares, es común que los músculos se adhieran entre sí. En mi enfoque, empleo un principio similar al que aplico en la piel: detecto cuando un músculo se desplaza más allá de otro. Si percibo que no se está moviendo con la amplitud esperada, recurro a empujes rápidos o incluso lo agarro y lo sacudo enérgicamente para intentar liberarlo.

Durante el proceso de curación de un ligamento, tendón o músculo, el tejido conectivo tiende a sanar de manera desorganizada. En lugar de presentar fibras paralelas, estas pueden orientarse en direcciones más aleatorias. Aunque idealmente el cuerpo es capaz de remodelar la estructura a su forma inicial por sí solo, en ocasiones se requiere una intervención externa. Una técnica de masaje que suele ser eficaz es el masaje de fricción profunda o de fricción cruzada. Consiste en aplicar presión vigorosa hacia adelante y hacia atrás sobre la estructura sensible, con movimientos perpendiculares a las fibras afectadas.

FIBROMIALGIA

La fibromialgia, término derivado del latín que combina "fibro" (tejidos fibrosos), "mios" (músculos) y "algia" (dolor), es comúnmente descrita como una afección de dolor generalizado en músculos y tejidos. Inicialmente se pensaba que esta condición estaba relacionada con anomalías en los músculos, sin embargo, investigaciones posteriores revelaron que los tejidos fibrosos y musculares parecían estar en un estado normal. La comprensión actual señala que la fibromialgia es originada por el sistema nervioso central. Esencialmente, se trata de un síndrome de dolor crónico de origen central que afecta múltiples regiones del cuerpo simultáneamente. Se ha llegado a comparar la sensibilidad del cerebro en estos casos con la experiencia de una migraña que afecta a todo el cuerpo. Anteriormente, el diagnóstico se basaba en un mapa de puntos sensibles comunes y la utilización de un instrumento de medición de sensibilidad conocido como algómetro. Si se presentaba una sensibilidad excesiva en los puntos comunes, se diagnosticaba fibromialgia. Hoy en día, el diagnóstico se realiza a través de un cuestionario respondido por el paciente[34], en el cual se asignan puntos según los síntomas reportados. Sin embargo, se considera un diagnóstico de exclusión, lo que significa que se deben descartar otras posibles causas de los síntomas antes de confirmar la presencia de fibromialgia, un proceso que puede ser prolongado y desafiante.

---

[34] Cuestionario: https://www.rcplondon.ac.uk/file/36231/download

Este diagnóstico es frecuentemente malinterpretado, lo que lleva a que los pacientes reciban tratamientos inadecuados, limitándose muchas veces a una prescripción de medicamentos de por vida. En caso de presentar dolores o lesiones musculares reales, estos nuevos síntomas son a menudo pasados por alto, considerados simplemente como más dolor asociado a la fibromialgia. Los pacientes experimentan una sensación de abandono por parte de sus proveedores de atención médica, quienes parecen haberse resignado a su situación. La fibromialgia, en la práctica médica convencional, se considera un diagnóstico crónico e irreversible. Sin embargo, es importante destacar que es tratable: algunos de mis pacientes han logrado retomar sus vidas normales.

Personalmente, considero que abordar la fibromialgia como un síndrome de dolor crónico generalizado es más preciso y útil. Aunque hay evidencia creciente que sugiere la existencia de un componente genético que predispone a algunas personas a padecer síndromes de dolor crónico, así como correlaciones con traumas emocionales y físicos previos, esto no implica que el síndrome de dolor crónico/fibromialgia sea una condición permanente e inalterable. Para algunos individuos puede requerir un esfuerzo mayor que para otros el retorno a una vida normal.

Al igual que en los síndromes de dolor crónico convencionales, los pacientes experimentan una tendencia a la catastrofización, imaginando los peores escenarios en términos de daño estructural o dolor potencial, y presentan evitación motivada por el miedo, lo que se traduce en evitar movimientos o actividades por temor al dolor. Incluso el contacto ligero con la piel puede resultar doloroso, y los movimientos simples pueden desencadenar dolor. En consonancia con los síndromes de dolor crónico, la intervención de profesionales de la salud mental puede desempeñar un papel crucial. Cualquier enfoque terapéutico que busque fortalecer la confianza del paciente en su propio cuerpo y reducir el miedo y la ansiedad puede resultar beneficioso. Esto podría incluir programas de ejercicio específicos, tratamiento quiropráctico, sesiones de acupuntura, terapia física dirigida, apoyo espiritual a través de prácticas religiosas o espirituales, así como orientación por parte de consejeros de salud mental capacitados, entre otras opciones disponibles.

La reducción del movimiento y el desacondicionamiento también pueden causar nudos musculares que pueden ser generadores de dolor persistentes. Este dolor se amplifica por su condición. Estos nudos musculares deben ser trabajados para eventualmente liberarlos del dolor. Corregir malos hábitos, mejorar la coordinación muscular y reacondicionar músculos/tendones también son necesarios para devolverlos a la normalidad, donde un buen entrenador personal, un plan de ejercicios, un fisioterapeuta y/o un quiropráctico centrado en el ejercicio pueden ayudar.

En particular, el Tai Chi se ha encontrado que es uno de los ejercicios más útiles. La falta de actividades puede resultar en una mala coordinación de los músculos y los movimientos lentos del Tai Chi son una excelente manera de mejorar la coordinación muscular y mejorar la confianza del cerebro en el cuerpo gradualmente, mientras que los movimientos rápidos podrían desencadenar el miedo de que el paciente pueda lesionarse, lo que resulta en un aumento del dolor y espasmos musculares que previenen el movimiento. La confianza es un gran problema, ya sea el dolor al levantar el brazo o los espasmos dolorosos al intentar inclinarse hacia adelante. Suponiendo que todos los nudos musculares ya han sido liberados y que el dolor restante es por sensibilización central, es posible, a veces dentro de una sola sesión, realizar estos movimientos sin dolor con paciencia: inclinarse hacia adelante solo 10 grados lentamente al principio, luego repetir a velocidades más rápidas hasta que tengas plena confianza en que se siente bien y fuerte, luego ralentizar y aumentar la distancia y practicar allí. A veces, este proceso lleva varios días/sesiones, especialmente si la coordinación muscular es realmente mala.

Esta condición está estrechamente vinculada a dolores de cabeza, fatiga y depresión que requieren un enfoque integral en su tratamiento. Parece haber una conexión tanto genética como posiblemente hormonal. Además, se ha observado que cuanto mayor es el sobrepeso, más grave es la condición[35]. Los cambios en la alimentación pueden ser de gran ayuda en el manejo de estos síntomas. De hecho, se ha comprobado que dietas bajas en calorías, bajas en FODMAP y vegetarianas crudas mejoran significativamente la calidad de vida, el sueño, la ansiedad, la depresión y/o los biomarcadores inflamatorios en algunas personas diagnosticadas con fibromialgia[36]. Es importante tener en cuenta que aún quedan por explorar otras opciones dietéticas que podrían ser beneficiosas.

En cuanto al alivio del dolor, la vibración ha demostrado tener un efecto casi mágico en este tipo de dolencias. Cuando trabajo en la liberación de un nudo muscular en los glúteos, es común que el dolor se irradie hacia el cóccix y/o hacia abajo del muslo, e incluso hacia la cabeza y los pies en algunos casos. Al emplear la vibración, ya sea a través de una plataforma especializada o

[35] Núñez-Nevárez K, López-Betancourt A, Cisneros-Pérez V, et al. Relationship Between Weight and Severity of Fibromyalgia. *Mo Med.* 2023;120(1):83-88.
[36] Silva AR, Bernardo A, Costa J, et al. Dietary interventions in fibromyalgia: a systematic review. *Ann Med.* 2019;51(sup1):2-14. doi:10.1080/07853890.2018.1564360

mediante un masajeador de vibración rápida, se ha observado que el dolor tiende a dispersarse de manera más uniforme. Este enfoque también puede resultar beneficioso para tratar la alodinia, donde el simple contacto con la piel o el movimiento pasivo de las articulaciones resulta doloroso a pesar de que no debería serlo. La sobreestimulación de los receptores sensoriales mecánicos a través de la vibración parece tener un efecto atenuante sobre el dolor, devolviendo los niveles de sensibilidad a rangos normales y restaurando el umbral de dolor de los receptores.

HIPERMOVILIDAD

Algunas personas experimentan rigidez crónica en la espalda o el cuello, y son propensas a que sus músculos "se desvíen" con espasmos musculares asociados. Para algunos, la sensación de tensión muscular permanente hace que los masajes parezcan inútiles, ya que los músculos vuelven a tensarse justo después del tratamiento. Esta presentación es común en cualquier síndrome de dolor crónico, aunque de manera paradójica, las personas hipermóviles tienen un riesgo aumentado[37].

Los individuos hipermóviles presentan una mayor laxitud en sus ligamentos, permitiendo que sus articulaciones se muevan más allá del rango promedio. Existen dos tipos de estabilidad articular: estructural y funcional. La estabilidad estructural se deriva de la forma de los huesos y los ligamentos, lo que limita el movimiento excesivo de la articulación. Por otro lado, la estabilidad funcional implica la coordinación de los músculos que controlan la articulación. Mientras son jóvenes y activos, los pacientes hipermóviles pueden no experimentar dolor o rigidez en el cuello. Sin embargo, a través de un estilo de vida sedentario o una lesión inicial (como un esguince, latigazo cervical, tortícolis o hernia discal), la falta de movimiento o variedad de movimiento puede llevar al desacondicionamiento de los tejidos y reducir la robustez del control y la coordinación de los pequeños músculos que controlan las articulaciones por parte del cerebro. Con

[37] Scheper MC, de Vries JE, Verbunt J, Engelbert RH. Chronic pain in hypermobility syndrome and Ehlers-Danlos syndrome (hypermobility type): it is a challenge. *J Pain Res.* 2015;8:591-601. Publicado el 20 de agosto de 2015. doi:10.2147/JPR.S64251

la falta de coordinación muscular, perder un paso o girar bruscamente la cabeza puede provocar un movimiento descoordinado de los segmentos vertebrales. En respuesta, el cuerpo entra en pánico y bloquea las cosas con los músculos del cuello más grandes y largos. Aunque el espasmo muscular puede disminuir con el tiempo, el cuerpo permanece en un estado de alta alerta y trata de proteger el cuello manteniendo esos músculos apretados y rígidos, lo cual es paradójico, ya que las personas hipermóviles a menudo eran las más flexibles en su juventud.

¿QUÉ PUEDEN HACER PARA SOLUCIONAR ESTE PROBLEMA?

Relajar los músculos tensos a través de un quiropráctico o un terapeuta de masajes puede ayudar para la rigidez, pero no ayudará a la falta de estabilidad funcional, por lo que la rigidez eventualmente volverá. Las manipulaciones espinales quiroprácticas pueden ayudar a mejorar el control del cerebro sobre la columna vertebral porque al manipular la columna vertebral, se envía una gran cantidad de información sobre la articulación al cerebro desde los sensores mecánicos en el cuello, ayudando al cerebro a volver a aprender sobre el cuello. En última instancia, los ejercicios de rehabilitación con un quiropráctico o un fisioterapeuta son la mejor solución a largo plazo. Reentrenar al cuerpo en el uso coordinado de los músculos evitará más lesiones/espasmos y permitirá que estos pacientes con dolor crónico de cuello reanuden una vida normal nuevamente.

¿CÓMO IDENTIFICAR SI ERES HIPERMÓVIL?

El síndrome de Ehlers-Danlos se caracteriza por una condición de hipermovilidad, que a veces se puede diagnosticar clínicamente mediante la observación de suficientes hallazgos clínicos. No obstante, la prueba genética constituye el método más preciso para confirmar condiciones de hipermovilidad. Las alteraciones genéticas conducen a una producción de colágeno más elástica, siendo este último el bloque de construcción fundamental de la piel, los ligamentos y los tendones.

Las personas afectadas por esta condición suelen presentar una constitución delgada y alta, así como una piel más elástica y aterciopelada. Además, es posible que requieran una cantidad mayor de anestesia local para procedimientos dentales o cirugías menores, como la extracción de lunares. Una forma común de evaluar la hipermovilidad es a través de la prueba de escala de Beighton, en la cual se otorga un punto por cada extremidad que pueda realizar ciertos movimientos específicos: tocar el pulgar al antebrazo, extender los codos o rodillas más allá de los 180 grados, tocar ambas palmas en el suelo mientras se tocan los dedos de los pies, y doblar el dedo meñique hacia atrás más allá de los 90 grados. Normalmente, se considera que una puntuación de 5 o más en esta prueba indica hipermovilidad.

UN POCO SOBRE LA INVESTIGA-CIÓN EN CUIDADO DE LA SALUD

Nos complace señalar un documento de investigación que arroje luz sobre una verdad definitiva y objetiva en el mundo de la medicina. Sin embargo, lamentablemente, la investigación en el ámbito del cuidado de la salud suele adolecer de deficiencias, especialmente cuando se trata de aspectos no relacionados con medicamentos. En primer lugar, es crucial examinar qué hace que una investigación sea de alta calidad y dónde falla la mayoría de las veces.

La investigación de calidad óptima implica la participación de un amplio número de sujetos. Debe existir una condición clara bajo tratamiento y un grupo demográfico bien definido, preferiblemente sin complicaciones adicionales. Este grupo demográfico puede ser representativo de la sociedad en su conjunto, abarcando todas las edades y géneros, o puede ser específico, como jugadores de fútbol masculinos de élite, con edades entre 30 y 35 años. Es fundamental contar con medidas claras o marcadores de resultados tanto para establecer el diagnóstico como para determinar el éxito del tratamiento. Asimismo, se requiere la inclusión de un grupo de control que reciba un placebo para efectuar comparaciones significativas. En un escenario ideal, incluso los médicos y los estadísticos involucrados en el estudio estarían cegados respecto a qué grupo constituye el grupo de placebo y cuál el grupo de tratamiento.

Ninguna investigación es perfecta. Incluso los estudios aparentemente perfectos tienen defectos con los que tienes que trabajar. Es muy frecuente que los subgrupos dentro de los estudios respondan de manera diferente: los hígados de las personas procesan los medicamentos de manera diferente, las personas tienen estilos de vida diferentes, tal vez el peso juegue un papel, algunas personas tendrán otras condiciones no verificadas que pueden complicar seriamente las cosas, etc.

Imaginemos un estudio centrado en un ejercicio para la rodilla dirigido a personas con artritis diagnosticada por radiografía, evaluando tanto la intensidad del dolor como su capacidad funcional autodiagnosticada. Sin embargo, ¿cómo implementar un grupo placebo? Mientras que es posible contar con un grupo de comparación que reciba otro tipo de tratamiento o incluso un grupo de control sin tratamiento, resulta desafiante establecer un grupo de placebo verdadero: un conjunto de participantes que crean estar recibiendo ejercicios cuando en realidad no lo están haciendo. Además, resulta difícil cegar al médico en cuanto al tratamiento administrado al paciente. A diferencia de los medicamentos, donde la investigación puede ser financiada por intereses lucrativos, encontrar un ejercicio efectivo carece de incentivos económicos claros. Entonces, ¿quién financia estos estudios? ¿Es posible compensar a los participantes o a los médicos? Mientras que en estudios de medicamentos es común contar con miles de participantes, en los estudios sobre ejercicios es afortunado si se superan los 50. Por lo tanto, en un estudio determinado, es posible que no se encuentren diferencias estadísticas significativas en cuanto a la efectividad del ejercicio. Pero ¿qué sucede con los subgrupos? Si un tercio de los participantes experimenta mejorías, otro tercio empeora y el último tercio no muestra cambios, el resultado promedio del estudio podría ser nulo. Además, la aplicabilidad universal del ejercicio puede verse limitada si el estudio no considera aspectos como la presencia de atrofia muscular al inicio, el nivel de actividad física previo de cada individuo o su ocupación. Los promedios generales no cuentan toda la historia. En general, la investigación tiende a pasar por alto la diversidad de situaciones individuales. No solo las intervenciones llevadas a cabo por fisioterapeutas, quiroprácticos o acupunturistas carecen a menudo de estudios de calidad, sino que también los nutracéuticos, productos botánicos y suplementos sufren de una investigación de baja calidad. Un desafío adicional en la investigación botánica, y para el público en general, es la falta de garantía en cuanto a la veracidad de los contenidos de las botellas que se encuentran en las tiendas.

Hablemos ahora sobre algunas investigaciones con resultados positivos que pueden resultar engañosas. Es común que las personas experimenten mejoras con el tiempo en la mayoría de las condiciones. Sin considerar este factor o sin comparar los resultados con un placebo o un grupo sin tratamiento, es posible que el tratamiento en estudio parezca más efectivo de lo que realmente es. Por ejemplo: *"¡Increíble! Después de tomar esta píldora especial, el 100% de las personas con una fractura de brazo ya no mostraban síntomas en el seguimiento de 2 años. ¡Debe ser un tratamiento con una tasa de éxito del 100% para reparar huesos rotos!"* Recientemente, leí un artículo de investigación que examinaba el efecto de los dispositivos ortopédicos personalizados en el dolor de espalda[38]. ¡El 100% de los participantes no presentaban dolor de espalda en la revisión de 2 años! Esto podría llevar a conclusiones precipitadas, como despedir a los

---

[38] D'Amico M, Kinel E and Roncoletta P (2022) Leg Length Discrepancy and Nonspecific Low Back Pain: 3-D Stereophotogrammetric Quantitative Posture Evaluation Confirms Positive Effects of Customized Heel-Lift Orthotics. *Front. Bioeng. Biotechnol.* 9:743132. doi: 10.3389/fbioe.2021.743132

cirujanos de columna, cerrar los negocios de fisioterapia o incluso sugerir que los quiroprácticos vuelvan a capacitarse. Parecería que hemos encontrado la solución definitiva para el dolor de espalda, con una tasa de éxito del 100%. Sin embargo, al examinar más estudios, obtenemos una imagen más clara: los dispositivos ortopédicos pueden no tener ningún efecto o tener un efecto pequeño en el dolor de espalda, según la investigación[39]. Otro tipo de artículo de investigación es el "estudio de caso", que describe el tratamiento de un solo paciente. Estos estudios suelen centrarse en condiciones o tratamientos que carecen de una investigación exhaustiva, o en presentaciones de pacientes únicas. Cuando se trata de tratamientos poco conocidos o nuevos, estos estudios a menudo solo se publican en casos con resultados positivos, lo que puede sesgar nuestra percepción de la efectividad del tratamiento.

Cuando te enfrentas a la imperfección inherente en cualquier investigación, especialmente si no cuentas con experiencia experta en el campo, ¿cuál es el mejor curso de acción? Recurrir a un metanálisis, una revisión sistemática o una revisión narrativa podría ser la respuesta. Estos tipos de estudios examinan exhaustivamente todas las investigaciones disponibles y se esfuerzan por compilar y resumir los hallazgos para que resulten más prácticos. En la redacción de este libro, evité transformarlo en un manual académico, por lo que he limitado significativamente el uso de citas. Solo las he empleado al citar datos específicos o para respaldar afirmaciones que podrían necesitar una validación adicional más allá de mi experiencia clínica y

---

[39]Chuter, V., Spink, M., Searle, A. et al. The effectiveness of shoe insoles for the prevention and treatment of low back pain: a systematic review and meta-analysis of randomised controlled trials. *BMC Musculoskelet Disord* 15, 140 (2014). https://doi.org/10.1186/1471-2474-15-140

formación especializada. Además, he procurado seleccionar revisiones sistemáticas o narrativas representativas y relativamente actuales, que abarquen la mayor parte de la investigación disponible en el área tratada..

La implementación de la investigación en el campo médico a menudo se caracteriza por su lentitud. En ocasiones, los médicos muestran resistencia al cambio, y en situaciones donde no hay alternativas viables, a veces se opta por tratamientos tradicionales en lugar de no realizar ningún tratamiento. Es importante reconocer que incluso en los tratamientos que pueden considerarse obsoletos, existe un núcleo de verdad que justifica su uso en ciertas circunstancias. Un ejemplo notable es el caso de la ultrasonografía terapéutica, que experimentó una amplia popularidad y se encontraba comúnmente en los consultorios de fisioterapeutas. Sin embargo, la mayoría de la evidencia sugiere que su eficacia es comparable a la de un placebo, o incluso inferior a otros enfoques terapéuticos, como el uso de una simple compresa caliente[40,41,42]. A pesar de esto, algunos fisioterapeutas continúan empleándola, ya sea por falta de actualización en la investigación o por su potencial efecto placebo. En el

---

[40] Haile G, Hailemariam TT, Haile TG. Effectiveness of Ultrasound Therapy on the Management of Chronic Non-Specific Low Back Pain: A Systematic Review. *J Pain Res*. 2021;14:1251-1257. Publicado el 17 de mayo de 2021. doi:10.2147/JPR.S277574

[41] Freiwald J, Magni A, Fanlo-Mazas P, et al. A Role for Superficial Heat Therapy in the Management of Non-Specific, Mild-to-Moderate Low Back Pain in Current Clinical Practice: A Narrative Review. *Life (Basel)*. 2021;11(8):780. Publicado el 2 de agosto de 2021. doi:10.3390/life11080780

[42] Aiyer R, Noori SA, Chang KV, et al. Therapeutic Ultrasound for Chronic Pain Management in Joints: A Systematic Review. *Pain Med*. 2020;21(7):1437-1448. doi:10.1093/pm/pnz102

ámbito de la psiquiatría, se ha demostrado que los antidepresivos, especialmente los Inhibidores Selectivos de la Recaptación de Serotonina (ISRS), ofrecen escaso beneficio adicional en comparación con el placebo para pacientes con depresión leve o moderada, que abarcan aproximadamente el 90% de los casos. Además, existe el riesgo de eventos adversos y síntomas de abstinencia al intentar suspender su uso[43]. Esta realidad plantea un dilema ético para los médicos, ya que no pueden recetar placebos; por lo tanto, se enfrentan a la difícil tarea de elegir entre opciones terapéuticas limitadas. En el campo de la medicina deportiva, un ejemplo destacado es el uso de cortisona para el dolor en los tendones. Aunque puede proporcionar alivio a corto plazo[44], la investigación indica que es perjudicial para la salud a largo plazo de los tendones. A pesar de este conocimiento, muchos médicos continúan prescribiéndola, lo que plantea interrogantes sobre la relación entre la evidencia científica y la práctica clínica[45].

[43] Yuan Z, Chen Z, Xue M, Zhang J, Leng L. Application of antidepressants in depression: A systematic review and meta-analysis. *J Clin Neurosci.* 2020;80:169-181. doi:10.1016/j.jocn.2020.08.013

[44] El "hipérico" tiene una eficacia similar a la de los ISRS para la depresión, con menos efectos secundarios, y no requiere receta médica. Consulta la sección sobre ISRS más adelante para obtener más información. El ejercicio y el asesoramiento también funcionan bien.

[45] Coombes BK, Bisset L, Vicenzino B. Efficacy and safety of corticosteroid injections and other injections for management of tendinopathy: a systematic review of randomised controlled trials. Lancet. 2010;376(9754):1751-1767. doi:10.1016/S0140-6736(10)61160-9

PARTE 2
LISTAS

TIPOS DE PROFESIONALES DE LA SALUD

Entender a quién recurrir en busca de ayuda es crucial. Sin embargo, dado que hay tantas variaciones entre los profesionales, puede que necesites probar con varios o hacer preguntas para encontrar al adecuado. Si no estás siendo reevaluado con regularidad o si tu tratamiento no muestra mejoras, es momento de hacer preguntas o buscar una segunda opinión. Toma las riendas de tu atención médica. Eres quien mejor conoce tu cuerpo y necesitas encontrar a alguien con quien trabajar en equipo. Cada profesional ve tus problemas desde su propia perspectiva, por lo que es posible que tengas que recurrir a diferentes especialistas para resolver tus problemas de manera efectiva. En esta sección, te guiaremos a través de los profesionales de la salud más comunes.

QUIROPRÁCTICOS

Los quiroprácticos son profesionales de la salud que se especializan en el manejo y tratamiento conservador (no farmacológico, no quirúrgico) de trastornos/lesiones nerviosas, musculares y articulares. En particular, se especializan en ajustes quiroprácticos tradicionales (movilización/manipulación articular) de la columna vertebral (cuello y espalda) y otras articulaciones del cuerpo. Pueden incorporar ejercicios de rehabilitación, modalidades de terapia física (como la estimulación eléctrica), masajes, acupuntura, ventosas, modificaciones en el estilo de vida/dieta y/o suplementos nutricionales/botánicos. Están entrenados en tomar y leer radiografías (rayos X), que a menudo son necesarias para determinar si una lesión es segura de tratar de manera conservadora o si se necesita intervención quirúrgica. A veces trabajan en hospitales o clínicas multidisciplinarias, pero la mayoría de las veces abren sus propias pequeñas clínicas. Los quiroprácticos son muy comunes en los Estados Unidos y Canadá, con densidades que van desde aproximadamente 800 hasta 10,000 personas por quiropráctico, dependiendo de la ciudad. Puede haber una superposición significativa entre quiroprácticos y fisioterapeutas, naturópatas, masajistas, acupunturistas y osteópatas.

Hay un estándar nacional en Canadá y Estados Unidos para la educación científica, la experiencia clínica, la capacidad de interpretar radiografías, la capacidad para diagnosticar y el conocimiento de cuándo remitir casos cuando sea necesario. El plan de estudios es similar entre un médico y un quiropráctico. La mayoría de los quiroprácticos pueden tener más horas de clases de ortopedia y neurología, pero menos horas de clases de farmacología y medicina interna en comparación con los médicos. Donde estudiaron y en qué estado practican puede influir en el quiropráctico típico. Me formé en Oregón donde los quiroprácticos son médicos de atención primaria, y aprendí algunas cirugías menores y obstetricia. Los quiroprácticos en una escuela donde tienen que memorizar las enseñanzas de los primeros quiroprácticos pueden tener una creencia casi religiosa en el poder del ajuste quiropráctico y pueden usarlos como su única técnica de tratamiento. Dependiendo del país, los quiroprácticos pueden tener solo una licenciatura o una maestría. En algunos países, el término no está regulado y cualquiera puede llamarse a sí mismo quiropráctico.

Hay un cisma en la profesión: "basado en subluxaciones" (tradicionales o quiroprácticos ortodoxos) y "basado en evidencia" (mezcladores). En última instancia, los tratamientos pueden terminar siendo similares, pero los tradicionalistas a menudo usan un lenguaje y razonamiento basados en los escritos de los primeros quiroprácticos hace 100 años, mientras que los quiroprácticos basados en evidencia pueden usar un lenguaje y razonamiento más consistente con la profesión médica. Los tradicionalistas tienden a ser especialistas en la columna vertebral y son muy competentes en técnicas quiroprácticas tradicionales, mientras que los quiroprácticos basados en evidencia son más propensos a tratar las extremidades (brazos, hombros, rodillas, tobillos, caderas, mandíbula, etc.) y usar otras técnicas de tejidos blandos además de los ajustes quiroprácticos tradicionales. Los quiroprácticos no solo tratan casos graves como hernias discales o latigazos cervicales. Muchas personas acuden a quiroprácticos por rigidez articular leve, tensión muscular, dolores musculares, dolores de cabeza o mala postura. Los quiroprácticos que se centran en técnicas más tradicionales solo requieren de 2 a 10 minutos por paciente y pueden ver de 50 a 100 pacientes al día. Si bien la mayoría de las personas responden bien a los ajustes quiroprácticos, y he visto que el tratamiento es curativo, la limitación en la variedad de tratamiento y el tiempo limitado para el tratamiento o la evaluación a menudo resultan en estancamiento del progreso: una serie aparentemente interminable de visitas para alivio leve y temporal, a veces con la esperanza de que algo cambie debido a un efecto acumulativo.

Lamentablemente, la atención médica es un negocio y los quiroprácticos de alto volumen que ven a 100 personas al día pueden ganar mucho dinero. Si bien estas personas aún ayudan a muchas personas, ¿qué pasa con las personas a las que no ayudan? Los quiroprácticos son conocidos por promover planes de tratamiento largos y visitas de "mantenimiento". Si bien son muy rentables, un profesional de la salud ético siempre debería intentar dejar de tener clientes. Si bien algunas lesiones requieren una recuperación prolongada, la mayoría de los pacientes no requieren atención continua durante el resto de su vida. La historia de lesiones de algunas personas y las demandas físicas actuales en su cuerpo pueden beneficiarse de un apoyo continuo y regular de un quiropráctico, acupunturista, fisioterapeuta, entrenador personal, etc. A algunas personas les encanta que les "crujan". **Si lo único que hace el quiropráctico es crujirte la espalda y sientes que no estás progresando, busca la ayuda de otro profesional de la salud** (quiropráctico o de otra índole). Tomarse el tiempo para escuchar realmente a los pacientes y modificar el plan de tratamiento de visita en visita para maximizar la recuperación no es un modelo de tratamiento financieramente factible, pero existen profesionales de la salud que eligen ganar menos dinero pero ayudar a las personas de manera más exhaustiva.

Los quiroprácticos son más propensos a usar explicaciones y sistemas de tratamiento arcaicos de seudociencia (como la kinesiología aplicada), lo que creo que desacredita el campo en su conjunto. La mayoría de los tratamientos o sistemas de evaluación de seudociencia tienen un grano de verdad. Los quiroprácticos no son los únicos que pueden usar pruebas de seudociencia desacreditadas: los nutricionistas, naturópatas, "curanderos naturales", "curanderos magnéticos" y masajistas también pueden usar técnicas o explicaciones no científicas o infundadas, consciente o inconscientemente. Si bien las explicaciones pueden molestarme, lo que importa es si están ayudando al paciente.

Quiroprácticos y médicos a menudo pueden contribuir inadvertidamente al desarrollo de síndromes de dolor crónico. Una práctica común entre los quiroprácticos es realizar radiografías a cada paciente, señalando minucias que podrían estar fuera de lugar. Del mismo modo, los médicos pueden identificar un solo aspecto en una radiografía y exclamar: "¡Aquí está el problema!". Sin embargo, los hallazgos radiológicos, ya sea en radiografías o resonancias magnéticas, no se correlacionan bien con la experiencia de dolor. Muchos de estos hallazgos pueden ser comunes en individuos sin ningún dolor aparente. La idea de que una estructura física esté deteriorada, con la imagen mental de los huesos rozando entre sí, puede llevar a la sensibilización central y exacerbar el dolor, potencialmente desencadenando el desarrollo de un síndrome de dolor crónico. Personalmente, sostengo la opinión de que el término "osteoartritis" debería ser reconsiderado y quizás renombrado como "cambios óseos relacionados con la edad normales", dada su escasa correlación con el dolor y su alta probabilidad de presentarse en articulaciones de personas que no experimentan dolor alguno[46].

¿QUÉ ES UNA "SUBLUXACIÓN QUIROPRÁCTICA"?

El "antiguo" paradigma de la quiropráctica se centraba en la noción de huesos desalineados. Se utilizaba el término médico "subluxación" para describir una dislocación parcial o incompleta. Según la "teoría de la manguera de jardín", si un hueso se encontraba desalineado, ejercía presión sobre el nervio,

---

[46] Quiero dejar claro que a veces los hallazgos en las radiografías o la resonancia magnética sí explican el dolor. Estadísticamente hay una mayor probabilidad de dolor si hay cosas desagradables en tus imágenes, pero el aumento de la probabilidad puede ser mucho menor de lo que cabría esperar..

generando síntomas nerviosos a lo largo de su trayectoria, similar a cuando alguien pisa una manguera de jardín y afecta el flujo de agua. Algunos adoptaban incluso una perspectiva religiosa, argumentando que la inteligencia innata de Dios fluía a través de los nervios, y que un flujo sin restricciones era esencial para prevenir la enfermedad. Esta interpretación subraya que la falta de flujo, equilibrio y comodidad era la causa primordial del problema, en lugar de ser atribuible a cuestiones estructurales o biológicas. La creencia central sostenía que la inteligencia innata aseguraba el funcionamiento óptimo del cuerpo, y que la mayoría, si no todos los problemas, derivaban de una interrupción en el flujo nervioso. Por ende, los quiroprácticos se veían capaces de restaurar dicho flujo y, por consiguiente, corregir prácticamente cualquier problema. Se cuenta incluso la anécdota de que el hijo de un quiropráctico tradicional fue mordido por una serpiente venenosa cerca del pulgar, y lo primero que hizo su padre fue ajustarle el cuello, correspondiente a los nervios que llegan a esa parte de la mano.

Hoy en día, los quiroprácticos se centran en las articulaciones que no se mueven bien, y hay un cambio para llamar a una articulación que no se mueve bien "disfunción articular" en lugar de subluxación porque no necesariamente está fuera de lugar. Los problemas graves de la columna vertebral pueden comprimir directamente los nervios, irritar los nervios químicamente a través de la inflamación o afectar el flujo sanguíneo hacia los nervios, por lo que puede haber algo de verdad en la "teoría de la manguera de jardín". La mayor parte del tiempo, una articulación rígida es simplemente una articulación rígida, y el problema en el codo es un problema en el codo y no un nervio comprimido en el cuello.

¿CÓMO ENCONTRAR UN QUIROPRÁCTICO QUE NO SEA UN CHARLATÁN?

Los quiroprácticos a menudo son conocidos por fomentar visitas regulares y frecuentes, utilizando la persuasión basada en el temor: "Si no vuelves regularmente, es probable que el dolor regrese". Esta táctica es típica de aquellos quiroprácticos más tradicionales que se centran exclusivamente en los ajustes quiroprácticos, es decir, las manipulaciones articulares. Sin embargo, al restringirse únicamente a esta herramienta, también limitan su capacidad para ayudar a quienes podrían no beneficiarse de dicho enfoque. Aquellos que se adhieren estrictamente a esta práctica suelen destacarse en las técnicas quiroprácticas convencionales, dado que las realizan con mayor frecuencia. No obstante, si tus dolencias no responden a un simple "crujido" de la columna vertebral, es fundamental ser más selectivo al elegir a tu quiropráctico. Por ejemplo, The Joint es una cadena de quiroprácticos que se especializa en ajustes quiroprácticos con visitas rápidas de apenas 5 minutos.

Puedes buscar quiroprácticos que anuncien trabajo de tejido blando y rehabilitación. Airrosti es una cadena quiropráctica que dedica 1 hora por paciente, centrándose en el trabajo de tejido blando y ejercicios.

La institución donde hayan cursado sus estudios puede marcar una diferencia significativa. Personalmente, completé mi formación en la University of Western States en Oregón, reconocida por su enfoque basado en la evidencia. Allí, formábamos parte de un club de revistas donde analizábamos documentos de investigación, en contraposición a otras instituciones que quizás se centren más en la "filosofía quiropráctica" y en técnicas tradicionales. Por otro lado, Life Chiropractic College se encuentra en el extremo opuesto del espectro.

Además, la afiliación a una organización quiropráctica puede brindar pistas adicionales. Por ejemplo, la International Chiropractic Association (ICA) aboga por la quiropráctica tradicional, mientras que la American Chiropractic Association (ACA) respalda en mayor medida a los quiroprácticos orientados hacia la evidencia científica.

También hay especialidades quiroprácticas donde el quiropráctico realiza al menos el equivalente a una maestría de estudios postdoctorales y/o una residencia de tres años. Soy especialista certificado en medicina quiropráctica neuromusculoesquelética. Aquí el término medicina se usa como "la ciencia o práctica del diagnóstico, tratamiento y prevención de enfermedades"[47] en lugar de como sinónimo de medicamentos. Estos quiroprácticos se especializan en el diagnóstico y tratamiento de problemas nerviosos, musculares y esqueléticos. Estos especialistas solían ser referidos como ortopedistas quiroprácticos, por lo que es posible que todavía encuentres ese término en uso. Un quiropráctico con una formación similar usaría DIANM, FIANM, DACO, FACO, DABCO junto a su nombre. Un médico deportivo quiropráctico también podría ser una buena elección, ya que será un experto en entrenamiento y rehabilitación deportiva. Usan CCSP o DACBSP junto a su nombre. Los especialistas en rehabilitación quiropráctica usan DACRB. También hay grandes quiroprácticos sin especialidad, y tener una educación adicional

---

[47] Merriam-Webster. (n.d.). Medicine. In Merriam-Webster.com dictionary. Recuperado el 4 de julio de 2023, en https://www.merriam-webster.com/dictionary/medicine

no significa que sean excelentes, pero podría ser un buen punto de partida.

DOCTORES EN MEDICINA TRADICIONAL CHINA (ACUPUNTURISTAS)

Los practicantes de Medicina Tradicional China (MTC) pueden usar una variedad de técnicas de tratamiento: moxibustión (quemar una hierba especial), lámpara TDP (calefacción infrarroja), ventosas, tui na (masaje), gua sha (masaje con una herramienta de jade/plástico/madera dentada), remedios herbales y acupuntura.

La característica más distintiva de la Medicina Tradicional China (MTC) radica en su sistema de diagnóstico, el cual se enfoca en los órganos, los elementos, la energía yin/yang y la sangre. En la MTC, los órganos desempeñan roles que difieren de los de la medicina moderna, ya que el practicante comprende que el órgano en el contexto de la MTC no necesariamente coincide con el órgano anatómico real, sino que representa un conjunto de funciones del cuerpo. A partir de los síntomas del paciente, se elabora un diagnóstico en el marco de la MTC, el cual podría resultar ajeno para un médico occidental, pero es fundamental para diseñar un plan de tratamiento acorde. Este proceso diagnóstico intermedio no necesita ser comprensible desde la perspectiva de la medicina occidental, siempre y cuando el tratamiento contribuya a aliviar los síntomas del paciente. Por ejemplo, mientras que en la medicina occidental el bazo se encarga de regular los niveles de glóbulos blancos, glóbulos rojos y plaquetas, en la MTC su función radica en la transformación y transporte. Convierte los alimentos en esencia nutritiva, la cual se dirige hacia el corazón y los pulmones para convertirse en sangre y qi, y se relaciona con un equilibrio en el elemento tierra.

El diagnóstico tiene como objetivo abordar los problemas de todo el cuerpo, no solo la rigidez o el dolor muscular. El practicante tomará un historial de salud detallado y preguntará sobre tus problemas, como el sueño, la digestión, la sensibilidad a la temperatura, etc. Mirarán tu lengua y sentirán tu pulso.

La acupuntura tiene evidencia que respalda su uso para el alivio del dolor musculoesquelético y a veces incluso está cubierta por el seguro médico[48]. Colocar agujas en músculos tensos o incluso en feos nudos musculares es una forma efectiva de relajar los músculos y reducir el tamaño de los nudos musculares. Puede ser tan cómodo que las personas pueden quedarse dormidas con todas las agujas puestas. La aguja puede pellizcar al entrar, pero o bien no se siente nada o hay una sensación de presión.

FISIOTERAPEUTAS

Existe una considerable superposición entre los enfoques basados en evidencia de quiroprácticos y fisioterapeutas. En los Estados Unidos, los fisioterapeutas alcanzan incluso el nivel de doctorado. Adquieren competencias en exámenes neurológicos y ortopédicos similares, junto con una amplia gama de protocolos de rehabilitación, en comparación con el quiropráctico promedio. Mientras que los ejercicios pueden considerarse una prioridad secundaria en muchos programas de quiropráctica, los fisioterapeutas se gradúan con un sólido conocimiento de rehabilitación directamente de su formación. Además, están

---

[48] Consulta la sección de tratamiento de este libro para obtener más información.

especialmente capacitados para tratar lesiones deportivas y pueden incluso aprender técnicas de movilización articular de grado 5, similares a los ajustes quiroprácticos. Un quiropráctico podría optar por comenzar con ajustes, mientras que un fisioterapeuta podría comenzar con una movilización articular de grado 3 o 4, o tal vez un programa de estiramiento. A menudo, los quiroprácticos no dedican tanto tiempo a la rehabilitación, mientras que los fisioterapeutas casi siempre lo hacen. Los fisioterapeutas ocupan un lugar destacado en la rehabilitación postquirúrgica, una área donde la mayoría de los quiroprácticos carecen de experiencia. Además, los fisioterapeutas se desempeñan tanto en hospitales como en clínicas privadas, en contraste con los quiroprácticos, que rara vez son parte de un entorno hospitalario. Además, es menos probable que los fisioterapeutas se adentren en pseudociencias o charlatanería en comparación con algunos quiroprácticos.

Al igual que puede haber mucha variedad en quiroprácticos, también puede haber variedad en fisioterapeutas. Lamentablemente, es posible que tengas que probar con algunos para encontrar uno con la estrategia adecuada para tu problema. ¿Cuántas veces he escuchado a un paciente decir que ha probado la fisioterapia y no funcionó, solo para enterarme de que solo recibieron una bolsa de agua caliente y estimulación eléctrica? He escuchado de otros fisioterapeutas que nunca reevalúan al paciente y simplemente repiten los mismos ejercicios una y otra vez a pesar de no ver más mejoras en el paciente. Una visita de seguimiento debería tener ejercicios nuevos o un cambio en la forma de hacer los ejercicios si no ha habido ninguna mejora.

LOS ENTRENADORES PERSONALES

A diferencia de los quiroprácticos, fisioterapeutas, médicos, etc., no existen requisitos de licencia para los entrenadores personales. En teoría, cualquiera puede afirmar ser un entrenador personal. La mayoría de los gimnasios contratan a alguien con algún tipo de certificación a través de un programa acreditado por la Comisión Nacional de Agencias Certificadoras (NCCA), que requiere un examen y requisitos de educación continua. Muchos de estos individuos tienen licenciaturas en kinesiología, ciencias del ejercicio, biología, etc. (¿Qué más se puede hacer con tal grado?). Las credenciales de entrenador personal certificado tienen el nombre de la organización adjunto a ellas, como "ISSA-CPT". Algunos de estos programas pueden completarse en un mes y pueden requerir solo 20 horas de estudio. A menudo, también añaden algo de entrenamiento en coaching de salud/nutrición. Para una persona sin dolor, no veo problemas con los entrenadores personales, pero en su mayor parte, no están capacitados en rehabilitación o cómo tratar el dolor. Probablemente no sepan cómo reacondicionar un tendón debilitado. A veces pueden pasar por alto algunas sutilezas en los ejercicios también. Por ejemplo, pueden realizar ejercicios de abducción de cadera o ejercicios de cuádriceps, pero el individuo podría tener un desequilibrio muscular donde un abductor de cadera esté débil/desactivado o uno de los cuatro músculos cuádriceps sea más débil. A menudo, no adaptan los ejercicios a ese nivel de detalle, mientras que un fisioterapeuta o un quiropráctico con enfoque en el ejercicio podría hacerlo.

MASOTERAPEUTAS

Dependiendo de la ubicación geográfica, los masoterapeutas pueden o no estar licenciados. En algunos casos, obtener dicha licencia puede ser un proceso sencillo, mientras que en otros puede requerir años de formación. Con frecuencia, las personas recurren a los masoterapeutas para aliviar dolores musculares, cefaleas y otros malestares. Sin embargo, es importante destacar que estos profesionales no están capacitados para diagnosticar la causa subyacente de tus dolores ni necesariamente para adaptar el masaje de manera específica para abordarlos. Los masoterapeutas pueden dirigirse a los músculos que señales, aplicando técnicas de masaje entrenadas, como el masaje sueco, por ejemplo. Si bien un músculo tenso y dolorido puede responder positivamente al masaje, los nudos musculares requieren una técnica diferente: la compresión. Algunos músculos se benefician más del masaje cuando la parte del cuerpo correspondiente se mueve durante el tratamiento, como sucede con el músculo cuadrado lumbar o el músculo pectoral menor. Sin embargo, en la práctica habitual del masaje, estos músculos a menudo se pasan por alto debido a las limitaciones del entorno: durante una sesión de masaje tradicional, el cliente permanece generalmente acostado en una posición estática. En casos de rigidez muscular crónica, especialmente si notas que tu cuello o espalda se tensan en un lapso de 1 a 12 horas, es probable que necesites más que simplemente estiramientos o masajes. Es posible que requieras rehabilitación específica para el cuello y/o la espalda. Cuando el cerebro percibe un riesgo de lesión en estas áreas, tiende a mantener los músculos en un estado de tensión como medida de protección.

PSICÓLOGOS/PSIQUIATRAS/CONSEJEROS

En ocasiones, se ha mencionado que un psicólogo es como un amigo al que se le paga. Son individuos con los que te abrirás, mantendrás conversaciones profundas y recibirás orientación. Existen diversas estrategias para abordar un mismo problema mental, y cada individuo tiene su propia personalidad. Es importante no conformarse con un consejero de salud con el que no haya conexión o que no parezca estar brindando ayuda efectiva. Este libro se centra en el dolor crónico, y aquellos que lo experimentan deberían considerar la posibilidad de recurrir a la terapia. Aunque la literatura académica al respecto es amplia y variada, con estudios que emplean distintas mediciones y protocolos de tratamiento, el consenso general es que la terapia puede ser beneficiosa, al menos para cierto subconjunto de personas. Se ha observado que ayuda a reducir la ansiedad y el dolor, al mismo tiempo que aumenta la capacidad funcional[49][50]. Entre las diversas modalidades terapéuticas, la terapia cognitivo-conductual (TCC) es la más investigada y respaldada. Personalmente, he tenido pacientes que, tras años de sufrimiento, lograron liberarse del dolor gracias a la hipnoterapia, la TCC y la terapia de *biofeedback*. En casos más complejos de sensibilización central, puede ser necesario combinar la terapia física con la salud mental: una para abordar los dolores musculares y

---

[49] Başak, İ. N. C. E.. Systematic Review of the Comparative Effectiveness of Cognitive-Behavioural Therapies for Chronic Pain. *Journal of Cognitive-Behavioral Psychotherapy and Research*, 2020:9(3); 248-248.

[50] Chao YS, Ford C. Cognitive Behavioural Therapy for Chronic Non-Cancer Pain: A Review of Clinical Effectiveness [Internet]. *Ottawa (ON): Canadian Agency for Drugs and Technologies in Health;* 2019 Sep 16. Available from: https://www.ncbi.nlm.nih.gov/books/NBK549547/

fortalecer el cuerpo, y la otra para trabajar en la ansiedad, preocupación y miedo.

MÉDICOS

Estamos hablando del médico convencional, aquel que sigue un patrón establecido de educación médica básica seguida de una residencia especializada donde adquiere conocimientos en su área de conocimiento. Aunque poseen un sólido dominio en farmacología, su enfoque tiende a ser más limitado en cuanto a los problemas musculoesqueléticos en comparación con otros profesionales de la salud. Con frecuencia, están orientados hacia soluciones como cirugía, inyecciones o medicamentos en lugar de abordajes más integrales. En términos generales, los médicos de atención primaria suelen tener dificultades para distinguir entre el dolor muscular y el nervioso, o entre el dolor tendinoso y el osteoartrítico. Aunque los especialistas pueden ofrecer una mejor atención, es crucial recordar que su perspectiva está influenciada por su campo de especialización. Por ejemplo, un neurólogo podría estar convencido de que un problema subyacente es de origen nervioso, pero ¿es esta la única faceta de tus síntomas? Es posible que no estén considerando todas las posibilidades. Del mismo modo, un cirujano puede tener una predisposición a considerar la cirugía como solución, lo cual no necesariamente refleja una intención maliciosa. Al visitar a un cirujano, es común que la pregunta implícita sea: "¿Podría la cirugía ofrecer algún beneficio?"

Aunque generalmente se les considera más confiables y respaldados por la ciencia en comparación con naturópatas y quiroprácticos, los médicos alópatas (médicos) pueden verse inclinados hacia tratamientos o protocolos no científicos o poco fundamentados debido a diversas razones: la falta de investigación, la adherencia a tradiciones o prácticas arcaicas, la falta de actualización respecto a las últimas investigaciones, o cuando las opciones de tratamiento no farmacéutico resultan más adecuadas. En ocasiones, pueden prescribir un medicamento o administrar una inyección que, según investigaciones más recientes, se ha demostrado que tiene eficacia limitada o es superado por una opción no farmacéutica. Un aspecto que personalmente me incomoda en el ámbito de la obstetricia es el uso de Pitocina para inducir el parto o la aplicación de estribos, prácticas que no necesariamente brindan beneficios adicionales a la paciente[51][52].

OSTEÓPATAS

Los osteópatas comparten similitudes con los quiroprácticos en diversos aspectos. Ambos surgieron aproximadamente hace un siglo y enfrentaron desafíos para establecerse en el mercado, así como para evitar acciones legales por ejercer la medicina sin licencia. Mientras que los quiroprácticos tradicionales se centraban en el sistema nervioso y mostraban una marcada atención en las articulaciones espinales, los osteópatas se obsesionaban con lo que denominaban la "ley de la arteria", enfocándose en el flujo sanguíneo y la salud de los órganos. Los tratamientos tradicionales de ambos a menudo incluían técnicas con un ritmo pulsante.

---

[51] https://evidencebasedbirth.com/evidence-birthing-positions/

[52] Espada-Trespalacios X, Ojeda F, Perez-Botella M, et al. Oxytocin Administration in Low-Risk Women, a Retrospective Analysis of Birth and Neonatal Outcomes. *Int J Environ Res Public Health.* 2021;18(8):4375. Publicado el 20 de abril de 2021. doi:10.3390/ijerph18084375

Los Médicos en Medicina Osteopática (DOs), presentes en los 50 estados, tienen la capacidad de recetar medicamentos y llevar a cabo procedimientos quirúrgicos. En esencia, son intercambiables con los MDs, aunque mantienen algunas técnicas de tratamiento manipulativo tradicionales. Por lo general, reciben formación en manipulaciones articulares, al igual que los quiroprácticos. Sin embargo, la mayoría de los DOs, una vez graduados, tienden a abandonar estas técnicas tradicionales y ejercen de manera prácticamente idéntica a los MDs. Por otro lado, los osteópatas fuera de los Estados Unidos carecen de la autoridad para recetar medicamentos o realizar cirugías, limitándose a sus técnicas tradicionales. Su formación y práctica pueden variar significativamente, situándose en un punto intermedio entre la de un quiropráctico y un terapeuta de masaje. Además, dependiendo del país, el término "osteópata" puede carecer de regulación, lo que implica que algunos profesionales podrían ejercer sin una formación formal o licencia.

PODÓLOGOS/QUIROPRÁCTICOS

Esta especialidad médica se enfoca en el cuidado de los pies. En los Estados Unidos, los profesionales en esta área obtienen un doctorado en medicina podiátrica, lo que les capacita para llevar a cabo procedimientos quirúrgicos. Además, están entrenados para abordar problemas dermatológicos y biomecánicos relacionados con los pies. Con frecuencia, también ofrecen ortesis personalizadas como parte de su tratamiento.

ESPECIALISTAS EN MANEJO DEL DOLOR

Se han realizado esfuerzos para convertir esto en una especialidad oficial en los Estados Unidos. Sin embargo, hasta la fecha, el término no está oficialmente protegido en el país y se utiliza para describir una variedad de profesiones y habilidades. Puede referirse a un cirujano ortopédico especializado en ablación de nervios, un médico experto en analgésicos, un psicólogo o consejero que emplea terapia cognitivo-conductual, o un médico de medicina deportiva u ortopedia con habilidades en inyecciones. Existen programas educativos y títulos de maestría en el manejo del dolor que a menudo se enfocan en aspectos psicológicos, así como en intervenciones como inyecciones, medicamentos y cirugía. Personalmente, el título de "especialista en manejo del dolor" no me proporciona una garantía sólida de competencia en el tratamiento del dolor crónico. Algunos podrían recetar medicamentos sin restricción, mientras que otros podrían administrar inyecciones de cortisona sin usar la orientación adecuada, como el ultrasonido. Aunque un título de maestría puede inspirar más confianza, no deja de ser un documento. Un médico de familia dedicado que invierte tiempo en educarse y escuchar a sus pacientes puede ser igualmente eficaz o incluso mejor. Es importante reconocer que cada profesional de la salud es único y que es crucial estar informado y, en algunos casos, buscar múltiples opiniones al tomar decisiones sobre el manejo del dolor. (nota: hay algunos países que sí tienen el tratamiento del dolor como especialidad oficial, pero sigues sin saber lo que te ofrecen en cada país, ya que las profesiones elegibles y la formación varían de un país a otro.[53,54])

---

[53] Hochberg U, Sharon H, Bahir I, Brill S. Pain Management - A Decade's Perspective of a New Subspecialty. *J Pain Res.* 2021;14:923-930. Publicado el 9 de abril de 2021. doi:10.2147/JPR.S303815

[54] Status of Pain Management and Credentialing

NATURÓPATAS

Al igual que los quiroprácticos y los osteópatas, los médicos naturópatas tienen una formación similar a la de los médicos. Pueden ser reconocidos como médicos de atención primaria, y pueden recetar medicamentos, administrar inyecciones y realizar cirugías, pero su alcance de práctica puede variar de un estado a otro. En Oregón, son médicos de atención primaria y pueden actuar como obstetras o médicos de familia. Pueden recetar, inyectar, atender partos y realizar cirugías menores. El núcleo de la profesión es el uso de la curación natural. Tienden a usar la nutrición y los remedios naturales antes de recurrir a cualquier otra cosa. Suelen ordenar muchas pruebas para determinar si hay problemas de órganos y/o deficiencias nutricionales. A veces son criticados por ordenar demasiadas pruebas y asumir que el problema de todos es relacionado con nutrientes y/o podría resolverse mediante intervención nutricional. La investigación sobre nutracéuticos/remedios botánicos a menudo es limitada en calidad, si es que existe. A veces, la profesión es criticada por no ser lo suficientemente basada en evidencia.

PRACTICANTES DE MEDICINA FUNCIONAL

Este enfoque de medicina, popularizado por el Dr. Mark Hyman, abarca más que simplemente la promoción de dietas basadas en plantas y alimentos integrales, aunque esta percepción inicial podría sugerirlo. Se trata de un campo emergente que va más allá de lo aparente. En esencia, refleja lo que los naturópatas han practicado durante décadas. Estos profesionales a menudo recurren a una variedad de pruebas, incluyendo análisis de sangre, heces, saliva y pruebas genéticas, con el propósito de detectar deficiencias de oligoelementos, vitaminas y minerales, así como sensibilidades alimentarias. Además, promueven enfoques de tratamiento no farmacéuticos. Aunque algunos consideran este enfoque como una pseudociencia no probada, existe una base científica subyacente en todas sus prácticas, aunque aún falten investigaciones concluyentes. Reconozco las críticas, pues el hecho de que algo funcione en un entorno controlado de laboratorio o teóricamente no garantiza su eficacia en la práctica clínica.

Algunas de las pruebas y soluciones que comúnmente se prescriben se basan en mecanismos químicos o estudios in vitro, como los realizados en placas de Petri. Sin embargo, idealmente, debería haber estudios humanos suficientemente robustos, dado que nuestro cuerpo cuenta con una variedad de sistemas interactivos. Por lo tanto, aunque exista un razonamiento científico detrás, en ocasiones carecemos de evidencia que confirme su validez para un paciente específico. La capacitación en medicina funcional puede ser llevada a cabo por profesionales de la salud de diversos ámbitos, aunque algunos programas están reservados exclusivamente para aquellos con nivel doctoral. Actualmente, están surgiendo programas educativos en todo el mundo, ofreciendo títulos de maestría centrados en este campo emergente. En los Estados Unidos, la mayoría de los practicantes de medicina funcional son naturópatas, médicos y quiroprácticos.

PRACTICANTES DE MEDICINA DEL ESTILO DE VIDA

Estos profesionales de la medicina, con una orientación hacia el estilo de vida, tienden a promover cambios en los hábitos de vida como primera medida, antes de considerar el recurso a fármacos o cirugías, siempre que sea posible. Muchas afecciones crónicas de salud son prevenibles, tratables y/o reversibles mediante una dieta mejorada, ejercicio regular, descanso adecuado, manejo del estrés, reducción del consumo de sustancias perjudiciales (como el tabaco y el alcohol), y fomento de conexiones sociales positivas. Por ejemplo, la diabetes tipo II en sus primeras etapas es reversible con modificaciones en la alimentación, sin embargo, ¿cuántas personas reciben esta información en lugar de ser prescritas con más medicamentos?

Los profesionales de la medicina del estilo de vida son principalmente médicos, aunque podrían incluir otros profesionales de la salud. Sin embargo, esta perspectiva resulta especialmente relevante para los médicos, ya que, en su formación, reciben escaso entrenamiento en el manejo de enfermedades crónicas sin recurrir a cirugías o medicamentos. La certificación en medicina del estilo de vida solo requiere 40 horas de estudio, además de aprobar un examen, pero la mayoría de los candidatos ya poseen educación doctoral en salud. Este enfoque también implica el uso de técnicas de coaching para ayudar a los pacientes a lograr sus metas. Asimismo, estos profesionales suelen recomendar dietas basadas en plantas, dado que numerosas investigaciones respaldan sus beneficios para la salud.

En los Estados Unidos, busca practicantes con un DipACLM, DipABLM o FACLM después de su nombre. Las letras utilizadas pueden cambiar en otros países ya que hay todo tipo de juntas de medicina del estilo de vida internacional que comparten los mismos estándares educativos (tengo DipIBLM).

COACHES DE SALUD Y BIENESTAR

El término "*coach* de salud y bienestar" no cuenta con protección legal, lo que permite a cualquier persona autodenominarse como tal. Sin embargo, existe una certificación otorgada por la National Board for Health & Wellness (NBHWC), la cual es reconocida por la National Board of Medical Examiners. Esta certificación, conocida como NBHWC, garantiza un estándar de calidad y competencia en la práctica de la asesoría en salud y bienestar.

Además, diversas organizaciones de certificación de entrenadores personales como ACE, ISSA, NASM, entre otras, ofrecen sus propias certificaciones en este campo. Estas certificaciones abarcan una amplia gama de temas, que suelen coincidir con el enfoque de un médico especializado en medicina del estilo de vida. Dichos temas incluyen el sueño, la dieta, la abstención de sustancias nocivas, el ejercicio regular, el manejo del estrés y el fomento de conexiones sociales positivas.

NUTRICIONISTAS/DIETISTAS

Los términos nutricionista y dietista a veces se usan indistintamente para alguien que ayuda con consejos dietéticos y ayuda con deficiencias nutricionales. Cualquiera puede decir que es nutricionista porque no es un término protegido que requiere una licencia para practicar. Algunos pueden tener un curso de 10-20 horas, un curso de 100 horas o una maestría. No descartes a otros profesionales de la salud como quiroprácticos, médicos, naturópatas, etc., que pueden tener una formación similar o mejor que alguien con un curso de 20 horas. Para consejos básicos de nutrición, un curso de 20 horas podría ser suficiente.

Dietista es un término protegido con requisitos de licencia y educación. En general, un dietista es más confiable para ayudarte a adaptar tu dieta para el tratamiento de una enfermedad en particular.

SANADORES MAGNÉTICOS (ÁURICOS)

Este enfoque de curación implica influir en la energía o el aura del paciente mediante el movimiento de las manos del practicante sobre su cuerpo. Sin embargo, es importante reconocer que esto no genera efectos físicos tangibles más allá de lo que podría ser atribuido a un efecto placebo psicosomático, donde la mente influye en el cuerpo. Aunque hace más de un siglo, estas prácticas tenían cierto prestigio y se consideraban una alternativa viable frente a las cirugías, que en muchas ocasiones resultaban letales, y a los tónicos medicinales, que podían resultar potencialmente tóxicos. Al menos, estas prácticas no generaban daño en situaciones no emergentes. En la actualidad, es improbable que uno decida recurrir a este tipo de prácticas. Sin embargo, si un amigo encuentra beneficios en ellas, quizás sea prudente no desacreditar su experiencia. Es interesante destacar que el primer quiropráctico era, de hecho, un sanador magnético antes de "inventar" la quiropráctica.

TIPOS DE TRATAMIENTOS

HOMEOPATÍA

Aunque a menudo se emplea el término "remedios homeopáticos" de forma intercambiable con remedios naturales o herbales, es importante destacar que no son sinónimos. Los remedios naturales contienen un principio activo medicinal, mientras que las mezclas o medicamentos homeopáticos generalmente carecen de ingredientes activos. Esta práctica se asemeja a la curación magnética, donde la ausencia de ingredientes activos garantiza su seguridad, pero cualquier beneficio percibido se atribuye al efecto placebo.

El concepto original de la homeopatía se fundamenta en el principio de "lo similar cura lo similar", lo que implica el uso de una sustancia que causa una determinada enfermedad para tratarla. Sin embargo, en lugar de administrar la sustancia directamente, se diluye repetidamente. Se hipotetizó erróneamente que cuanto más diluida estuviera la sustancia, más potente sería su efecto curativo. Este proceso implica diluir una gota de la sustancia en 100 mL de agua, tomar una gota de esa dilución y agregarla a otros 100 mL de agua, y así sucesivamente, hasta alcanzar la "potencia" deseada. La potencia se determina según la cantidad de veces que se repite este procedimiento, de manera que una potencia de 20c indica que la sustancia se ha diluido 20 veces. A partir de 12c o una potencia superior, es poco probable que quede siquiera una molécula de la sustancia original, ya que la dilución alcanza proporciones extremadamente diminutas (1 parte en 1,000,000,000,000,000,000,000,000).

KINESIOLOGÍA APLICADA

Uno de los ejemplos más cuestionables de tratamiento que podría socavar la credibilidad de la profesión quiropráctica es conocido como "Kinesiología Aplicada" (AK). Aunque suena científico, carece de cualquier relación con la kinesiología, el campo científico que estudia el movimiento humano. El fundamento de este método de evaluación se basa en el uso de pruebas de fuerza muscular para detectar problemas estructurales, internos, químicos (como las sensibilidades alimentarias) o mentales. Si bien puede ser útil para detectar problemas estructurales (por ejemplo, evaluar la fuerza muscular de la pelvis como indicador de problemas en esa área)[55], las otras aplicaciones de AK carecen de base científica.

Imagina sostener diferentes alimentos en la mano y que, con cada uno, se evalúe la fuerza muscular. Si el músculo debilita significativamente con cierto alimento, se concluye que se es sensible o intolerante a ese alimento y se debe evitar. Para ilustrar la falacia de este método, realicé una sencilla demostración: pedí a alguien que extendiera el brazo, apliqué presión y luego le di un dulce para que lo sostuviera mientras volvía a aplicar presión. El resultado fue un debilitamiento evidente del músculo, lo que supuestamente indicaba una sensibilidad al

---

[55] Estrázulas JA, Bueno LS, Lombardi LRO, Estrázulas JA, Fernandes TG, Baltar JA. Accuracy of the Applied Kinesiology Muscle Strength Test for Sacroiliac Dysfunction. *Rev Bras Ortop* (Sao Paulo). 2020;55(3):293-297. doi:10.1055/s-0039-1700832

azúcar. Incluso al explicar lo absurdo de la situación, la persona expresó dudas: "¿Estás seguro de que no funciona?" Es importante destacar que, aunque pueda resultar persuasivo, en realidad, este tipo de evaluación no supera la aleatoriedad en estudios doble ciego cuando se trata de diagnósticos[56].

TERAPIA CON LUZ ROJA

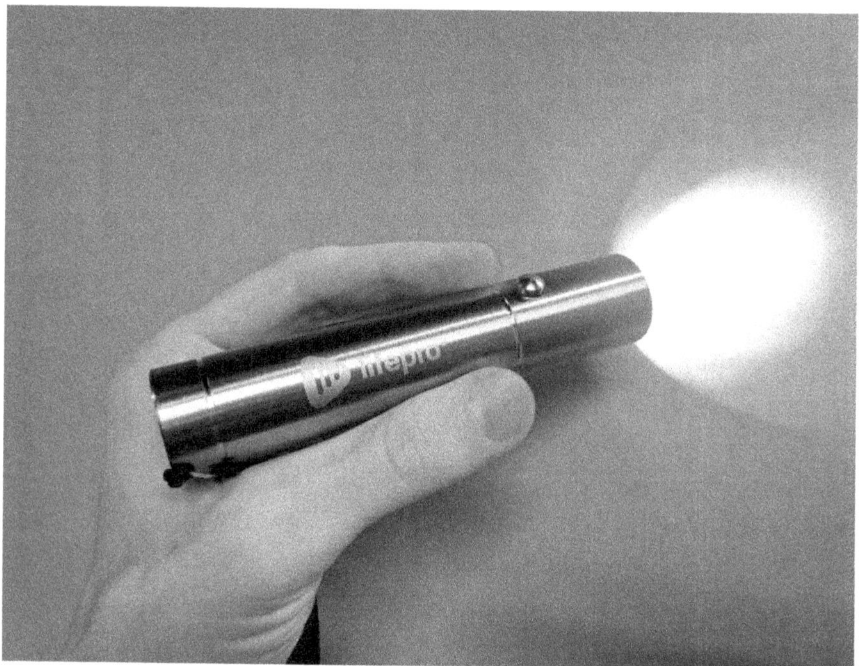

Esta terapia emplea luces rojas intensas con el propósito de asistir en la curación y alivio del dolor. Anteriormente conocida como terapia con láser frío, utilizaba láseres en lugar de luces LED, y el término "frío" hacía referencia a la dosis de luz

[56] Schwartz SA, Utts J, Spottiswoode SJ, et al. A double-blind, randomized study to assess the validity of applied kinesiology (AK) as a diagnostic tool and as a nonlocal proximity effect. *Explore* (NY). 2014;10(2):99-108. doi:10.1016/j.explore.2013.12.002

insuficiente para generar calor en la piel. Esta modalidad terapéutica se distingue de las lámparas de calor. Con el cambio de láseres a LED y su producción masiva para el mercado de consumidores, el costo ha experimentado una drástica reducción. Antes, era necesario adquirirlas en tiendas especializadas en suministros médicos; actualmente, se encuentran disponibles en farmacias, tiendas y plataformas como Amazon. En nuestra clínica contamos con dos máquinas, siendo la más antigua adquirida por $5,000 USD y la más reciente por $90 USD. Es importante destacar que, si bien los vendedores promueven estas luces como una solución para todo, su uso es seguro siempre y cuando se evite dirigirlas directamente hacia los ojos.

Aunque la investigación en este campo presenta una calidad generalmente baja, existe evidencia relativamente sólida de que estas luces pueden ayudar en la reducción de la inflamación causada por lesiones agudas, como esguinces de tobillo o desgarros de tendón[57]. Si un paciente presenta una articulación caliente e inflamada debido a una lesión, es probable que se le aplique esta terapia. Para condiciones más crónicas, la calidad de la evidencia también es limitada, pero algunos estudios han sugerido un efecto pequeño[58]. Personalmente, suelo utilizar esta terapia en casos de tendinosis, aunque suelo realizar otras tareas mientras lo hago.

---

[57] Stergioulas A, Low-Level Laser Treatment Can Reduce Edema in Second Degree Ankle Sprains. *Journal of Clinical Laser Medicine & Surgery.* Apr 2004. 125-128. http://doi.org/10.1089/104454704774076181

[58] Tripodi, N., Feehan, J., Husaric, M. et al. The effect of low-level red and near-infrared photobiomodulation on pain and function in tendinopathy: a systematic review and meta-analysis of randomized control trials. BMC Sports Sci Med Rehabil 13, 91 (2021). https://doi.org/10.1186/s13102-021-00306-z

Dado el significativo descenso en su precio, resulta una adquisición razonable para incluir en el botiquín de primeros auxilios familiar. No hay pérdida en probarla para tratar tendinosis o dolor articular crónico[59].

ULTRASONIDO TERAPÉUTICO

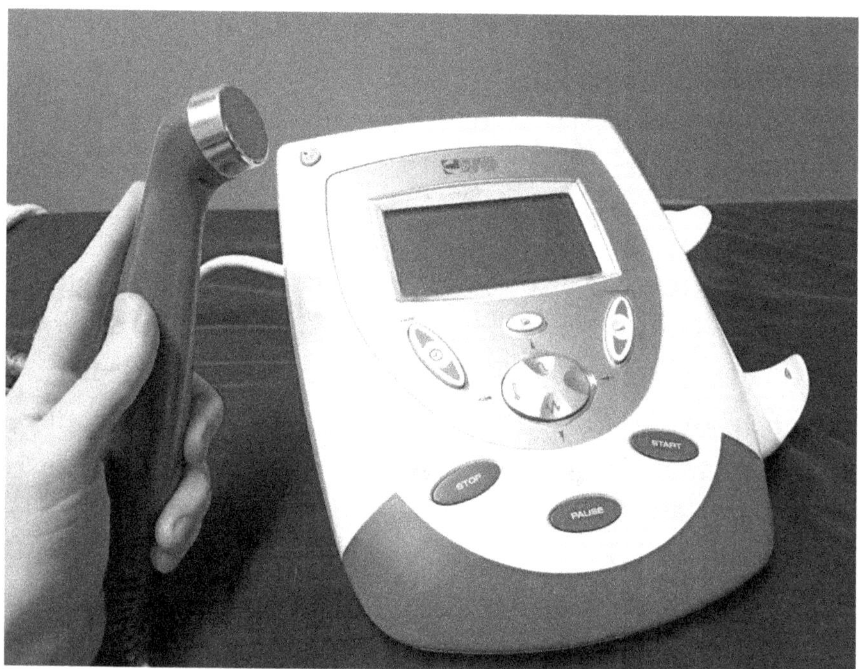

Es difícil encontrar una clínica quiropráctica o la oficina de un fisioterapeuta que no tenga una máquina de ultrasonido terapéutico. El ultrasonido es sonido de alta frecuencia por encima del rango de audición de un ser humano. Estas máquinas bombean el sonido a través del tejido, sacudiendo las células y

[59] Jan M Bjordal, Christian Couppé, Roberta T Chow, Jan Tunér, Elisabeth Anne Ljunggren. A systematic review of low level laser therapy with location-specific doses for pain from chronic joint disorders, *Australian Journal of Physiotherapy*, Volume 49, Issue 2, 2003, Pages 107-116, ISSN 0004-9514, https://doi.org/10.1016/S0004-9514(14)60127-6

calentando el tejido. A pesar de lo comunes que son, después de décadas de uso, ahora hemos recopilado una cantidad considerable de datos sobre su efectividad y las máquinas en estas clínicas no son tan efectivas como pensábamos. En estudio tras estudio, no ha resultado ser más efectivo que el placebo o, en casos en que es mejor que el placebo, hay alternativas mucho mejores[6061]. Proporciona una agradable sensación de calor profundo, y algunos fisioterapeutas todavía lo usan para un efecto placebo y/o relajante muscular (similar a usar una almohadilla térmica). Existe un riesgo si el practicante no presta atención y aplica demasiado calor, ya que puede quemar el revestimiento del tejido de los huesos (periostio). Para algunas condiciones muy específicas, es efectivo, como para la tendinitis calcificada[6263].

[60] Robertson VJ, Baker KG. A review of therapeutic ultrasound: effectiveness studies. *Phys Ther.* 2001;81(7):1339-1350.

[61] Aiyer R, Noori SA, Chang KV, et al. Therapeutic Ultrasound for Chronic Pain Management in Joints: A Systematic Review. *Pain Med.* 2020;21(7):1437-1448. doi:10.1093/pm/pnz102

[62] Shomoto K, Takatori K, Morishita S, et al. Effects of ultrasound therapy on calcificated tendinitis of the shoulder. *J Jpn Phys Ther Assoc.* 2002;5(1):7-11. doi:10.1298/jjpta.5.7

[63] Čota S, Delimar V, Žagar I, et al. Efficacy of therapeutic ultrasound in the treatment of chronic calcific shoulder tendinitis: a randomized trial. *Eur J Phys Rehabil Med.* 2023;59(1):75-84. doi:10.23736/S1973-9087.22.07715-2

TERAPIA DE ONDAS DE CHOQUE EXTRACORPÓREAS

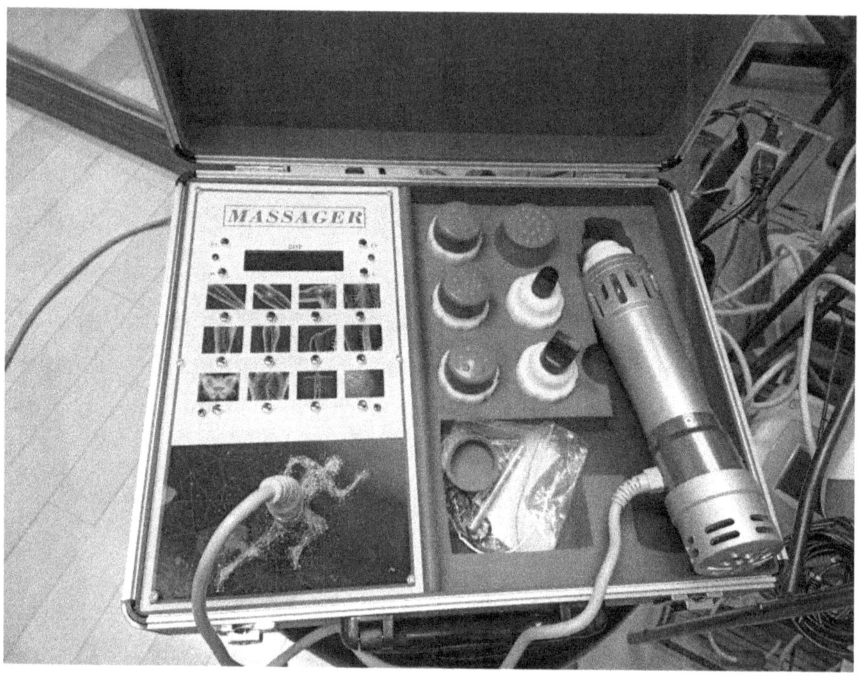

Inicialmente, la adquisición de ultrasonidos terapéuticos fue seguida por la incorporación generalizada de láseres fríos, y en la actualidad, la máquina de Terapia de Ondas de Choque Extracorpóreas (EWST) se ha convertido en el último avance deseado. Aunque la investigación inicial muestra promesas, algunos de sus beneficios supuestos requieren una mayor validación. Esta innovadora máquina, que combina elementos de un ultrasonido terapéutico y un masajeador muscular de percusión, opera vibrando el tejido mediante la aceleración de una pequeña "bala" metálica mediante electromagnetismo o presión de aire, la cual impacta una placa metálica en contacto con el cuerpo del paciente, generando así una onda de choque que se propaga hacia los tejidos. Se ha demostrado que esta onda de choque estimula la curación y la formación de tejidos nuevos y/o más resistentes, siendo particularmente eficaz en la promoción de la curación ósea y mostrando indicios de beneficios en problemas de tejidos blandos[64]. Específicamente, los tenocitos, células responsables de la producción de colágeno en los tendones, reaccionan a estas ondas de choque, lo que sugiere un efecto positivo en la fortaleza tendinosa. Esta técnica ha mostrado resultados preliminares alentadores en el tratamiento de tendinitis calcificada, tendinosis y fasciosis/fascitis plantar[65][66]. Sin embargo, la efectividad puede depender de la dosificación, siendo posible que dosis más débiles o cortas no resulten tan efectivas y que sea beneficioso combinar esta terapia con otros tratamientos[67]. Un estudio incluso sugiere su eficacia en el

[64] Sansone V, Ravier D, Pascale V, Applefield R, Del Fabbro M, Martinelli N. Extracorporeal Shockwave Therapy in the Treatment of Nonunion in Long Bones: A Systematic Review and Meta-Analysis. *J Clin Med.* 2022;11(7):1977. Publicado el 1 de abril de 2022 . doi:10.3390/jcm11071977

[65] Korakakis V, Whiteley R, Tzavara A, et al. The effectiveness of extracorporeal shockwave therapy in common lower limb conditions: a systematic review including quantification of patient-rated pain reduction. *British Journal of Sports Medicine* 2018;52:387-407.

[66] Feeney KM. The Effectiveness of Extracorporeal Shockwave Therapy for Midportion Achilles Tendinopathy: A Systematic Review. *Cureus.* 2022;14(7):e26960. Publicado el 18 de julio de 2022. doi:10.7759/cureus.26960

[67] Speed C. A systematic review of shockwave therapies in soft tissue conditions: focusing on the evidence. *Br J Sports Med.* 2014;48(21):1538-1542. doi:10.1136/bjsports-2012-091961

tratamiento de nudos musculares, aunque no se ha demostrado ser más efectivo que la compresión isquémica[68].

ESTIMULACIÓN ELÉCTRICA

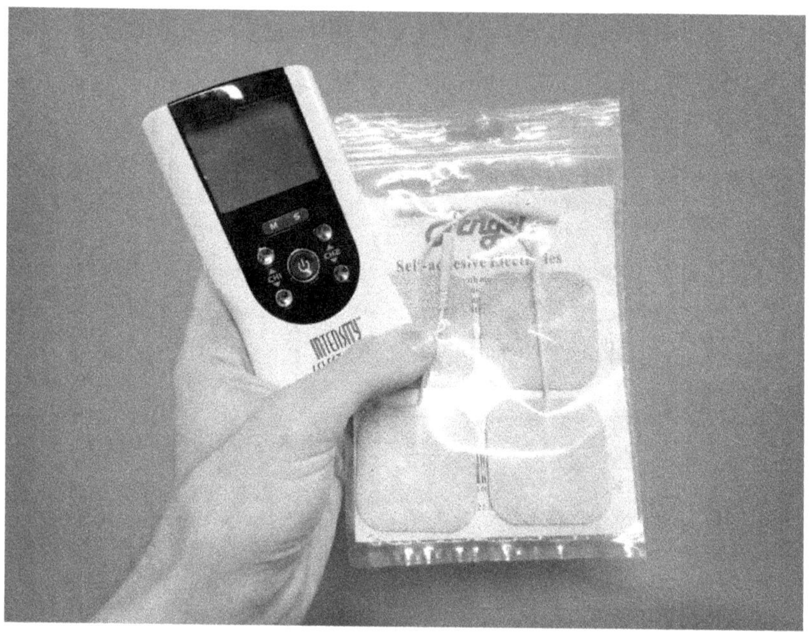

Existen diversos tipos de estimulación eléctrica, cada uno con diferentes ajustes y dispositivos asociados. Entre ellos se encuentran el TENS, la corriente interferencial, la microcorriente y la estimulación muscular rusa. En el ámbito del dolor agudo o crónico, el TENS y la corriente interferencial son los más relevantes, mientras que la estimulación rusa puede ser beneficiosa en casos de daño nervioso.

---

[68] Lee CH, Lee SU. Usefulness of Extracorporeal Shockwave Therapy on Myofascial Pain Syndrome. *Ann Rehabil Med.* 2021;45(4):261-263. doi:10.5535/arm.21128

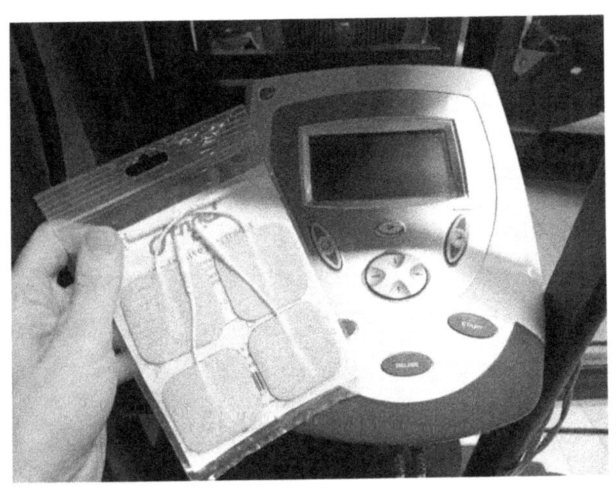

El TENS, por ejemplo, adormece los nervios de manera efectiva, reduciendo el dolor sin necesidad de medicamentos[69]. Aunque su efecto es temporal, la disminución del dolor puede facilitar la realización de ejercicios de rehabilitación o contribuir a reducir la ansiedad y mejorar la comodidad para combatir la sensibilización central. Por lo general, el propósito no es inducir espasmos musculares o sobresaltos, aunque esta podría ser una consecuencia no deseada, especialmente con el TENS. El TENS utiliza dos almohadillas y opera a una frecuencia de aproximadamente 60Hz para adormecer los nervios entre estas almohadillas, que generalmente se sitúan a una distancia de 2-3 pulgadas entre sí. La configuración se ajusta gradualmente hasta alcanzar un nivel confortable. Además, las máquinas TENS son económicas y están ampliamente disponibles, con un precio que oscila entre los $20 y $30 USD en casi cualquier lugar.

---

[69] Johnson MI, Paley CA, Jones G, Mulvey MR, Wittkopf PG. Efficacy and safety of transcutaneous electrical nerve stimulation (TENS) for acute and chronic pain in adults: a systematic review and meta-analysis of 381 studies (the meta-TENS study). *BMJ Open*. 2022;12(2):e051073. Publicado el 10 de febrero de 2022. doi:10.1136/bmjopen-2021-051073

La corriente interferencial se presenta como una evolución superior al TENS[70], ya que desempeña las mismas funciones, pero con una comodidad notablemente mejorada. Desde mi experiencia personal, la he hallado más eficaz y optaría por ella sin dudarlo si tuviera la opción. Sin embargo, es importante destacar que estas máquinas suelen ser más costosas y menos accesibles, generalmente disponibles solo a través de proveedores médicos autorizados para su uso bajo prescripción. Este tratamiento es comúnmente empleado en consultorios de fisioterapeutas o quiroprácticos como un método estándar para aliviar el dolor.

La principal ventaja de la corriente interferencial radica en el hecho de que las frecuencias más altas tienen una mejor penetración cutánea en comparación con las frecuencias más bajas. Por lo tanto, este tipo de corriente utiliza frecuencias más altas, alrededor de 4000 Hz, lo que permite una transmisión más efectiva a través del cuerpo. Para su aplicación, se requiere una configuración que involucra cuatro almohadillas dispuestas en forma de X sobre la zona dolorosa. Cada par de almohadillas emite una frecuencia ligeramente distinta. Cuando estas frecuencias interactúan, se produce una "interferencia" que resulta en una frecuencia igual a la diferencia entre ambas. Esta característica permite un aumento significativo en comparación con el TENS, lo que conduce a un tratamiento más eficaz en el área afectada.

En cuanto a la estimulación muscular rusa, implica el uso de electricidad para inducir contracciones o espasmos musculares.

---

[70] Hussein HM, Alshammari RS, Al-Barak SS, Alshammari ND, Alajlan SN, Althomali OW. A Systematic Review and Meta-analysis Investigating the Pain-Relieving Effect of Interferential Current on Musculoskeletal Pain. *Am J Phys Med Rehabil.* 2022;101(7):624-633. doi:10.1097/PHM.0000000000001870

Esta técnica resulta especialmente beneficiosa para aquellos con compresión o daño nervioso significativo, así como para pacientes con lesiones cerebrales. En casos de compresión nerviosa, la capacidad para activar los músculos se ve reducida. A corto plazo, la estimulación rusa se utiliza para prevenir la atrofia muscular completa. Además, puede ser útil en el proceso de reentrenamiento, ya que el paciente puede intentar mover el músculo al mismo tiempo que la electricidad se activa, lo que contribuye a reeducar al cerebro en el uso del músculo y mejora tanto la fuerza como el rendimiento muscular[71].

TÉCNICAS DE ENERGÍA MUSCULAR

Las técnicas de energía muscular constituyen un conjunto de métodos y estiramientos destinados a activar los músculos con el fin de inducir su relajación y mejorar el rango de movimiento. Mi primer encuentro con estas técnicas tuvo lugar antes de mi incursión en el ámbito de la atención médica, durante mis días de entrenamiento en gimnasia. Aquí, exploraré brevemente tres variantes: la relajación post-isométrica (PIR), la inhibición recíproca (RI) y la técnica CRAC. Todas estas estrategias son aplicables a cualquier músculo y pueden integrarse con casi cualquier estiramiento pasivo que ya estés utilizando.

LA RELAJACIÓN POST-ISOMÉTRICA (PIR) implica estirar un músculo hasta el punto en que se perciba cierta resistencia en su rango final. Luego, se activa el músculo en cuestión durante aproximadamente seis segundos. Existe cierto debate en cuanto a la intensidad de esta activación: algunos sugieren un

---

[71] Wang TJ, Sung K, Wilburn M, Allbright J. Russian Stimulation/Functional Electrical Stimulation in the Treatment of Foot Drop Resulting from Lumbar Radiculopathy: A Case Series. *Innov Clin Neurosci.* 2019;16(5-6):46-49.

nivel del 20% si el objetivo es relajar un espasmo muscular, mientras que otros abogan por alrededor del 80% para maximizar la flexibilidad. Tras estos seis segundos, se realiza un breve descanso, acompañado quizás de una respiración profunda, antes de intentar estirar el músculo un poco más, hasta que se experimente nuevamente cierta resistencia. Este proceso puede repetirse hasta que se observe una mejora mínima o se perciba que el músculo ha alcanzado un nivel de relajación satisfactorio.

A modo de ejemplo más concreto, consideremos un estiramiento para los músculos pectorales utilizando una puerta como apoyo. Al agarrar el borde del marco de la puerta e inclinarme hacia adelante, estiro los músculos pectorales sin llegar al punto de dolor, sino hasta donde sienta la tensión muscular. Luego, activo los músculos pectorales, intentando tirar de mis brazos hacia adelante durante seis segundos, sin llegar a mover todo mi cuerpo. Tras una respiración profunda, continúo estirando hasta que el músculo vuelva a sentirse tenso, momento en el cual repito el proceso.

LA TÉCNICA DE INHIBICIÓN RECÍPROCA (RI) aprovecha la capacidad del cuerpo para relajar los músculos opuestos a los que se activan. Por ejemplo, al girar lentamente la cabeza hacia la izquierda, puedo experimentar una tensión en el lado frontal-derecho del cuello. Sin embargo, al imaginar que hay algo crucial detrás de mí y mantener esta imagen durante 6 segundos, puedo luego girar más hacia la izquierda, aproximadamente 80 grados, antes de sentir la misma tensión. Este fenómeno ocurre porque cuando giramos con urgencia hacia un lado, el cerebro decide relajar los músculos que se oponen al movimiento para facilitar la tarea. Podemos aplicar esta técnica para relajar cualquier grupo muscular en el cuerpo. Por ejemplo, en la sección dedicada a la postura en este libro, propongo un ejercicio que consiste en jalar las escápulas hacia atrás y hacia abajo tres veces durante 6 segundos cada vez, aplicando un esfuerzo máximo seguro. Este ejercicio funciona para relajar los músculos opuestos: mientras tiramos hacia atrás y abajo, relajamos los músculos en la parte superior del hombro (trapecio superior y elevador de la escápula) y los músculos en la parte delantera del hombro (pectoral mayor y menor). La inhibición recíproca también se puede aplicar de manera similar a la técnica de acortamiento-isométrico-relajación (PIR). Por ejemplo, al tratar la rotación del cuello, podemos girar hacia la izquierda hasta sentir resistencia, luego bloquear la cabeza con la mano y empujar contra ella durante 6 segundos. Después de este tiempo, el músculo debería estar más relajado. Para incrementar la movilidad, podemos repetir el proceso en la nueva ubicación de la tensión. Esta versión mejorada es especialmente útil si el movimiento del cuello en posiciones extremas causa dolor pero aún queremos relajar los músculos. Para aquellos que buscan desarrollar flexibilidad y un rango de movimiento máximo, podemos agregar una última etapa: al final del proceso, podemos empujar en la dirección del movimiento para maximizar el rango mientras activamos los músculos.

LA TÉCNICA CONTRACCIÓN-RELAJACIÓN-CONTRACCIÓN (CRAC) combina los principios de PIR y RI. En esencia, se realiza una serie (o varias series) de PIR seguida por una serie (o varias series) de RI. Este enfoque fue utilizado para alcanzar la flexibilidad requerida en nuestras rutinas de acrobacias, al cual llamamos humorísticamente "procedimiento del diablo" debido a su intensidad. Sin embargo, es importante destacar que no es necesario ser tan enérgico para obtener beneficios significativos de esta técnica.

CALOR/FRÍO

El calor y el frío se destacan como dos métodos de alivio fácilmente accesibles, aunque su efectividad puede ser temporal.

El calor, por ejemplo, tiene la capacidad de relajar los músculos y proporcionar algún alivio frente al dolor. Sin embargo, si el cerebro no coopera en permitir que los músculos se relajen, es posible que la tensión regrese. Aunque el calor puede desentrañar los nudos musculares y aliviar su tensión, su capacidad para eliminarlos por completo puede ser limitada. Mantener una temperatura confortable mientras trabajas puede prevenir la formación de nudos musculares en los hombros, evitando así la rigidez y los esfuerzos innecesarios para mantener el calor. Además, el calor incrementa el flujo sanguíneo en el área afectada, lo cual puede resultar contraproducente si esta se encuentra inflamada o hinchada, por lo que en tales casos se debe evitar su aplicación.

En el pasado, el uso del frío era un tratamiento estándar para las lesiones, pero con el tiempo cayó en desuso, solo para ser nuevamente aceptado. Aunque este libro se centra en el dolor crónico en lugar de las lesiones agudas, es importante recordar que en casos de lesiones graves, solíamos seguir el acrónimo RICE: Reposo, Hielo, Compresión y Elevación. Sin embargo, ahora se ha adoptado el enfoque POLICE, que incluye Proteger, Cargar de manera óptima, Hielo, Compresión y Elevación. Se eliminó el "Reposo" porque un exceso de reposo puede requerir más rehabilitación posteriormente. El uso de hielo, compresión y elevación se emplea para controlar la hinchazón, ya que el frío aleja los fluidos de la zona afectada. Aunque el frío ha sido desestimado en el pasado debido a que no cura, es importante no descartar su utilidad por completo. La inflamación es parte del proceso de curación natural del cuerpo, y el frío puede ralentizar este proceso. No obstante, el frío puede utilizarse cuando sea necesario para prevenir un dolor y una hinchazón descontrolados.

El frío puede reducir temporalmente el dolor al adormecer los nervios, por lo que es una excelente opción para controlar el dolor a corto plazo. Es fundamental evitar aplicar demasiado frío para no dañar la piel; se recomienda usar algo que no esté excesivamente frío o mantener el hielo en movimiento si se aplica directamente sobre la piel. Esta técnica puede ser útil para aliviar temporalmente una lesión o interrumpir el ciclo de dolor en casos de síndrome de dolor crónico. Sin embargo, es importante tener precaución, ya que el hielo derretido puede volverse resbaladizo.

La terapia de contraste combina el uso de calor y frío. Las opiniones sobre la duración de cada uno antes de cambiar varían, pero se suele recomendar alrededor de 5 minutos para cada uno durante 2 ciclos, con un breve descanso entre cambios para permitir que la temperatura de la piel se estabilice. Este enfoque ofrece la oportunidad de probar ambos métodos para determinar cuál alivia mejor el dolor y puede ser especialmente útil para el dolor causado por compresión isquémica.

Los tratamientos de cuerpo completo, como la sauna para el calor o la crioterapia de cuerpo completo para el frío, pueden tener efectos adicionales más allá de los locales. Aunque la investigación sobre la crioterapia de cuerpo completo es limitada, algunos estudios muestran resultados prometedores. Los tratamientos de sauna, por otro lado, han sido más ampliamente estudiados y han demostrado ofrecer alivio inmediato para ciertos tipos de dolor crónico, con beneficios potencialmente duraderos[72,73]. En cuanto a la crioterapia de cuerpo entero, que es mucho más reciente, la investigación es escasa, pero hay algunos resultados positivos[74,75]. En cuanto a la crioterapia, he oído opiniones y experiencias contradictorias de pacientes: nada malo, pero algunos dicen que no parece tener un efecto duradero. Quizá dependa del origen/tipo de dolor: sensibilización central, nudos musculares, etc.

[72] Hussain J, Cohen M. Clinical Effects of Regular Dry Sauna Bathing: A Systematic Review. *Evid Based Complement Alternat Med.* 2018;2018:1857413. doi:10.1155/2018/1857413

[73] Cho EH, Kim NH, Kim HC, Yang YH, Kim J, Hwang B. Dry sauna therapy is beneficial for patients with low back pain. *Anesth Pain Med (Seoul).* 2019;14(4):474-479. doi:10.17085/apm.2019.14.4.474

[74] Garcia C, Karri J, Zacharias NA, Abd-Elsayed A. Use of Cryotherapy for Managing Chronic Pain: An Evidence-Based Narrative. *Pain Ther.* 2021;10(1):81-100. doi:10.1007/s40122-020-00225-w

[75] Salas-Fraire O, Rivera-Pérez JA, Guevara-Neri NP, et al. Efficacy of whole-body cryotherapy in the treatment of chronic low back pain: Quasi-experimental study. *J Orthop Sci.* 2023;28(1):112-116. doi:10.1016/j.jos.2021.10.006

COMPRESIÓN ISQUÉMICA

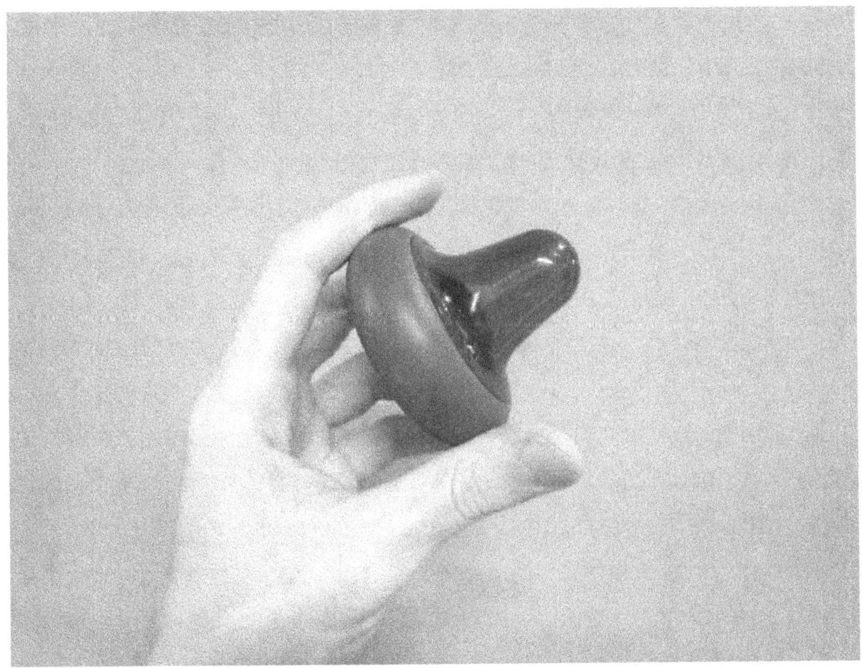

La compresión isquémica se presenta como un enfoque altamente efectivo para abordar los puntos gatillo miofasciales, con la capacidad de eliminarlos en una sola sesión. Esta técnica se fundamenta en la privación de sangre al tejido afectado, lo que implica privar al nudo muscular de su suministro sanguíneo mediante una aplicación de presión controlada. Concibo este proceso como una especie de reprimenda al nudo muscular hasta que se corrija su comportamiento: "¡No recibirás sangre hasta que dejes de afligir a esta persona!" Es crucial aplicar la presión directamente sobre el centro del punto gatillo; de lo contrario, las fibras musculares podrían tensar el nudo, desencadenando dolor, pero sin resolver el problema subyacente. Aunque existen herramientas específicas para la manipulación de puntos gatillo, como dispositivos de compresión, en situaciones urgentes, los

nudillos o incluso el mango de utensilios cotidianos como cu-
charas, destornilladores o llaves inglesas pueden funcionar
igualmente bien. Durante la compresión del punto gatillo, es
probable que sientas una reproducción del dolor característico.
Es importante tener en cuenta que este dolor puede irradiarse,
lo que puede resultar desconcertante, ya que la ubicación del
nudo muscular y la zona de dolor pueden diferir considerablemente. Por ejemplo, los puntos gatillo en los glúteos pueden
irradiar dolor hacia abajo por la pierna, mientras que los ubicados en los hombros pueden generar dolor que se extiende hacia
arriba, llegando incluso a los ojos. Además, los puntos gatillo en
la escápula pueden irradiar dolor hacia la parte frontal del hombro y hacia abajo por el brazo. Para obtener una guía visual de
los puntos gatillo comunes, puedes consultar triggerpoints.net,
donde se proporciona un mapa detallado. Alternativamente,
puedes recurrir a otras secciones de este libro, donde se seña-
lan algunos de los puntos gatillo más frecuentes.

Una vez que hayas identificado el punto gatillo, el tratamiento es el siguiente:

- Comprimes el PGMF hasta que el dolor alcance aproximadamente un 5/10.

- En 60 segundos, el dolor debería disminuir si estás en el lugar correcto y tienes el diagnóstico adecuado.

- Una vez que el dolor disminuya, aumenta la presión hasta que el dolor vuelva a ser de 5/10.

- En 30 segundos, el dolor debería disminuir nuevamente.

- Aumenta la presión nuevamente repitiendo el ciclo hasta que el dolor deje de disminuir, sientas que estás empujando contra el hueso o el paciente diga que solo siente presión.

- Una vez que sueltes, deberían sentir una diferencia inmediata.

- Vuelve a revisar cerca de donde estabas trabajando y en la zona general para ver si hay más puntos para tratar, especialmente si aún queda algo de dolor en la última fase del tratamiento.

- Repite el proceso, si es necesario, en los días siguientes. Puedes omitir un día si la zona está un poco dolorida o pulsante por el tratamiento del día anterior.

Este es un tratamiento muy seguro y puede realizarse uno mismo siempre y cuando se pueda encontrar el punto. Es poco probable que resulte en hematomas. Los nudos musculares están llenos de mensajeros químicos para el dolor y la inflamación, así que al eliminar el nudo muscular, estos productos químicos se liberan y pueden interactuar con el tejido circundante. Algunas personas informan sentir un dolor pulsátil y molesto que comienza esa misma noche o al día siguiente, y normalmente se alivia en 24 horas.

La única preocupación posible para un principiante al hacer algo así es confundir un nudo muscular con una trombosis venosa profunda (coágulo sanguíneo en la pierna que puede presentarse como una banda tierna en la pantorrilla). Una trombosis venosa profunda (TVP) suele ocurrir con falta de movimiento y típicamente es postoperatoria, y típicamente la pierna está hinchada y enrojecida. Masajear o comprimir la trombosis venosa profunda puede desalojar el trombo (un coágulo/grumo de sangre) que puede viajar a los pulmones y causar una embolia pulmonar (bloqueo del flujo sanguíneo pulmonar). En una pierna relativamente normal y no hinchada, y en cualquier otra parte del cuerpo, la técnica es muy segura.

ACUPUNTURA/PUNCIÓN SECA

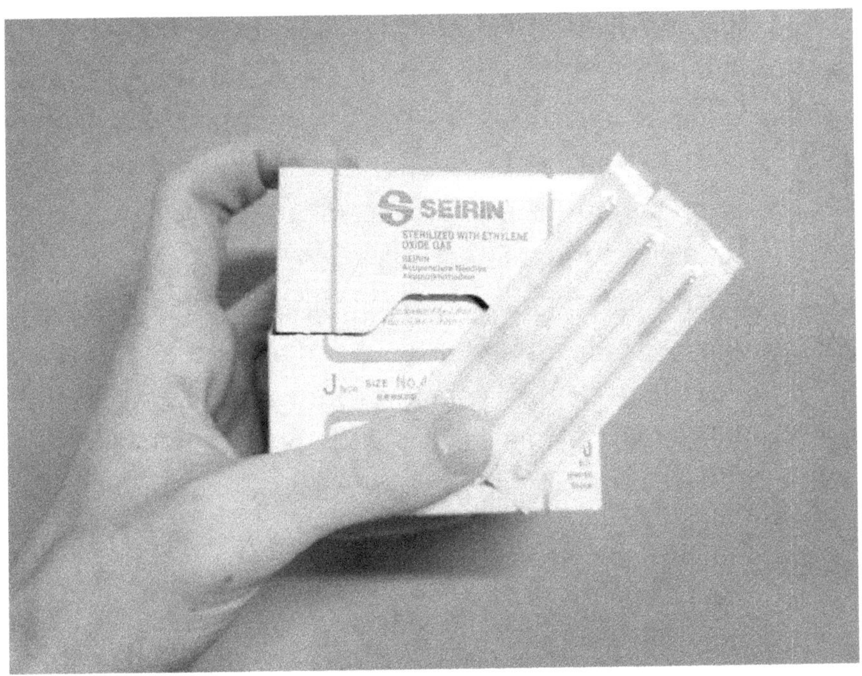

La punción seca es el término empleado para describir el uso de una aguja sin la administración de ningún tipo de sustancia. Esta práctica es especialmente común cuando se emplean agujas de acupuntura con el fin de relajar los músculos tensos o liberar los nudos musculares. A menudo, este término es preferido por fisioterapeutas y quiroprácticos. Mientras tanto, la acupuntura implica la inserción de agujas en puntos específicos a lo largo de los meridianos del cuerpo. Aunque los quiroprácticos y fisioterapeutas también pueden recurrir a estos puntos, los acupunturistas son ampliamente reconocidos por su especialización en esta técnica. No obstante, los acupunturistas también pueden desviarse de los meridianos tradicionales para abordar directamente los músculos, tal como lo hacen otros profesionales de la salud.

A pesar de su apariencia, la acupuntura es sorprendentemente indolora. Las agujas utilizadas son desechables y extremadamente delgadas, llegando a ser incluso más delgadas que el interior de una aguja de inyección estándar. A diferencia de estas últimas, que pueden causar una sensación de pinchazo al atravesar la piel, las agujas de acupuntura apenas dejan rastro, siendo poco común que se produzca algún tipo de sangrado. Cuando se realiza correctamente, la inserción de la aguja debería ser prácticamente imperceptible. Aunque es posible sentir un leve sobresalto al penetrar la piel y es normal que el músculo se contraiga, una vez que la aguja está en su lugar, el paciente debería experimentar una sensación de presión o, incluso, de relajación. Esta sensación de presión indica que se ha alcanzado un punto óptimo, donde la aguja tendrá un efecto significativo. De hecho, algunos pacientes encuentran el procedimiento tan relajante que pueden llegar a quedarse dormidos o experimentar una sensación de bienestar tan intensa que les provoque una leve somnolencia.

Se ha establecido bastante bien que los tratamientos de acupuntura ayudan con el dolor, razón por la cual algunas compañías de seguros cubren la acupuntura (aunque es posible que necesites una referencia de un médico)[76]. El mecanismo exacto no se comprende y la calidad de la investigación es un poco inestable ya que, al igual que con el ejercicio y el trabajo

---

[76] Xiang A, Cheng K, Shen X, Xu P, Liu S. The Immediate Analgesic Effect of Acupuncture for Pain: A Systematic Review and Meta-Analysis. *Evid Based Complement Alternat Med.* 2017;2017:3837194. doi:10.1155/2017/3837194

muscular, ¿cómo se puede tener un placebo adecuado para comparar y quién va a pagar por esta investigación?[77][78]

La punción seca es una de las mejores formas de tratar los desagradables nudos musculares (puntos gatillo miofasciales, PGMF)[79]. En algunos estudios, la punción seca fue superior a la compresión isquémica, pero en otros estudios, los resultados se invirtieron. En mi experimentación clínica con pacientes, encontré que la punción era más efectiva en los brazos y las piernas pero ligeramente menos efectiva que la compresión en los hombros, cuello y caderas. La punción es muy efectiva para los músculos doloridos, tensos y fibrosos, a menudo mucho más efectiva que el estiramiento con pinza o el masaje.

Uno de los mecanismos propuestos para los cambios causados por las agujas es que provoca cambios en el flujo sanguíneo local. Esto es visible en aquellos con piel clara. A menudo puedo ver círculos rosados que se agrandan lentamente a medida que el área de aumento del flujo sanguíneo se expande mientras la aguja hace su trabajo.

---

[77] Paley CA, Johnson MI. Acupuncture for the Relief of Chronic Pain: A Synthesis of Systematic Reviews. *Medicina (Kaunas)*. 2019;56(1):6. Publicado el 24 de diciembre de 2019. doi:10.3390/medicina56010006

[78] Chys M, De Meulemeester K, De Greef I, et al. Clinical Effectiveness of Dry Needling in Patients with Musculoskeletal Pain-An Umbrella Review. *J Clin Med*. 2023;12(3):1205. Publicado el 2 de febrero de 2023. doi:10.3390/jcm12031205

[79] Navarro-Santana MJ, Sanchez-Infante J, Fernández-de-las-Peñas C, Cleland JA, Martín-Casas P, Plaza-Manzano G. Effectiveness of Dry Needling for Myofascial Trigger Points Associated with Neck Pain Symptoms: An Updated Systematic Review and Meta-Analysis. *Journal of Clinical Medicine*. 2020; 9(10):3300. https://doi.org/10.3390/jcm9103300

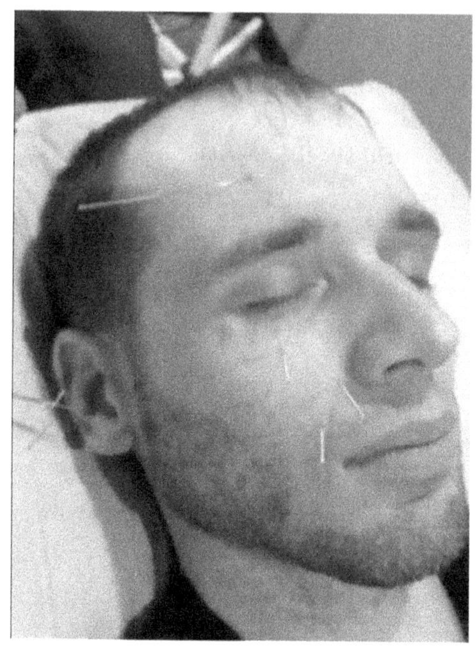

La punción puede ayudar con la tendinosis. La investigación al respecto no es excelente, pero parece ayudar[80]. Creo que incluso una sola aguja de acupuntura puede ayudar mediante su capacidad para alterar el flujo sanguíneo local. Si comienzas a pinchar la aguja con la intención de hacer agujeros en el tendón, se puede llamar fenestración (ver la próxima sección). La fenestración se puede realizar con agujas de acupuntura o con agujas más grandes para causar agujeros más grandes.

FENESTRACIÓN

Este tratamiento se enfoca en abordar la tendinosis, una condición en la que el tendón se vuelve crónicamente doloroso y debilitado. En ocasiones, el mantenimiento natural del cuerpo

---

[80] Bostrøm, K., Mæhlum, S., Cvancarova Småstuen, M. et al. Clinical comparative effectiveness of acupuncture versus manual therapy treatment of lateral epicondylitis: feasibility randomized clinical trial. *Pilot Feasibility Stud* 5, 110 (2019). https://doi.org/10.1186/s40814-019-0490-x

resulta insuficiente, y el desgaste sobre el tendón es demasiado alto. Si bien simplemente tomar un descanso del tenis (comúnmente asociado con el codo de tenista) puede ayudar a reducir el desgaste, ¿cómo podemos estimular al cuerpo para que mejore su capacidad de mantenimiento y reconstruya el tendón de manera adecuada? Una estrategia poco convencional pero efectiva implica dañar deliberadamente el tendón. ¿Por qué? Porque esto obliga al cuerpo a activar sus mecanismos de reparación. Aunque suene radical, en casos de tendinosis resistente, puede ser una opción viable. Este procedimiento, conocido como fenestración, implica la creación de agujeros en el tendón, similar a un queso suizo. Por lo general, se lleva a cabo bajo anestesia local y es realizado por un profesional médico. Es posible que debas usar un cabestrillo o muletas después del procedimiento. Existen variantes más suaves de este enfoque, como la fenestración con agujas de acupuntura más delgadas, que son realizadas por acupunturistas, fisioterapeutas o quiroprácticos. Tanto la fenestración más intensiva como la versión más suave, como la punción seca o la acupuntura, han demostrado ofrecer resultados razonablemente positivos en el tratamiento de la tendinosis[81].

PRP, PROLOTERAPIA (DEXTROSA) Y CÉLULAS MADRE

Los tratamientos como el PRP, la proloterapia y las células madre representan distintos enfoques en el ámbito de las

---

[81] Stoychev V, Finestone AS, Kalichman L. Dry Needling as a Treatment Modality for Tendinopathy: a Narrative Review. *Curr Rev Musculoskelet Med.* 2020;13(1):133-140. doi:10.1007/s12178-020-09608-0

inyecciones con el propósito de mejorar el proceso de curación natural del cuerpo. Son terapias de bajo riesgo, por lo que las recomiendo especialmente para aquellos con problemas persistentes, y en el caso de las células madre, para aquellos con los recursos financieros adecuados. En el peor de los casos, estos tratamientos pueden no brindar alivio para problemas crónicos.

El PRP, que significa inyección de proteína rica en plaquetas, implica la extracción de una pequeña cantidad de sangre del paciente, la cual se centrifuga para separar los componentes deseados, que son luego inyectados en la región afectada, como en el caso de tendinosis[82]. Esta técnica ha mostrado beneficios en pacientes con dolor artrítico, mejorando la función y reduciendo el deterioro del cartílago en estudios clínicos[83]. Además, para condiciones como la fascitis plantar o el dolor temporomandibular, el PRP ha demostrado ser superior a las inyecciones de cortisona, sin los efectos secundarios asociados a esta última[84,85].

---

[82] Miller LE, Parrish WR, Roides B, *et al.* Efficacy of platelet-rich plasma injections for symptomatic tendinopathy: systematic review and meta-analysis of randomised injection-controlled trials. *BMJ Open Sport & Exercise Medicine* 2017;3:e000237. doi: 10.1136/bmjsem-2017-000237

[83] Rodríguez-Merchán EC. Intra-Articular Platelet-Rich Plasma Injections in Knee Osteoarthritis: A Review of Their Current Molecular Mechanisms of Action and Their Degree of Efficacy. *Int J Mol Sci.* 2022;23(3):1301. Publicado el 24 de enero de 2022 .doi:10.3390/ijms23031301

[84] Hohmann E, Tetsworth K, Glatt V. Platelet-Rich Plasma Versus Corticosteroids for the Treatment of Plantar Fasciitis: A Systematic Review and Meta-analysis. *Am J Sports Med.* 2021;49(5):1381-1393. doi:10.1177/0363546520937293

[85] Gokçe Kutuk S, Gökçe G, Arslan M, Özkan Y, Kütük M, Kursat Arikan O. Clinical and Radiological Comparison of Effects of Platelet-Rich Plasma, Hyaluronic Acid, and Corticosteroid Injections on Temporomandibular Joint

La proloterapia consiste típicamente en una inyección de dextrosa en el tejido doloroso y/o dañado, como en el caso de una tendinosis. Aunque cada médico pueda emplear una mezcla ligeramente diferente, el ingrediente más típico es la dextrosa, una forma de glucosa, es decir, un azúcar. Se piensa que la inyección directa de azúcar en el tejido doloroso lo irrita y provoca una reacción inflamatoria aguda que puede estimular al cuerpo para reparar el área problemática. He escuchado de personas con experiencia personal que puede ser doloroso durante algunos días después del tratamiento (por eso algunos médicos combinan la dextrosa con analgésicos/anestésicos). He escuchado de casos donde resolvió un problema crónico que los había afectado durante años y que no se había resuelto con trabajo de tejido blando y ejercicios. Una revisión sistemática sobre proloterapia para el dolor crónico concluyó que era un tratamiento efectivo para tendinopatías (problemas de tendones), problemas de ligamentos espinales/pélvicos y para la osteoartritis de rodilla/dedo[86].

Las células madre aún se encuentran en una etapa más experimental. Yo las consideraría seguras, pero la FDA no está convencida debido al pequeño volumen de investigación. Qué tan efectivas son para cada condición posible definitivamente no ha sido bien establecido, ya que principalmente contamos con estudios de casos para basarnos. La clínica en la que trabajé (DVC STEM) ofrece tratamiento con células madre por aproximadamente $25,000 USD. Algunos adinerados las están utilizando para el

Osteoarthritis. *J Craniofac Surg.* 2019;30(4):1144-1148. doi:10.1097/SCS.0000000000005211

[86] Hauser RA, Lackner JB, Steilen-Matias D, Harris DK. A Systematic Review of Dextrose Prolotherapy for Chronic Musculoskeletal Pain. *Clin Med Insights Arthritis Musculoskelet Disord.* 2016;9:139-159. Publicado el 7 de julio de 2016. doi:10.4137/CMAMD.S39160

antienvejecimiento y para dolores persistentes. Algunas personas las consideran como último recurso, habiendo intentado todo lo demás. Tal vez su condición es tan severa que están desesperados. Hay dos tipos de células madre: las que se extraen de su propio cuerpo con una capacidad limitada para diferenciarse en otras células y las células madre jóvenes (células mesenquimales) que pueden convertirse en cualquier tipo de célula del cuerpo. Las células madre jóvenes son obviamente más costosas y se consideran la mejor opción. Las células madre jóvenes son claramente más costosas y se consideran la mejor opción. Las células madre mesenquimales se han convertido en una elección ampliamente respaldada para el alivio del dolor nervioso, especialmente en casos de condiciones neurodegenerativas, neuropatías inducidas por la quimioterapia, daño cerebral ocasionado por accidentes cerebrovasculares, entre otros. Su capacidad para sustituir células nerviosas y fomentar el desarrollo del tejido nervioso[87][88] las hace particularmente prometedoras en este ámbito. Aunque la respuesta al tratamiento puede ser favorable, es importante destacar que no todos los pacientes experimentan mejorías significativas, y la magnitud de tales mejorías puede variar considerablemente. Surge entonces la interrogante sobre si el efecto placebo podría influir en los resultados observados. Sin embargo, a pesar de estas consideraciones, los testimonios abundan en cuanto a la eficacia de este enfoque terapéutico. En lo personal, he sido testigo de la notable desaparición del dolor persistente y he

---

[87] Ji XL, Ma L, Zhou WH, Xiong M. Narrative review of stem cell therapy for ischemic brain injury. *Transl Pediatr.* 2021;10(2):435-445. doi:10.21037/tp-20-262

[88] Fortino VR, Pelaez D, Cheung HS. Concise review: stem cell therapies for neuropathic pain. *Stem Cells Transl Med.* 2013;2(5):394-399. doi:10.5966/sctm.2012-0122

presenciado cómo individuos previamente carentes de sensibilidad recuperan progresivamente esa capacidad.

INYECCIONES DE ESTEROIDES (CORTISONA)

La cortisona y otros esteroides son potentes antiinflamatorios. Pueden proporcionar alivio del dolor a corto plazo. Pueden descomponer y destruir tejido cicatricial... pero también tejido sano. Dado que pueden dañar tejidos como los tendones, se deben usar con precaución. Son mejores cuando se inyectan con la guía de imágenes de ultrasonido. Consulta la sección anterior de este libro sobre "¿Ayudan las Inyecciones de Cortisona?" para obtener más información.

BLOQUEOS ANESTÉSICOS/NERVIOSOS

Las inyecciones anestésicas o los bloqueos nerviosos pueden ser útiles para un alivio muy a corto plazo y para identificar positivamente un generador de dolor[89]. Con radiografías y resonancias magnéticas, puedes identificar problemas estructurales, pero ¿cómo sabes si estos problemas estructurales están causando dolor o no? Muchas cosas se ven mal en la resonancia magnética o en la radiografía, pero ¿cuáles, si las hay, son las culpables? Inyectar un anestésico puede ayudarte a identificar la estructura/región que está causando parte de tu dolor si proporciona algo de alivio. Es mejor inyectarlo con una guía de imágenes. El efecto placebo también puede ayudar. El simple hecho de recibir una inyección puede ayudar con el dolor. Aunque

---

[89] Atluri S, Datta S, Falco FJ, Lee M. Systematic review of diagnostic utility and therapeutic effectiveness of thoracic facet joint interventions. *Pain Physician.* 2008;11(5):611-629.

posiblemente no tan malo como la cortisona, los anestésicos son tóxicos para las células del cartílago, por lo que deben usarse prudentemente si están involucradas las articulaciones[90].

Los anestésicos/bloqueos nerviosos pueden proporcionar alivio a largo plazo porque te permiten empezar a moverte/ejercitarte y te dan un respiro del dolor que puede ayudar a combatir la sensibilización central.

ABLACIÓN NERVIOSA

A partir de la lectura de este libro, deberías tener una idea de la dificultad para encontrar la fuente del dolor de alguien. Si se puede identificar exactamente el nervio responsable de activar el sistema de dolor a través de un bloqueo nervioso, entonces un médico podría destruir ese nervio para obtener una solución más permanente. Esta destrucción nerviosa a veces se llama ablación por radiofrecuencia, y utilizan ondas de radio para crear calor concentrado y quemar el nervio. Este es un procedimiento mínimamente invasivo y se realiza con guía de imágenes para asegurarse de estar en la zona correcta.

El nervio tiene la capacidad de regenerarse en un período de 6 a 9 meses. Sin embargo, si existía dolor proveniente de otras estructuras superpuestas, es posible que persista cierto nivel de malestar. Es importante abordar posibles sensibilizaciones centrales, así como el miedo al movimiento, que podrían requerir atención continua. Es importante tener en cuenta que existen

---

[90] Gulihar A, Robati S, Twaij H, Salih A, Taylor GJ. Articular cartilage and local anaesthetic: A systematic review of the current literature. *J Orthop.* 2015;12(Suppl 2):S200-S210. Publicado el 31 de octubre de 2015. doi:10.1016/j.jor.2015.10.005

posibles inconvenientes, como la falta de efectividad del tratamiento y la remota posibilidad de experimentar un aumento del
dolor o desarrollar una infección. En un estudio enfocado en la
región lumbar, se observó una tasa de éxito del 76% entre los
días 7 y 21 después del procedimiento de denervación, la cual
disminuyó al 32% a los 6 meses y al 22% al año[91]. Además, se
encontró que aquellos pacientes con síntomas de depresión tenían menos probabilidad de responder positivamente al tratamiento.

ASPIRACIÓN ARTICULAR

La aspiración es una opción para extraer líquido de un quiste,
bursa o articulación. En una aspiración, se extrae el exceso de
líquido. En algunos casos, esto puede resolver problemas y en
otros casos solo proporcionar alivio temporal. Las aspiraciones
pueden realizarse sin guía de ultrasonido, pero algunas, como
los quistes sinoviales/ganglionares, se benefician de la visualización donde el médico puede ver dónde está conectado el quiste
a la articulación e intentar cicatrizar la conexión para evitar que
el quiste regrese. Los quistes ganglionares pueden ser elimina-
dos completamente en lugar de ser aspirados como otra opción
más específica para ese tipo de quiste.

TÉCNICAS *PIN AND STRETCH* Y ART

Este es un tipo de técnica de relajación muscular para músculos
tensos y doloridos. Primero, se acorta el músculo, luego se

---

[91] Streitberger K, Müller T, Eichenberger U, Trelle S, Curatolo M. Factors determining the success of radiofrequency denervation in lumbar facet joint pain:
a   prospective   study.   *Eur   Spine   J.*   2011;20(12):2160-2165.
doi:10.1007/s00586-011-1891-6

presiona sobre él, y luego se mueve la extremidad/cuerpo para estirar el músculo mientras se mantiene la presión. Se retira la presión, luego se repite. Algunas personas mantienen el estiramiento durante un tiempo prolongado, pero encuentro que unas pocas rondas de aproximadamente 5-6 segundos suelen ser efectivas. Una estrategia similar se puede emplear para romper tejido cicatricial y adherencias fasciales que causan movimiento reducido, rigidez, pellizcos o tirantez. Se agarra y se mantiene presionado el punto tenso mientras la extremidad/cuerpo se mueve para liberar las adherencias.

Hay una certificación común llamada Técnicas de Liberación Activa (ART) que involucra este estilo de tratamiento. Tanto el *Pin and Stretch* como el ART requieren una excelente visualización de la anatomía y la acción de cada músculo.

LIBERACIÓN DE ADHERENCIA FASCIAL

Esta técnica no tiene un nombre oficial, pero he elegido denominarla así para describir un conjunto de técnicas que promueven la movilidad del tejido cuando este se encuentra adherido debido a inactividad o lesión previa. Cuando la piel no puede moverse en todas las direcciones, a veces la estimulo en direcciones donde está restringida para liberarla. El deslizamiento de la piel y el uso de ventosas pueden ser efectivos al levantar la piel de los músculos, rompiendo adherencias dolorosas y limitantes. En casos donde los músculos están fusionados entre sí, agarrar y aislar el músculo para luego empujarlo o agitarlo enérgicamente puede liberar adherencias (una variante de esto se conoce como "*rolfing*"). Además, el estiramiento y la liberación activa pueden ser útiles para liberar adherencias, especialmente cuando se identifica qué estructura está limitando el movimiento.

FRICCIÓN CRUZADA (MASAJE DE FRICCIÓN PROFUNDA)

El masaje de fricción cruzada, también conocido como fricción profunda, comparte similitudes con algunas técnicas previas al utilizarse para romper adherencias y tejido cicatricial, pero sus aplicaciones se extienden más allá. Este tratamiento se lleva a cabo al identificar inicialmente una estructura dolorosa, seguido de un movimiento de frotación perpendicular a la dirección de las fibras de dicha estructura. Este proceso se realiza de manera profunda y enérgica, pudiendo alcanzar niveles de dolor de 9/10 en la escala. La aplicación de este método aumenta el flujo sanguíneo, puede prevenir o romper adherencias y estimula la adecuada reconstrucción de las fibras. Durante las fases de curación de lesiones como esguinces de ligamentos o roturas de tendones, el cuerpo deposita un tejido desorganizado que posteriormente remodela. El masaje de fricción cruzada puede contribuir significativamente a este proceso de remodelación.

La tendinosis representa una fase de remodelación incompleta, donde el tendón no ha sanado por completo. De manera similar, el dolor persistente en el tobillo debido a una lesión antigua podría ser atribuible a un parche de tejido desorganizado que nunca fue adecuadamente remodelado. La aplicación de fricción cruzada podría ser fundamental para aliviar el dolor obstinado asociado con ligamentos y tendones[92,93].

MOVILIZACIÓN DE TEJIDOS BLANDOS ASISTIDA POR INSTRUMENTOS (GUA SHA, GRASTON, ROCK-BLADES, ETC.)

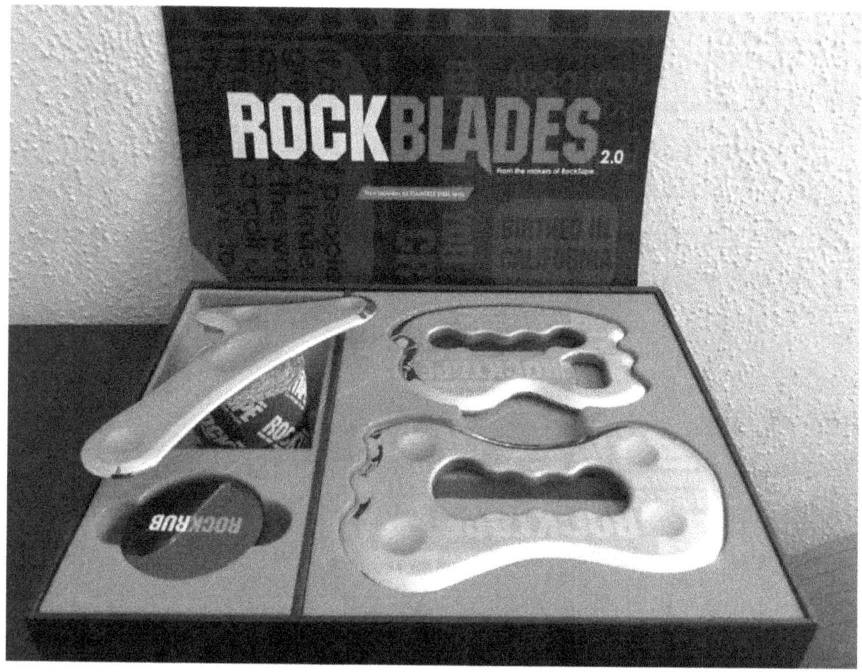

La Movilización de Tejidos Blandos Asistida por Instrumentos (IASTM) consiste en utilizar herramientas de jade, plástico o

---

[92] Joseph MF, Taft K, Moskwa M, Denegar CR. Deep Friction Massage to Treat Tendinopathy: A Systematic Review of a Classic Treatment in the Face of a New Paradigm of Understanding. *Journal of Sport Rehabilitation*. 2012;21(4):343-353. doi:10.1123/jsr.21.4.343

[93] Yi R, Bratchenko WW, Tan V. Deep Friction Massage Versus Steroid Injection in the Treatment of Lateral Epicondylitis. *Hand* (N Y). 2018;13(1):56-59. doi:10.1177/1558944717692088

acero para facilitar el tratamiento de los tejidos. Otros métodos de tratamiento de tejidos blandos abordados en esta sección también pueden beneficiarse del uso de herramientas para mejorar la eficacia del tratamiento y/o proteger las manos del terapeuta. La técnica más común se asemeja al masaje de fricción cruzada, ya que su objetivo es romper adherencias y tejido cicatricial, así como aumentar el flujo sanguíneo local. Con la aplicación de aceite de masaje o lubricante, la herramienta se desliza sobre el tejido; el terapeuta detecta áreas donde el movimiento de la herramienta es irregular y aplica una presión más intensa sobre esas regiones hasta que se vuelven más suaves al tacto. Es común que la región tratada presente un ligero enrojecimiento después del procedimiento, pero si la piel adquiere una apariencia similar al tocino, es posible que el terapeuta haya sido demasiado agresivo. Algunos profesionales consideran que cuanto más intenso sea el enrojecimiento y la presencia de sangre, mejor será el resultado, pero es importante recordar que el problema subyace en los tejidos profundos, por lo que no es necesario dañar la piel superficialmente.

Las herramientas pueden combinarse con otras técnicas que típicamente usan manos/dedos. Un masaje de estrías musculares para la relajación muscular se puede hacer con las herramientas: se presiona lentamente y se sigue el músculo a lo largo de su trayectoria. Esta técnica se realiza típicamente sobre la piel con aceite de masaje, pero también se puede hacer a través de la ropa de manera bastante efectiva. El masaje de fricción cruzada y la movilización de la piel también se pueden hacer con la herramienta. En este caso, hágalo sin usar aceite de masaje porque no desea que la herramienta se deslice sobre la piel.

La herramienta puede emplearse para mejorar la propiocepción mediante un suave y rápido masaje sobre la piel, a menudo complementado con movimientos articulares. Se postula que esta estimulación adicional de la piel facilita la comprensión por parte del cerebro de la actividad articular, lo que permite una reeducación más eficaz del control motor. En casos donde la sensibilidad táctil de la piel se encuentra anormalmente exacerbada debido a la sensibilización central, aplicar una leve presión con la mano, una herramienta de acero o un cepillo para el cabello puede contribuir a restaurar el umbral del dolor a niveles normales.

VENTOSAS

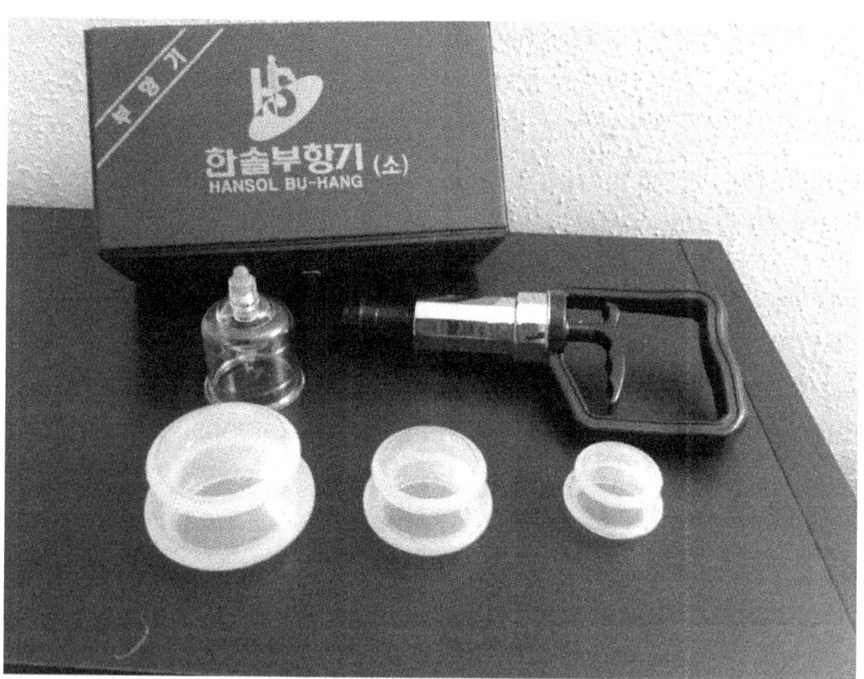

Las ventosas, con su método de succión para elevar la piel, han sido empleadas a lo largo de milenios[94]. En tiempos antiguos, se presumía que su propósito era la extracción de toxinas e impurezas del cuerpo, mientras que en la actualidad se utilizan principalmente para manipulación fascial o drenaje linfático. Para muchos, las sesiones de ventosas resultan sumamente relajantes, tanto a nivel mental como físico. A lo largo de los años, se han desarrollado varias versiones de copas y se han empleado diversas estrategias, abarcando así el espectro completo de su uso hasta hoy en día.

El empleo moderno de las ventosas implica copas fabricadas en vidrio, plástico o silicona. La succión se genera mediante una bomba de mano, la deformación del material de silicona o mediante una máquina de bomba de vacío adjunta. El objetivo no es provocar moretones circulares morados, sino liberar restricciones fasciales o facilitar el drenaje linfático. Cuando la piel no se desliza correctamente sobre los músculos, puede ocasionar sensación de tirantez o incluso dolor agudo.

Personalmente, prefiero emplear la técnica de ventosas móviles o deslizantes, deslizando la copa sobre la piel en la zona restringida, utilizando loción o aceite, o colocando la copa estáticamente sobre la piel y pidiendo al paciente que mueva la extremidad. Si no hay restricciones, la experiencia resulta muy cómoda, pero cuanto más severa sea la restricción, más difícil será para la copa levantar la piel y más doloroso será a medida que rompe las adherencias. Aunque esta estrategia puede realizarse con los dedos, conocida como rodillo de piel, las copas

---

[94] Qureshi NA, Ali GI, Abushanab TS, et al. History of cupping (Hijama): a narrative review of literature. *J Integr Med.* 2017;15(3):172-181. doi:10.1016/S2095-4964(17)60339-X

simplifican considerablemente el proceso, especialmente las de silicona, que encuentro más efectivas.

Las ventosas fasciales son más comúnmente utilizadas por quiroprácticos y fisioterapeutas. Mientras que el trabajo fascial o linfático puede requerir solo una o dos copas, una sesión de ventosas más tradicional puede emplear una docena o más. Tradicionalmente, las copas de vidrio, plástico o incluso de cuerno han sido utilizadas. La succión puede ser generada mediante una bomba o mediante el método de fuego, conocido como ventosas de fuego. Algunos practicantes incluso pueden provocar sangrado haciendo pequeñas incisiones en la piel antes de aplicar las copas, en lo que se conoce como "ventosas húmedas". Sin embargo, si prefieres evitar esta práctica, los lugares que ofrecen sesiones de ventosas estarán encantados de realizar la versión "seca" en lugar de la "húmeda" si así lo solicitas.

Las sesiones de ventosas más tradicionales suelen ser realizadas por acupunturistas o masajistas.

Los kits de ventosas de plástico o las copas de silicona son relativamente baratos, entre $20 y $50, y con un poco de sentido común, pueden ser utilizados por aficionados. Las ventosas podrían ser una actividad adecuada para una cita nocturna con tu pareja.

MASAJE LINFÁTICO

Un masaje linfático intenta ayudar al flujo de líquido linfático a través del cuerpo. Pero... ¿Qué diablos es el líquido linfático? La mayoría de las personas han oído hablar de los ganglios linfáticos y son conscientes de que si están agrandados puede ser un signo de infección/enfermedad/cáncer, pero no aprenden nada más allá de eso.

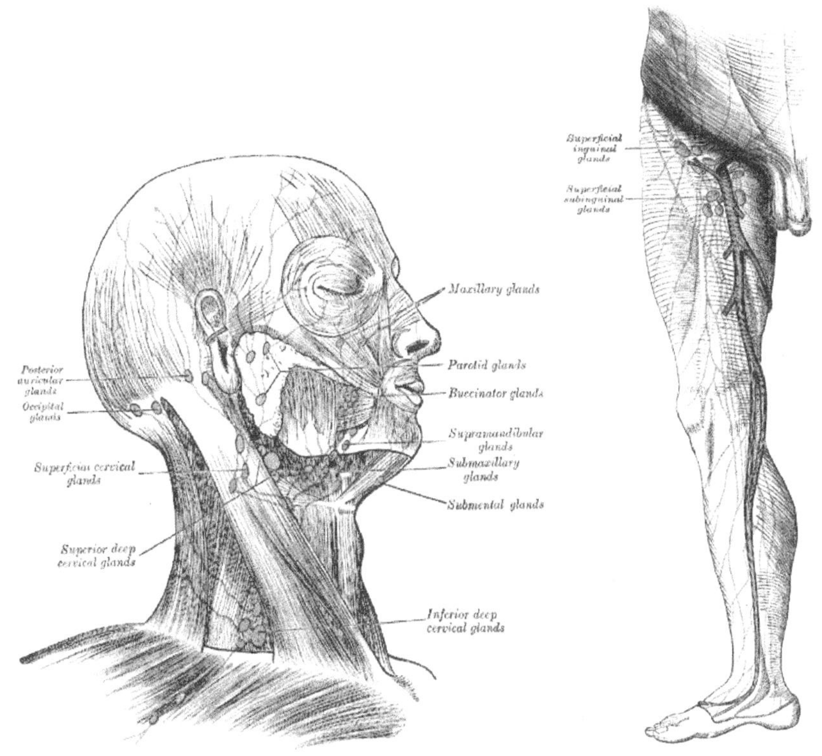

Exploraremos brevemente el sistema linfático en esta lección. El sistema linfático desempeña un papel crucial al regular la cantidad de líquido en nuestros tejidos y al vigilar las infecciones. Aunque la mayoría conoce las arterias (responsables de transportar sangre oxigenada) y las venas (encargadas de llevar sangre desoxigenada), ¿sabías que contamos con un sistema de vasos independiente que se extiende por todo nuestro cuerpo? Estos vasos, carentes de una bomba central como el corazón, están equipados con válvulas unidireccionales que facilitan el flujo. Cuando estos vasos se comprimen (ya sea por presión sobre la piel o contracción muscular), se produce un movimiento que impulsa el líquido a lo largo de su recorrido.

¿Cuál es este líquido y de dónde proviene? Cuando la sangre abandona los nutrientes y el oxígeno en los tejidos, recoge dióxido de carbono y otros desechos, liberando parte del líquido en los tejidos. El sistema linfático se encarga de recoger este exceso de líquido que no es absorbido por las venas. En caso de lesión, el área afectada se inflama y se acumula líquido; aquí es donde el sistema linfático entra en acción para drenarlo. Los ganglios linfáticos, situados estratégicamente en todo el cuerpo, funcionan como centinelas inmunológicos, examinando el líquido en busca de signos de infección. Finalmente, este líquido se dirige lentamente hacia el sistema sanguíneo, vertiéndose justo encima del corazón.

Dado que el líquido linfático no tiene un mecanismo propio de movimiento, es necesario activar el cuerpo para que el sistema funcione correctamente. Se puede ayudar al líquido mediante la aplicación repetida y delicada de presión y movimientos de barrido para bombearlo a través de los vasos, en lo que se conoce como masaje linfático manual. Dado que la mayoría de los vasos están cerca de la superficie de la piel, no se requiere una presión excesiva. Los masajes con ventosas son efectivos en este sentido. Además, el masaje linfático al vacío, que implica el uso de una bomba de vacío y una copa de vidrio para acelerar el drenaje del líquido linfático, puede resultar beneficioso.

En un escenario ideal, todas las personas recibirían múltiples sesiones de masaje linfático después de cualquier cirugía importante, ya que el exceso de líquido necesita ser drenado a través del sistema linfático, lo cual puede dificultarse por la falta de movimiento tras la intervención. Para aquellos que sufren de hinchazón crónica debido a lesiones o cirugías previas, el masaje linfático puede ser especialmente útil. La experta Maja Pesic ha demostrado que el drenaje linfático por succión al vacío produce resultados superiores en comparación con la versión manual. Además, la elevación combinada con la contracción muscular puede favorecer el drenaje linfático, como elevar las piernas durante los ejercicios de pantorrillas para facilitar el drenaje de los tobillos.

Los masajes de drenaje linfático generalmente son llevados a cabo por masajistas o fisioterapeutas, quienes pueden estar certificados como terapeutas de linfedema (CLT), lo que denota una capacitación adicional en este campo específico.

AJUSTES QUIROPRÁCTICOS (MANIPULACIONES ARTICULARES)

¿QUÉ ES UN AJUSTE QUIROPRÁCTICO?

Una manipulación articular quiropráctica, también conocida como ajuste quiropráctico, implica la aplicación de un empuje rápido en una articulación con el fin de aliviar el dolor y/o restaurar el movimiento y la simetría adecuados. Aunque el sonido de "pop" no es imprescindible para obtener beneficios, algunos pacientes lo esperan y ciertos quiroprácticos eligen realizar ajustes que resulten en fuertes estallidos. Los beneficios derivan de la rapidez del movimiento, lo que puede inducir una relajación refleja de los músculos circundantes[95].

Los ajustes que producen estallidos fuertes también se conocen como movilizaciones articulares de grado 5. Sin embargo, existen otros grados de movilización articular que son menos

---

[95] Pickar JG, Bolton PS. Spinal manipulative therapy and somatosensory activation. *J Electromyogr Kinesiol.* 2012;22(5):785-794. doi:10.1016/j.jelekin.2012.01.015

intensos y pueden ser igualmente efectivos para restaurar el movimiento adecuado. La velocidad de un ajuste quiropráctico parece influir en el sistema nervioso y puede contribuir al alivio del dolor a través del sistema nervioso central[96].

Es importante destacar que los quiroprácticos ya no son los únicos profesionales que realizan este tipo de ajustes, ya que osteópatas y fisioterapeutas también han incorporado estas técnicas en su práctica. Dado su historial de seguridad y eficacia, es comprensible que otras disciplinas deseen utilizarlos para beneficiar a sus pacientes.

Es crucial entender que si bien los ajustes quiroprácticos pueden ser efectivos en muchos casos, no son una solución universal y los resultados pueden ser temporales. No obstante, en ocasiones, el ajuste puede resolver el problema de manera instantánea, especialmente en casos de rigidez leve, dolores en las costillas y algunas molestias pélvicas.

¿Es necesario que el quiropráctico haga crujir o mover mi columna vertebral? No necesariamente. Existen alternativas para restaurar el movimiento segmentario en la columna que no implican el sonido característico. El objetivo principal del quiropráctico, osteópata o fisioterapeuta suele ser corregir asimetrías, reducir el dolor y restablecer el movimiento adecuado.

Existen dispositivos portátiles, como la herramienta activadora o "clic", que permiten aplicar un impulso preciso donde se necesita. Otra opción es la movilización suave de la articulación, a menudo combinada con técnicas de relajación muscular como MET o estiramientos. Aunque en ciertos casos el ajuste

---

[96] Pickar JG. Neurophysiological effects of spinal manipulation. *Spine J.* 2002;2(5):357-371. doi:10.1016/s1529-9430(02)00400-x

quiropráctico estándar de alta velocidad y baja amplitud (HVLA) puede ser la opción más efectiva y rápida para restaurar el movimiento, es posible solicitar métodos alternativos primero. Personalmente, encuentro que respondo bien y prefiero el "clic" o la movilización suave en mi cuello, mientras que para mi espalda media, el HVLA funciona mejor. Cada cuerpo es único y puede requerir enfoques diferentes.

¿SON SEGUROS LOS AJUSTES QUIROPRÁCTICOS?

La respuesta breve es sí. ¿Ocurren eventos adversos? Sí, aunque son tan poco comunes que no debería preocuparse por ello. Más bien, sería prudente estar más atento al consumo de ibuprofeno que a un ajuste quiropráctico[97]. Esto se debe a que la probabilidad de un evento adverso grave es de aproximadamente 3 en un millón para un ajuste quiropráctico, mientras que unas 100,000 personas acuden al departamento de emergencias y entre 10,000 y 20,000 fallecen por el consumo de ibuprofeno al año en los EE. UU[98]. El evento adverso grave más común relacionado con los ajustes quiroprácticos suele ser una fractura de costilla en mujeres con osteoporosis, un riesgo comprensible si se considera el uso de un empuje rápido para aflojar una articulación en la costilla o en la región media de la espalda.

---

[97] Chu, E.CP., Trager, R.J., Lee, L.YK. et al. A retrospective analysis of the incidence of severe adverse events among recipients of chiropractic spinal manipulative therapy. *Sci Rep 13*, 1254 (2023). https://doi.org/10.1038/s41598-023-28520-4

[98] Singh G. Recent considerations in nonsteroidal anti-inflammatory drug gastropathy. *Am J Med*. 1998;105(1B):31S-38S. doi:10.1016/s0002-9343(98)00072-2

Es importante destacar que los accidentes cerebrovasculares relacionados con las arterias cervicales, como las disecciones (desgarros de la arteria), aunque son muy graves, podrían haber ocurrido de todos modos o incluso haberse iniciado antes de la visita al quiropráctico. Estadísticamente, las personas que acuden a quiroprácticos no tienen una mayor probabilidad de experimentar estos eventos arteriales[99]. Los síntomas de estos eventos pueden incluir dolor de cabeza y dolor de cuello, que son razones típicas por las que las personas buscan tratamiento quiropráctico. Además, las manipulaciones no ejercen más estrés en la arteria que las rotaciones normales completas del cuello[100].

Es importante tener en cuenta que un evento de arteria enferma puede ser desencadenado por acciones cotidianas, como girar la cabeza al conducir o al guardar los platos, así como durante una manipulación quiropráctica. Sin embargo, al igual que no tememos mirar por encima del hombro, no hay razón para temer que nos ajusten el cuello de manera adecuada y segura.

---

[99] Whedon, J.M., Petersen, C.L., Li, Z. et al. Association between cervical artery dissection and spinal manipulative therapy –a medicare claims analysis. *BMC Geriatr* 22, 917 (2022). https://doi.org/10.1186/s12877-022-03495-5
[100] Symons B, Herzog W. Cervical artery dissection: a biomechanical perspective. *J Can Chiropr Assoc.* 2013;57(4):276-278.

ACTIVADOR

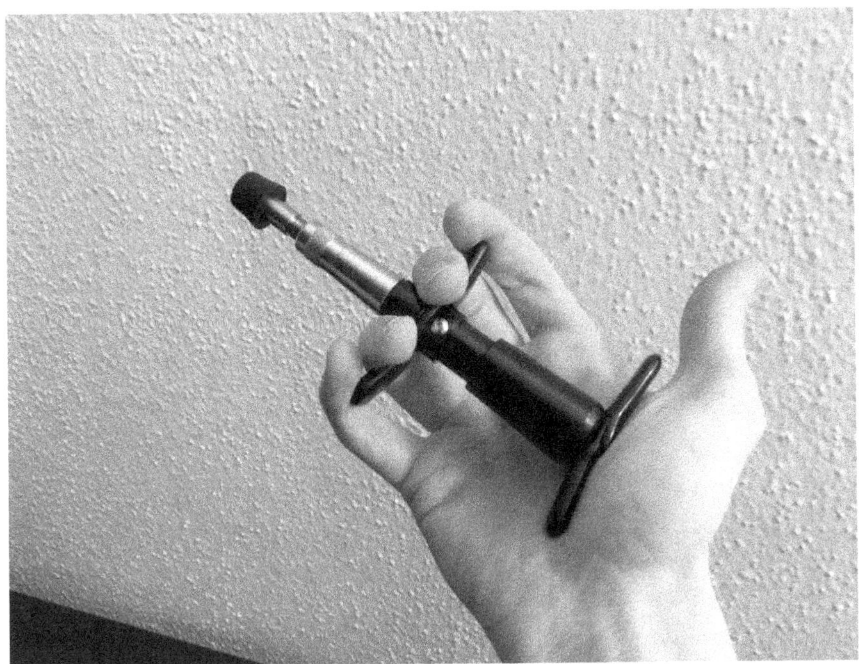

El activador es una herramienta que proporciona un impulso rápido, aunque no posee la suficiente energía como para generar un sonido de crujido o "*pop*". La teoría actual sobre la efectividad de los ajustes quiroprácticos se centra más en el rápido estiramiento que en el sonido en sí. Existe un receptor de estiramiento, conocido como aparato tendinoso de Golgi, en los músculos, que al ser estirado lo suficientemente rápido puede desencadenar una relajación refleja. Si la herramienta del activador puede inducir dicho estiramiento, entonces se puede lograr el mismo beneficio que con el "*crack*".

Muchas personas experimentan aprehensión cuando se trata de que les ajusten o crujan el cuello, por lo que el activador se presenta como una alternativa conveniente para tratarlas sin recurrir a esos métodos. La versión original de esta herramienta ha perdido su patente, lo que ha dado lugar a una alternativa más económica conocida como "herramienta de ajuste quiropráctico" (CAT). Comúnmente apodada como el "*clicker*" por muchos quiroprácticos, también se encuentran disponibles versiones eléctricas del mismo dispositivo.

Además, existe un sistema conocido como la "técnica del activador". La comunidad quiropráctica tiende a favorecer sus propios sistemas de técnicas, cada uno con su nombre distintivo (como Logan, Gonstead, Activador, Webster, entre otros). Más que simplemente un método de tratamiento, estos sistemas también ofrecen un enfoque integral de evaluación. Por ejemplo, al observar la longitud de las piernas, los quiroprácticos pueden hacer suposiciones sobre los puntos problemáticos en la columna vertebral de un paciente. Aunque no tengo experiencia formal en la técnica del activador, tras conversar con quienes sí lo han estudiado, he llegado a entender que su algoritmo puede ser sorprendentemente preciso y rápido. Sin embargo, las personas con las que hablé todavía planeaban evaluar las articulaciones de manera más convencional. La mayoría de los quiroprácticos que afirman utilizar el activador se refieren a la herramienta en sí misma, y no necesariamente al sistema de técnicas en su totalidad.

TERAPIA DE MASAJE / MASAJEADORES MUSCULARES (MASAJEADORES DE PERCUSIÓN)

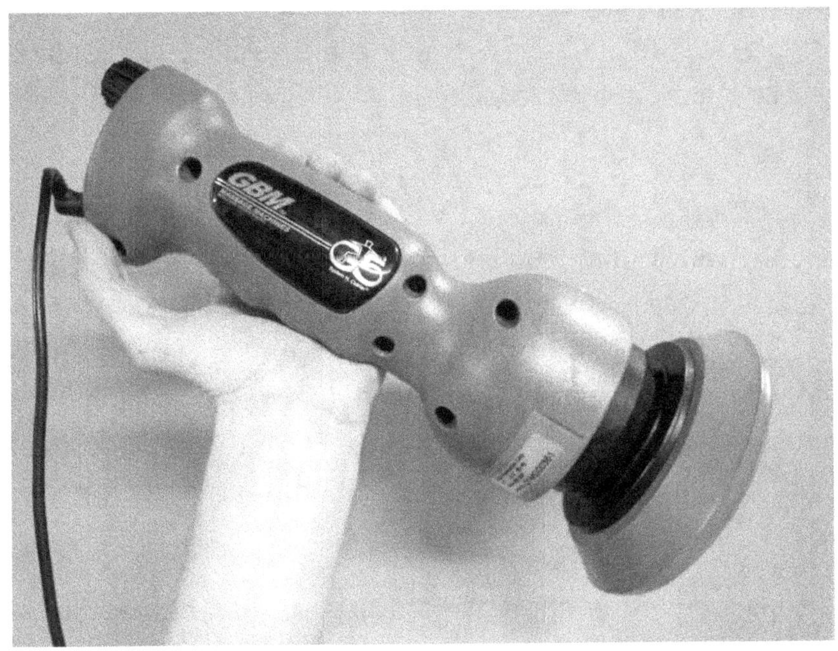

Agruparé la terapia de masaje con los masajeadores electrónicos, ya que considero que comparten similitudes en sus mecanismos y efectividad. Los terapeutas de masaje suelen estar capacitados en técnicas de masaje sueco, aunque es posible que también hayan adquirido conocimientos en otras técnicas especializadas. Sin embargo, esto no siempre es el caso. Los masajeadores eléctricos, por su parte, emplean vibraciones u oscilaciones para impactar el tejido de manera repetitiva. Suelen contar con diversos ajustes de intensidad y varios accesorios. Ambos estilos pueden ser más o menos intensos.

Tanto los masajes manuales como los masajeadores electrónicos son eficaces para liberar la tensión muscular y proporcionar alivio del dolor a corto plazo. Sin embargo, si el cuerpo conserva la tensión en esos músculos, es probable que esta regrese rápidamente. Los ajustes de masaje más agresivos o una manipulación manual más enérgica pueden romper tejido cicatricial y adherencias. Además, el contacto directo con la piel y la manipulación del tejido pueden contribuir a la sensibilización central y a aliviar la fibromialgia, ayudando así al sistema nervioso a relajarse[101].

En mi experiencia, encuentro que los ajustes más altos y vibrantes son más eficaces para distraer al sistema nervioso, mientras que los ajustes más lentos y profundos son mejores para la relajación muscular. Sin embargo, es importante señalar que el masaje puede no ser la opción más efectiva para aliviar los molestos y dolorosos nudos musculares. En ocasiones, la presión repetida de un masajista puede resultar muy dolorosa y ofrecer solo un alivio parcial y temporal.

Personalmente, me entusiasmó descubrir que mi masajeador G5 de grado profesional, a pesar de su alto costo, contaba con un protocolo de tratamiento recomendado para puntos gatillo miofasciales. Aunque funcionó con éxito en un 50% de las ocasiones, descubrí que la compresión isquémica ofrecía resultados consistentes en el 100% de los casos. Por lo tanto, considero fundamental eliminar los nudos musculares primero mediante esta técnica antes de recurrir a un masaje de tejido profundo para garantizar una experiencia más placentera y efectiva.

---

[101] Li Y-h, Wang F-y, Feng C-q, Yang X-f, Sun Y-h (2014) Massage Therapy for Fibromyalgia: A Systematic Review and Meta-Analysis of Randomized Controlled Trials. PLoS ONE 9(2): e89304. https://doi.org/10.1371/journal.pone.0089304

TÉCNICA WEBSTER

Dado que muchos quiroprácticos solo realizan manipulaciones articulares, a veces es útil conocer nombres de técnicas que involucran músculos al buscar un quiropráctico. El Dr. Webster, basado solo en un par de pacientes embarazadas, encontró que había algunos patrones de asimetría y tensión muscular/ligamentosa en la pelvis. Ideó una forma condensada de evaluar rápidamente la naturaleza del patrón (qué lado) y un protocolo de tratamiento mínimo eficiente de solo algunas estructuras clave que encaja bien en la práctica quiropráctica de mediana a alta volumen. Si bien fue diseñado para madres embarazadas, puede ser beneficioso para aquellos con cualquier asimetría/dolor pélvico. Aunque recibí entrenamiento en la Técnica Webster, personalmente no sigo el protocolo exacto.

TÉCNICAS CRANEALES

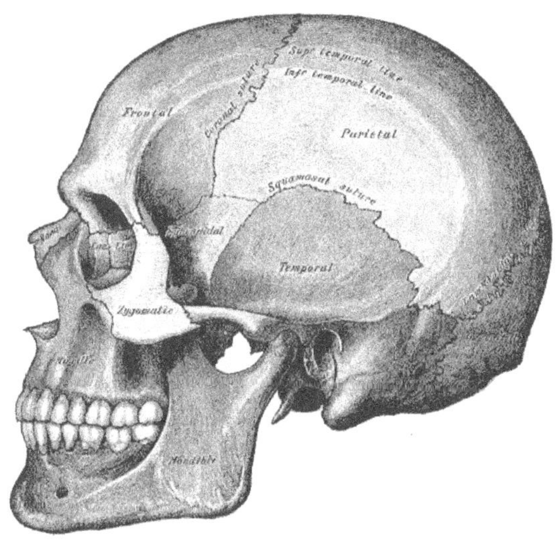

Las técnicas craneales son técnicas que implican aplicar presión al cráneo y pueden ser realizadas por osteópatas, quiroprácticos o terapeutas de masaje. Históricamente, esto se hacía para intentar mover, aflojar y/o desplazar los huesos craneales. Algunos de los beneficios atribuidos, como una mejora en la cognición y la memoria, se atribuyen al aumento del flujo de líquido cefalorraquídeo debido a la mayor movilidad de los huesos craneales[102]. El flujo de líquido cefalorraquídeo sigue siendo un área activa de investigación, pero ninguna de las teorías investigadas por la comunidad médica involucra los huesos craneales[103]. Las articulaciones del cráneo son articulaciones fibrosas y eventualmente se osifican. Estas no son articulaciones móviles y los quiroprácticos/osteópatas que anuncian mover estos huesos son objeto de burlas en la comunidad médica[104].

Con estas palabras, es importante destacar que las técnicas mencionadas pueden resultar sumamente relajantes. Personalmente, he encontrado que son especialmente útiles para aliviar dolores de cabeza y congestión sinusal persistente. Al aplicarlas, es posible experimentar una sensación como si los huesos estuvieran desplazándose, aunque la explicación exacta de su funcionamiento puede resultar secundaria cuando se percibe el alivio que proporcionan. Se ha observado que el cráneo está envuelto en varias capas de fascia y tejido, lo que podría explicar

---

[102]   https://www.cranialtherapycentre.com/a-beginners-guide-to-craniosacral-therapy/

[103] Wichmann TO, Damkier HH and Pedersen M (2022) A Brief Overview of the Cerebrospinal Fluid System and Its Implications for Brain and Spinal Cord Diseases. *Front. Hum. Neurosci.* 15:737217. doi: 10.3389/fnhum.2021.737217

[104] Hartman SE. Cranial osteopathy: its fate seems clear. *Chiropr Osteopat.* 2006;14:10. Publicado el 8 de junio de 2006. doi:10.1186/1746-1340-14-10

cómo estas técnicas ejercen su efecto beneficioso. De hecho, se ha relacionado la calidad de estas capas con los dolores de cabeza persistentes posteriores a una conmoción cerebral[105]. En ocasiones, se utilizan puntos de acupresión específicos relacionados con los senos paranasales junto con estas técnicas craneales, y para algunas personas pueden ofrecer un alivio temporal de la congestión sinusal (a menudo, enseño estas técnicas a mis pacientes cuando resultan efectivas).

TÉCNICA NASAL ESPECÍFICA

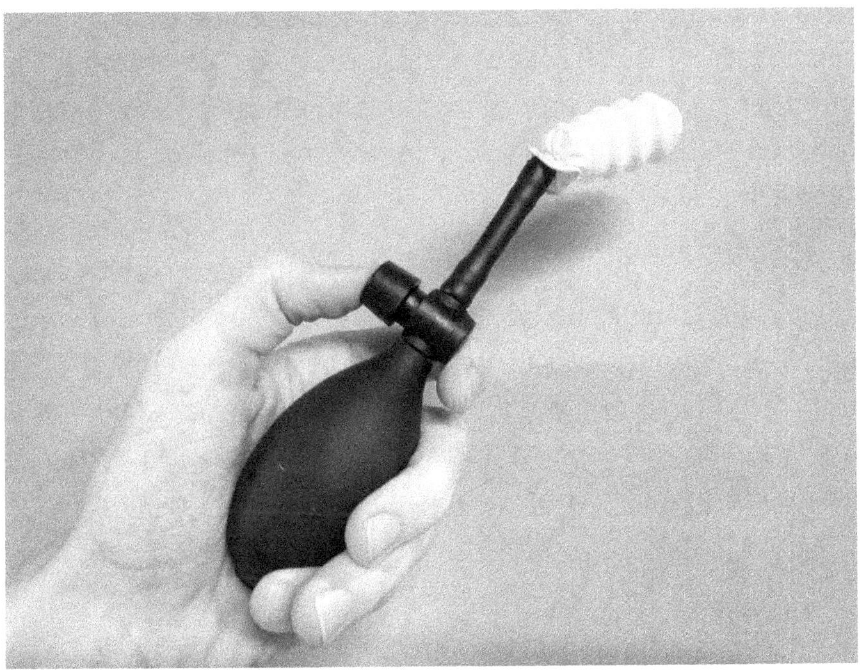

La Técnica Nasal Específica, conocida ocasionalmente con otros nombres como reestructuración neurocraneal, implica la inserción de un pequeño globo de látex en las cámaras nasales. Este

---

[105] Defrin R. Chronic post-traumatic headache: clinical findings and possible mechanisms. J Man Manip Ther. 2014;22(1):36-44. doi:10.1179/2042618613Y.0000000053

procedimiento suele ser realizado por naturópatas, osteópatas o quiroprácticos, aunque no todos estos profesionales están capacitados para llevarlo a cabo. Considerada como la técnica craneal por excelencia, ejerce una fuerza debajo del esfenoides, el hueso craneal central ubicado bajo el cerebro.

Algunos sostienen que este método constituye un rejuvenecimiento facial completamente natural y que altera la estructura ósea del cráneo[106]. Se afirma también que mejora las habilidades matemáticas y la memoria, argumentando que un esfenoides más móvil favorece el flujo del líquido cefalorraquídeo[107]. Sin embargo, al igual que otras técnicas craneales, estas afirmaciones carecen de un sólido respaldo científico. No obstante, en mi experiencia, este procedimiento ha demostrado ser beneficioso en casos de síntomas de conmoción cerebral y dolores de cabeza persistentes.

Personalmente, he observado que esta técnica resulta muy efectiva en la mitigación de problemas sinusales, como dolores de cabeza y goteo nasal posterior, con un éxito superior al 80%. En la mayoría de los casos, ha logrado aliviar considerablemente los síntomas, a excepción de aquellos que requieren intervención quirúrgica para tratar problemas estructurales, como la extirpación de pólipos.

Es frustrante que los médicos, especialmente los otorrinolaringólogos, no empleen este método. Aunque utilizan un globo durante las cirugías sinusales en las cavidades sinusales, raramente lo aplican en las cavidades nasales. ¿Podría ser esto debido a las explicaciones pseudocientíficas que rodean esta

---

[106] https://www.lsfo.co.uk/about/neurocranial-restructuring/

[107] https://www.yourhealthinmotion.com/nasal-specific-technique/

técnica? A pesar de que existe desde hace más de 80 años y se considera relativamente segura, salvo para aquellos con un debilitamiento óseo extremo o niños con narices pequeñas e incapaces de seguir instrucciones.

En cada cavidad nasal hay un total de seis cámaras, por lo que el globo de látex lubricado se introduce y se infla y desinfla rápidamente en cada una de ellas, una por una. Debido al lubricante, la sensación puede ser similar a la entrada de agua por la nariz, resultando desagradable pero no dolorosa. Todo el procedimiento puede completarse en aproximadamente dos minutos.

CINTA KINESIOLÓGICA

Esta banda elástica no ofrece el mismo nivel de soporte que proporcionaría una cinta atlética o Leukotape. Para mantener la inmovilidad y prevenir más daños, como en el caso de un esguince de tobillo reciente, se recomiendan cintas rígidas o dispositivos ortopédicos. La cinta kinesiológica, por otro lado, no es de naturaleza de soporte ni rígida. Aunque es muy cómoda y generalmente permite el movimiento completo de la articulación, ¿cuál es entonces su utilidad?

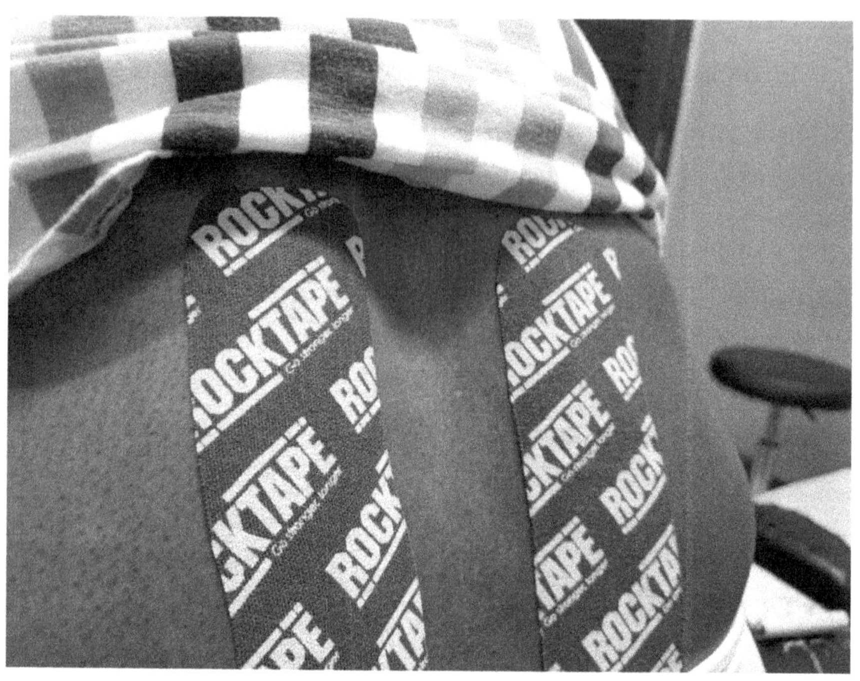

Esta cinta puede ayudar a reducir el dolor, disminuir la tensión muscular, reducir la hinchazón y mejorar la coordinación y movilidad articular. Sin embargo, la evidencia que respalda estos beneficios es de baja calidad y alcance limitado. Muchos estudios no han encontrado ningún beneficio en el uso de la cinta kinesiológica, lo que lleva a la conclusión de que no hay suficiente evidencia para recomendar su uso[108]. No obstante, a pesar de esto, sigue siendo ampliamente utilizada y ahora está más disponible que nunca. Es relativamente económica, tiene una larga duración y conlleva poco riesgo, a menos que se sea alérgico al adhesivo. Personalmente, suelo retirarla después de tres días debido a la sensación de picazón que me produce. Mientras algunas personas no notan ninguna diferencia, otras

---

[108] Parreira Pdo C, Costa Lda C, Hespanhol LC Jr, Lopes AD, Costa LO. Current evidence does not support the use of Kinesio Taping in clinical practice: a systematic review. *J Physiother.* 2014;60(1):31-39. doi:10.1016/j.jphys.2013.12.008

están convencidas de que debe haber algún componente medicinal en el adhesivo, ya que no encuentran alivio hasta que se les proporciona algo.

Existen varias explicaciones para el mecanismo de acción, pero sospecho que cualquier beneficio proviene del estiramiento de la piel. La sensación que provoca la cinta puede distraer al sistema nervioso del dolor. Además, la sensación aumentada al estirar la cinta puede proporcionar una señal más clara al cerebro sobre la ubicación del miembro (mejorando la propiocepción). Esto, a su vez, puede ayudar a reducir la sensibilización central (disminuyendo la preocupación del cerebro por la zona afectada) y mejorar el control articular. Personalmente, encuentro útil utilizarla para lesiones menores. No resulta molesta, brinda una sensación de protección y apoyo, y me recuerda constantemente que tengo una lesión menor, lo que reduce la probabilidad de cometer alguna acción imprudente que pueda empeorarla.

PLACA DE VIBRACIÓN (VIBRACIÓN DE CUERPO ENTERO, VCE)

Las placas de vibración son plataformas sobre las cuales uno se posiciona para experimentar vibraciones. Tanto mi madre como mi tía fueron persuadidas por un vendedor ambulante para adquirir una de estas plataformas. Les aseguraron que simplemente permanecer de pie sobre ella mientras veían televisión equivalía a correr un maratón. En línea, se encuentran otras afirmaciones que sugieren que 10 minutos sobre la placa equivalen a una hora de ejercicio cardiovascular[109]. A pesar de que estas

---

[109] https://www.radiancestl.com/pages/faq-whole-body-vibration

afirmaciones exageradas son falsas, hay ciertos beneficios de las placas de vibración, especialmente para quienes padecen síndrome de dolor crónico[110].

Cuando el dolor de alguien supera mis expectativas en términos de extensión o intensidad, o cuando experimentan dolor ante estímulos no dolorosos, como el simple roce en la piel, los invito a utilizar la placa de vibración. En la mayoría de los casos, encuentran alivio, y cuando retomo mi trabajo, sus cuerpos reaccionan de manera más habitual. Mi experiencia, tanto personal como clínica, se limita a las placas de movimiento vertical, y no a los modelos de vibración alternante que han proliferado y se han vuelto más accesibles económicamente.

Por lo general, sugiero a mis pacientes que se coloquen de pie de forma normal sobre la placa de vibración, lo cual proporciona vibraciones de cuerpo completo para una unidad de vibración vertical. Sin embargo, agacharse con las rodillas y los codos puede transferir vibraciones a la parte superior del cuerpo en el caso de las unidades alternantes[111]. Para dirigir el tratamiento hacia los hombros, suelo indicar a las personas que adopten la posición de tabla sobre sus rodillas, con las manos en la placa.

---

[110] Wang, W., Wang, S., Lin, W. et al. Efficacy of whole body vibration therapy on pain and functional ability in people with non-specific low back pain: a systematic review. *BMC Complement Med Ther* 20, 158 (2020). https://doi.org/10.1186/s12906-020-02948-x

[111] Tsukahara Y, Iwamoto J, Iwashita K, Shinjo T, Azuma K, Matsumoto H. What is the most effective posture to conduct vibration from the lower to the upper extremities during whole-body vibration exercise?. *Open Access J Sports Med.* 2016;7:5-10. Publicado el 6 de junio de 2016. doi:10.2147/OAJSM.S93047

Basándome en mi experiencia clínica y personal, considero que una frecuencia de entre 12 y 30 Hz parece ser óptima, aunque se pueden realizar experimentos con rangos de 6 a 50 Hz.

TRACCIÓN E INVERSIONES

La tracción implica aplicar una fuerza constante para estirar una articulación específica. Aunque puede dirigirse a cualquier parte del cuerpo, suele enfocarse en el cuello (tracción cervical) o la parte baja de la espalda (tracción lumbar). Esta técnica es ampliamente empleada por fisioterapeutas y quiroprácticos. A pesar de que alrededor del 75% de los fisioterapeutas en los Estados Unidos la utilizan, las revisiones sistemáticas no han encontrado evidencia sólida que respalde su eficacia[112][113].

Desde un punto de vista clínico, puedo afirmar que la tracción proporciona un alivio notable a corto plazo y suele ser muy apreciada por los pacientes. Sin embargo, personalmente he reducido su uso en mi práctica y la he sustituido por otras intervenciones con el fin de optimizar mi tiempo y, en última instancia, lograr una recuperación más rápida para mis pacientes. Aunque, generalmente, la incluyo si dispongo de tiempo adicional. Aun así, creo que existe un pequeño grupo de personas que responden excepcionalmente bien a esta terapia,

---

[112] Vanti C, Panizzolo A, Turone L, et al. Effectiveness of Mechanical Traction for Lumbar Radiculopathy: A Systematic Review and Meta-Analysis. *Phys Ther.* 2021;101(3):pzaa231. doi:10.1093/ptj/pzaa231

[113] Alrwaily, M., Almutiri, M. & Schneider, M. Assessment of variability in traction interventions for patients with low back pain: a systematic review. *Chiropr Man Therap* 26, 35 (2018). https://doi.org/10.1186/s12998-018-0205-z

experimentando una desaparición o no recurrencia del dolor con su uso continuado.

Es importante destacar que, a veces, estos resultados positivos no quedan reflejados en los estudios de investigación. Algunos pacientes experimentan una mejora temporal después del tratamiento, pero luego sufren una recaída, manifestando un dolor aún más intenso en el cuello o la espalda. Mi teoría es que, si bien el tratamiento puede relajar los músculos, podría no ser adecuado para aquellos cuyos músculos estaban tensos como mecanismo de protección debido a un control articular segmentario deficiente. Por lo tanto, ahora suelo combinar la tracción con ejercicios, lo que parece ayudar a prevenir estas recaídas.

Por otro lado, una mesa de inversión es una opción para aplicar tracción a toda la columna vertebral, así como a las articulaciones de los tobillos, rodillas y caderas. Permite colgarse boca abajo para aprovechar la gravedad en el estiramiento. Aunque es un dispositivo casero comúnmente utilizado, recomiendo su uso con precaución a mis pacientes debido a posibles efectos secundarios, como dolores de cabeza o molestias en los ojos debido al flujo sanguíneo hacia la cabeza.

TERAPIA DE OXÍGENO HIPERBÁRICO

La Terapia de Oxígeno Hiperbárico (HBOT) implica estar dentro de una cámara presurizada con una concentración elevada de oxígeno. Inicialmente desarrollada para tratar el mal de descompresión en buceadores, esta técnica ha sorprendentemente demostrado eficacia y ha sido objeto de estudio en el tratamiento del dolor crónico neuromusculoesquelético. Se ha observado que posee propiedades analgésicas[114]. En una exhaustiva revisión sistemática y metaanálisis centrados en pacientes con fibromialgia (caracterizada por sensibilización central), se encontró que la HBOT tendía a reducir el dolor en este grupo de pacientes, aunque aproximadamente el 24% experimentó reacciones adversas[115]. Los expertos recomendaron la utilización de cámaras con presiones inferiores a 2 atmósferas absolutas, lo que ayudaría a disminuir el riesgo de eventos indeseables. Un estudio enfocado en los efectos de la HBOT en el cerebro reveló que aquellos participantes que reportaron una disminución del dolor también mostraron cambios en regiones cerebrales asociadas con la fibromialgia y la sensibilización central[116].

---

[114] Schiavo S, DeBacker J, Djaiani C, Bhatia A, Englesakis M, Katznelson R. Mechanistic Rationale and Clinical Efficacy of Hyperbaric Oxygen Therapy in Chronic Neuropathic Pain: An Evidence-Based Narrative Review. *Pain Res Manag.* 2021;2021:8817504. doi:10.1155/2021/8817504

[115] Chen X, You J, Ma H, et alEfficacy and safety of hyperbaric oxygen therapy for fibromyalgia: a systematic review and meta-analysis, *BMJ Open* 2023;13:e062322. doi: 10.1136/bmjopen-2022-062322

[116] Pejic W, Frey N. Hyperbaric Oxygen Therapy for the Treatment of Chronic Pain: A Review of Clinical Effectiveness and Cost-Effectiveness [Internet]. *Ottawa (ON): Canadian Agency for Drugs and Technologies in Health*; 2018 Sep 17. Available from: https://www.ncbi.nlm.nih.gov/books/NBK537956/

TIPOS COMUNES DE IMÁGENES MÉDICAS

RADIOGRAFÍAS (RAYOS X)

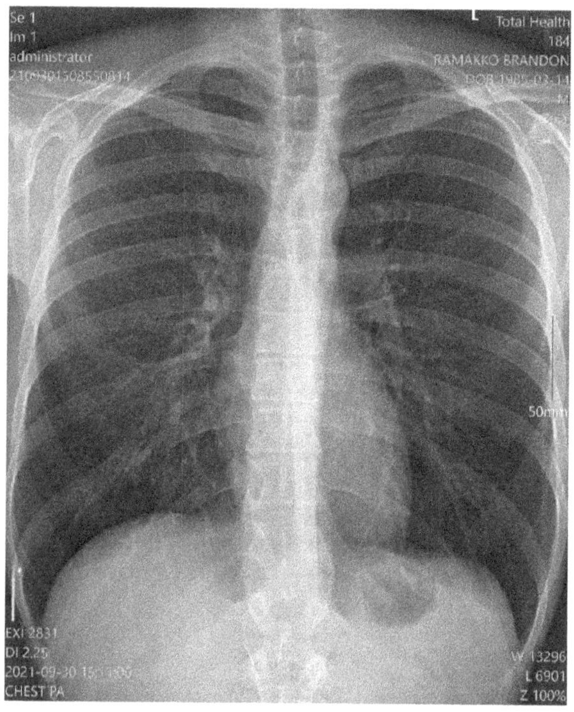

Las imágenes de rayos X se destacan por su accesibilidad y economía. Los rayos X, constituidos por fotones de alta energía más allá del espectro visible, poseen una capacidad penetrante que supera con creces la luz ordinaria, detenida por la piel. Sin embargo, su energía también conlleva el riesgo de dañar el ADN si interactúan con los tejidos, potencialmente desencadenando procesos cancerígenos. Aunque este riesgo se considera generalmente insignificante, dado nuestro constante contacto con la radiación ambiental, se debe ser cauteloso con el uso excesivo de radiografías.

Un dato ilustrativo es que pasar un año durmiendo junto a otra persona, dado que los seres humanos emiten radiación, equivale a recibir una dosis similar a la de una radiografía de hombro. Esta dosis adicional se equipara a la exposición cósmica durante un vuelo de corta duración[117]. A pesar de su relativa seguridad, es importante no abusar de las radiografías, considerando el impacto acumulativo de la radiación en el cuerpo humano.

Las imágenes generadas por rayos X ofrecen una representación bidimensional de los tejidos escaneados. Los sensores capturan los fotones que atraviesan los tejidos, produciendo una imagen en blanco y negro. Habitualmente, se generan dos planos perpendiculares entre sí para ofrecer una visión completa de la estructura examinada. Sin embargo, esta superposición de imágenes puede dificultar la interpretación, ya que las estructuras pueden ocultarse unas a otras.

Los rayos X son especialmente útiles para visualizar estructuras óseas debido a su capacidad para bloquearlos eficazmente. Esto proporciona un alto contraste entre el hueso y los tejidos blandos circundantes. Aunque pueden ser útiles para examinar algunos tejidos blandos, como los pulmones o los senos, los rayos X no son capaces de mostrar cartílagos, ligamentos, tendones o discos a menos que hayan comenzado a calcificarse.

---

[117] Wikipedia contributors. Flight-time equivalent dose. Wikipedia, The Free Encyclopedia. August 15, 2023, 01:44 UTC. Accessed October 11, 2023. Available at: https://en.wikipedia.org/w/index.php?title=Flight-time_equivalent_dose&oldid=1170438553.

Por lo tanto, las radiografías son efectivas para detectar fracturas óseas, ausencia de grandes fragmentos de hueso debido a infecciones o cáncer, así como para diagnosticar artritis mediante la observación de cambios en la forma del hueso y el estrechamiento del espacio articular. No obstante, es importante recordar que las imágenes de rayos X no son una representación completa de la experiencia del paciente; una persona puede presentar signos de artritis en las imágenes sin experimentar dolor constante en esas áreas afectadas.

TOMOGRAFÍA COMPUTARIZADA (TC O ESCÁNER CAT)

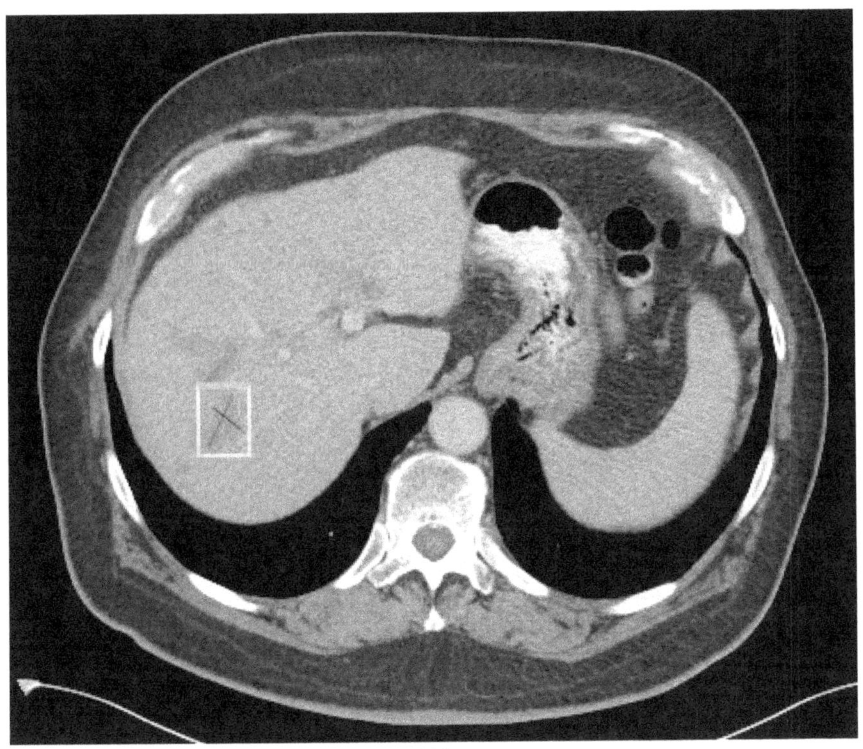

118

Si se realizan múltiples radiografías desde distintas perspectivas, un ordenador puede utilizar esa información para generar un modelo tridimensional del cuerpo. Aunque una tomografía computarizada (TC) produce un modelo 3D que puede ser útil por sí mismo, en muchas ocasiones son los cortes a través de este modelo los que resultan más efectivos para el diagnóstico. Por ejemplo, una pequeña grieta en la superficie de un hueso

---

[118] Ke Yan, Xiaosong Wang, Le Lu, Ronald M. Summers, "DeepLesion: Automated Mining of Large-Scale Lesion Annotations and Universal Lesion Detection with Deep Learning", *Journal of Medical Imaging* 5(3), 036501 (2018), doi: 10.1117/1.JMI.5.3.036501

puede no ser evidente a simple vista, pero al examinar los cortes, es posible seguir la trayectoria de dicha grieta para determinar su extensión. Las TC son, indudablemente, la mejor opción para la evaluación de los huesos. Además, pueden ofrecer una buena calidad de imagen para los tejidos blandos, aunque el contraste entre estos no siempre es óptimo. Este método es especialmente útil para detectar hemorragias cerebrales en caso de traumatismos craneales. Las TC son relativamente rápidas, con un tiempo de realización de unos pocos minutos aproximadamente. Sin embargo, la dosis de radiación asociada es considerablemente más alta que la de una simple radiografía (> 10 veces la dosis). A pesar de ello, siguen siendo preferibles a las radiografías convencionales en el caso de los huesos. En ocasiones, son incluso preferibles a la resonancia magnética debido a su menor coste y mayor rapidez. No obstante, la TC no ofrece una excelente visualización de ligamentos, tendones y discos. Sin embargo, puede ser más útil que la resonancia magnética para estructuras móviles como los pulmones o los intestinos, donde el movimiento podría causar borrosidad en las imágenes obtenidas mediante resonancia magnética.

IMAGEN POR RESONANCIA MAGNÉTICA (IRM)

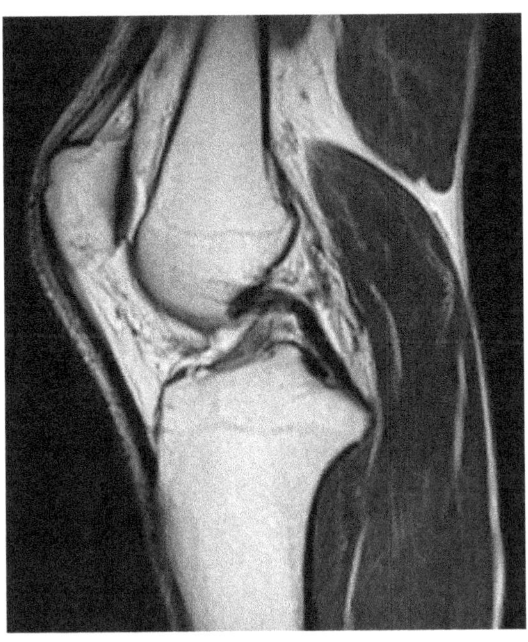

La imagen por resonancia magnética (IRM) emplea potentes campos magnéticos para influir en las moléculas. Al retornar estas moléculas a su estado original, emiten una señal que la máquina puede interpretar[119]. Por lo general, los imanes son electromagnetos que utilizan materiales superconductores que requieren refrigeración con helio líquido. El equipo produce un ruido considerable y cada imagen tarda varios minutos en generarse. Cualquier movimiento corporal durante la toma de la imagen puede ocasionar borrosidad, lo que dificulta la

---

[119] Esta explicación roza lo engañoso debido a los detalles que se omiten. Incluso para un físico, la forma exacta en que funciona para los distintos tipos de imágenes de RM T1, T2, STIR, RM funcional, etc. puede resultar un poco complicada. Más información: Berger A. Magnetic resonance imaging. *BMJ*. 2002;324(7328):35. doi:10.1136/bmj.324.7328.35

visualización de estructuras como los pulmones durante la respiración o los intestinos en movimiento.

La IRM proporciona cortes transversales del cuerpo, similar a la tomografía computarizada (TC), y es excepcional para visualizar los tejidos internos. Además, dependiendo de la configuración, es posible ajustar el contraste de diferentes tejidos. Por ejemplo, en una imagen de tipo T1, los líquidos aparecen oscuros, mientras que en una imagen de tipo T2, se ven más brillantes. La combinación de ambas modalidades permite una localización precisa de los líquidos en el cuerpo. La utilización de agentes de contraste puede resaltar ciertas estructuras en las imágenes.

En general, la IRM es preferida para una amplia gama de problemas médicos, sin embargo, su velocidad y costo son limitaciones importantes. A menudo, la disponibilidad de citas puede ser escasa, dependiendo de la cantidad de equipos disponibles en la ciudad o el hospital. Es importante destacar que la IRM captura imágenes estáticas, por lo que si el problema del paciente se manifiesta únicamente bajo ciertas condiciones, como estar de pie, puede ser necesario recurrir a una IRM de pie. Aunque la IRM es excelente para visualizar discos de la columna vertebral, canal espinal, raíces nerviosas y tendones, las ecografías también ofrecen una alternativa viable, especialmente para el detalle en los tendones y ligamentos. Aunque se argumenta que el contraste en la IRM es superior al de la ecografía, esta última muestra la mayoría de las estructuras con mayor detalle.

IMAGEN POR ULTRASONIDO (ECOGRAFÍA)

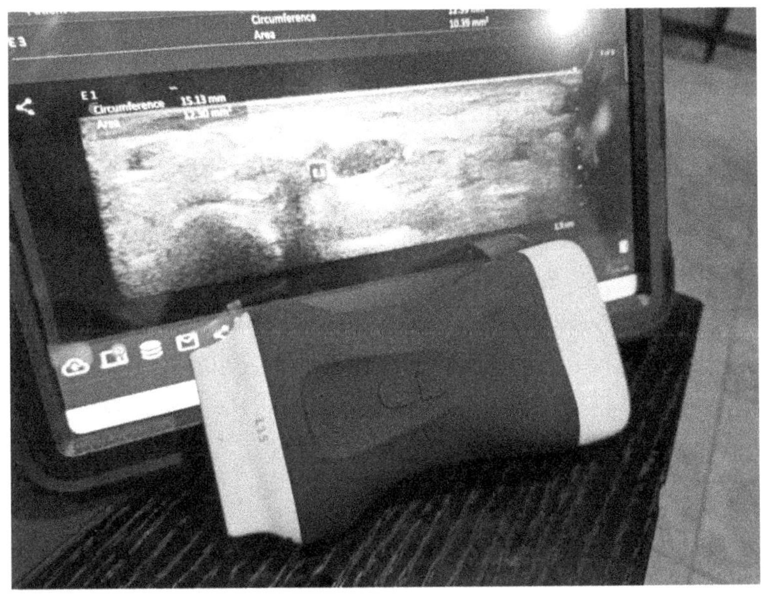

Cuando se menciona la ecografía, la mayoría de las personas piensan en la imagen de los fetos dentro del útero materno. Sin embargo, con el avance tecnológico, se han desarrollado transductores de ultrasonido de alta resolución que permiten visualizar estructuras dentro de tendones o nervios. Aunque la imagen de los nervios, tendones, ligamentos y músculos no se incluye típicamente en los programas de ecografía estándar, esta especialidad está en constante evolución. En los Estados Unidos, la certificación en ecografía musculoesquelética solo existe desde 2012, con la designación RMSK para médicos y RMSKS para ecografistas.

La imagen por ultrasonido, en su mejor momento, supera la calidad de la resonancia magnética en algunos casos, pero ocasionalmente puede resultar limitada. No obstante, su costo asequible y rapidez son ventajas significativas. La ecografía proporciona imágenes de una sección pequeña del tejido y su capacidad de penetración a alta resolución es limitada. Sin embargo, las imágenes se capturan en tiempo real, lo que permite visualizar estructuras en movimiento, como cambios en la separación de partes de un tendón desgarrado o la observación de áreas de compresión. La habilidad del ecografista para detectar anomalías durante el escaneo es fundamental.

Actualmente, existen ecógrafos portátiles más económicos, lo que permite a fisioterapeutas, quiroprácticos y cirujanos ortopédicos realizar evaluaciones rápidas con dispositivos del tamaño de un teléfono celular. Aunque la calidad de la imagen puede disminuir y existe un mayor riesgo de diagnósticos incorrectos, las lesiones evidentes, como desgarros grandes o tendinosis grave, son fácilmente identificables. Se reconoce que una imagen, a pesar de sus limitaciones, es mejor que ninguna.

La ecografía es altamente precisa para diagnosticar condiciones como la fasciosis plantar y el síndrome del túnel carpiano, donde la inflamación de la fascia plantar o el nervio mediano se evidencian claramente en la imagen. Es particularmente útil para evaluar músculos y tendones en áreas como manos, muñecas, rodillas, pies, codos y nervios, aunque puede tener limitaciones en la visualización de estructuras profundas como las caderas. A diferencia de los rayos X, la ecografía permite la visualización del cartílago, lo que la convierte en una herramienta valiosa para evaluar la artritis. En manos expertas, la ecografía puede ser equiparable a la resonancia magnética para el diagnóstico de lesiones en los hombros y otras estructuras superficiales.

Un caso ilustrativo es el de un paciente con dolor incrementado en los isquiotibiales, quien presentaba una historia de dolor crónico en esa región. Gracias a la ecografía, se identificaron tejidos cicatriciales, un nudo muscular y una rotura. Posteriormente, se llevó a cabo un tratamiento dirigido, y tras la intervención, la imagen mostró mejoras significativas en todas las áreas afectadas, excepto la rotura. Esta experiencia resalta el valor de la ecografía como una herramienta diagnóstica y terapéutica de gran potencial.

En resumen, la ecografía es una herramienta poderosa en medicina musculoesquelética. Su uso cada vez más extendido podría convertirla en un instrumento tan común como el estetoscopio en la práctica clínica.

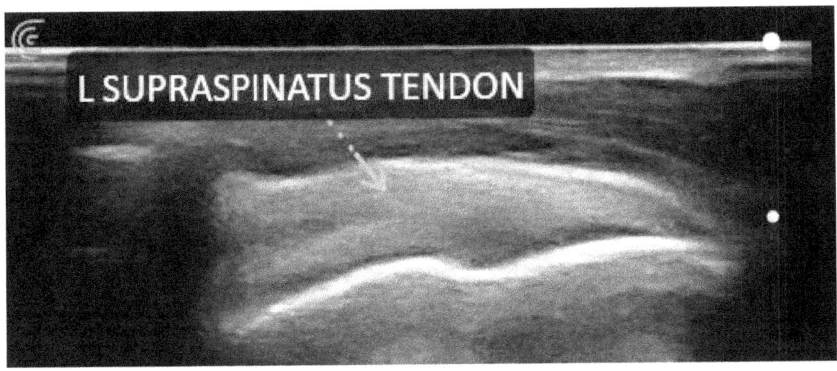

TOMOGRAFÍA POR EMISIÓN DE POSITRONES (PET)

Este método de imagen, con un nombre que evoca la ciencia ficción, resulta invaluable para explorar el cuerpo en busca de anomalías. Por lo general, revela el uso de azúcar o energía, lo que permite detectar fácilmente el crecimiento de tumores cancerosos o infecciones. Se basa en el uso de un elemento radiactivo que emite antimateria. Cuando la antimateria interactúa con la materia normal, se produce su aniquilación completa. Esta aniquilación se transforma en energía, según la famosa ecuación $E=mc^2$, en forma de dos fotones gamma que se emiten en direcciones opuestas para conservar el momentum. Estos fotones gamma son posteriormente capturados por una cámara gamma, dando lugar a la imagen final.

GAMMAGRAFÍA/EXPLORACIÓN ÓSEA

Esta técnica es comparable a una tomografía por emisión de positrones (PET), pero se enfoca exclusivamente en la evaluación ósea. Consiste en la administración de un agente radiactivo que emite fotones gamma, captados por una cámara gamma. La exploración ósea revela regiones donde el tejido óseo está experimentando una actividad reparativa activa. Los tumores óseos y las áreas de fracturas se pueden identificar con claridad. Además, esta técnica es capaz de detectar fracturas óseas que podrían pasar desapercibidas mediante otros métodos de imagen.

ESCÁNER DE ABSORCIOMETRÍA DUAL DE RAYOS X (DEXA)

Este escáner de rayos X se utiliza para medir la densidad ósea en mujeres a medida que envejecen, con el fin de evaluar la pérdida de fuerza ósea. Proporciona dos resultados principales de estas pruebas: la puntuación T, que compara la densidad ósea con la de un individuo joven y sano del mismo sexo, y la puntuación Z, que la compara con alguien de la misma edad y sexo. En este contexto, los números negativos indican una situación desfavorable, mientras que los positivos denotan un estado óseo saludable. Usualmente, se establece el diagnóstico de osteoporosis cuando la puntuación T es inferior a-2.5[120].

---

[120]https://www.bonehealthandosteoporosis.org/patients/diagnosis-information/bone-density-examtesting/

MEDICAMENTOS COMUNES

La siguiente sección contiene medicamentos de venta libre y con receta comúnmente recomendados para aquellos con dolor crónico. Esta no es una lista exhaustiva, ni es un examen detallado de cada uno. Esta sección podría conformar la mitad del libro si entrara en detalles al nivel de un farmacéutico. Algunas informaciones específicas sobre medicamentos se toman de Drugs.com, que es un buen recurso para cualquier medicamento. En general, no debe cambiar su medicación recetada sin consultar a su médico, pero en particular, algunos de estos medicamentos crean dependencia química, por lo que dejar la medicación debe hacerse cuidadosa y lentamente. No soy anti-medicamentos en general. Soy anti-medicamentos si no es el medicamento adecuado o si se usan medicamentos en lugar de intentar resolver el problema.

IBUPROFENO (ADVIL, MOTRIN, NUROFEN, ETC.)

Este es un medicamento antiinflamatorio no esteroideo (AINE) utilizado para el dolor, la fiebre, los dolores de cabeza y la inflamación. Esto es mejor usarlo solo por períodos cortos para lesiones/dolor agudo. El uso a largo plazo puede ser fatal.

"Los AINE no se recomiendan para uso a largo plazo, y una vigilancia cuidadosa para controlar la toxicidad y la eficacia es fundamental. Cada año en los EE. UU., Los efectos secundarios del uso a largo plazo de AINE causan casi 103,000 hospitalizaciones y 16,500 muertes. Esta cifra es similar al número anual de muertes por SIDA y considerablemente mayor que el número de muertes por asma y cáncer de cuello uterino"[121].

Los efectos secundarios podrían incluir úlceras, sangrado gastrointestinal, presión arterial alta, deterioro renal, dolores de cabeza, mareos, indigestión, insuficiencia cardíaca/ataques cardíacos, etc. La dosis típica es de 200-400 mg cada 4-6 horas. La cantidad máxima para adultos es de 800 miligramos por dosis o 3200 mg por día.

DICLOFENACO (VOLTAREN GEL O PÍLDORAS)

Este es un medicamento antiinflamatorio no esteroideo (AINE) utilizado para el dolor, la fiebre, los dolores de cabeza y la inflamación. Tiene un uso y advertencias similares a ibuprofeno. Debería usarse solo a corto plazo ya que puede ser fatal, especialmente con uso crónico. Es duro para el estómago y para el corazón, por lo que puede causar sangrado interno, ataque cardíaco o accidente cerebrovascular.

Los efectos secundarios podrían incluir dolor de cabeza, dolor de estómago, náuseas, mareos, aumento de la presión arterial, etc. Las diferentes versiones del medicamento pueden tener diferentes usos, efectos secundarios y dosis recomendadas. Consulte la etiqueta o Drugs.com para obtener más información.

---

[121] Ussai S, Miceli L, Pisa FE, et al. Impact of potential inappropriate NSAIDs use in chronic pain. *Drug Des Devel Ther.* 2015; 9:2073-2077. doi:10.2147/DDDT.S80686

ÁCIDO ACETILSALICÍLICO (ASPIRINA)

La aspirina, otro AINE utilizado para tratar el dolor, la fiebre y/o la inflamación, también posee propiedades antiagregantes plaquetarias. Sin embargo, debido a esta característica, su consumo está desaconsejado en casos de trastornos hemorrágicos o si ya se está bajo tratamiento anticoagulante.

Entre sus posibles efectos secundarios se encuentran el dolor de cabeza, malestar estomacal y somnolencia. Es importante estar alerta a signos de sangrado interno, como heces sanguinolentas, tos con sangre o dolor abdominal. La dosis de aspirina puede variar considerablemente y debe adaptarse individualmente. Generalmente, las dosis oscilan entre 50 mg y 4 g al día. Para fines antiagregantes, se recomienda una dosis de aproximadamente 80-160 mg, mientras que para el alivio del dolor, se pueden administrar dosis de 325-650 mg cada 4-6 horas, con un máximo de 4 g al día.

CELECOXIB (CELEBREX)

Este es un medicamento antiinflamatorio no esteroideo (AINE) utilizado para el dolor, la sensibilidad, la hinchazón y la rigidez. En particular, este es el medicamento preferido para los síntomas relacionados con la artritis. A diferencia de los otros AINE en mi lista, este AINE está en una categoría diferente (inhibidor de Cox-2). No tiene los terribles efectos secundarios gastrointestinales, potencialmente mortales, que tienen otros AINE.

Los medicamentos relacionados se han asociado con un mayor riesgo de ataque cardíaco, pero el Celecoxib se considera seguro en las dosis recomendadas. Hay efectos secundarios leves y variados, pero los más comunes son mareos y estreñimiento. La dosis típica es de 100-400 mg. Para la artritis, normalmente se recetan 200 mg/día.

En mis 20 años me recetaron Celecoxib/Celebrex de forma perpetua para el dolor e inflamación en las manos, rodillas y pies. Este es un medicamento muy fuerte y efectivo: diferencia entre el día y la noche entre esto y Advil. Me permitió comenzar a ser activo nuevamente. Me permitió caminar casi sin dolor nuevamente. El único efecto secundario fue cuando lo tomé por primera vez, tuve problemas para dormir esa noche (efecto secundario muy raro). Aún así... no me gustaba la idea de estar medicado toda mi vida. Al experimentar con mi dieta y haciendo algunos ejercicios de rehabilitación para mis rodillas, pude estar libre de dolor sin los medicamentos.

ACETAMINOFÉN (TYLENOL, PARACETAMOL, ANACIN, EXCEDRIN, ETC.)

Este medicamento es un analgésico y antipirético ampliamente utilizado, comúnmente presente como ingrediente activo en numerosas combinaciones medicinales, como en el caso de Robaxacet. Una sobredosis de este fármaco puede ocasionar daños hepáticos graves e incluso ser fatal. La dosis recomendada de Tylenol (2 cápsulas de fuerza extra) es de 1000 mg cada 6 horas, siendo esta la dosis máxima recomendada. Es crucial no exceder este límite. Para personas de constitución más delicada, como mujeres de baja estatura, se aconseja reducir la dosis. Además, se debe evitar el consumo de alcohol mientras se toma este medicamento.

Los signos tempranos de una sobredosis pueden incluir pérdida de apetito, náuseas, vómitos, dolor abdominal, sudoración, así como confusión y debilidad. Los síntomas avanzados pueden manifestarse como dolor en la parte superior del abdomen, orina oscura y coloración amarillenta de la piel (ictericia). La dosis habitual oscila entre 500-1000 mg cada 6 horas, con un límite máximo de 1000 mg por dosis y 4000 mg por día para adultos.

OPIOIDES (TRAMADOL, OXYCODONE, CODEÍNA, HIDROCODONA, MORFINA, ETC.)

Los opioides son adictivos. Deben ser recetados con precaución y su uso debe ser minimizado. No obstante, son analgésicos extremadamente efectivos. Sin embargo, existen complicaciones potencialmente mortales al tomarlos con alcohol o sedantes: pueden detener la respiración. Se prescriben según sea necesario o en versiones de liberación prolongada que se toman una vez al día. Tylenol-3 es Tylenol mezclado con codeína.

Los efectos secundarios más comunes son somnolencia, estreñimiento, náuseas, mareos, cansancio, etc. La dosis varía ampliamente dependiendo del tipo de opioide y la mayoría de los médicos comienzan con la dosis más baja posible.

BENZODIAZEPINAS (DIAZEPAM/VALIUM, ALPRAZOLAM/XANAX, ETC.)

Estos fármacos presentan un potencial adictivo significativo y se emplean en el tratamiento de trastornos como la ansiedad, el insomnio y los síntomas de abstinencia al alcohol. En ocasiones, también se recetan para aliviar espasmos musculares o convulsiones. Al igual que los opioides, pueden afectar adversamente la función respiratoria. Su mecanismo de acción opera a través de los neurotransmisores y pueden ocasionar efectos secundarios neurológicos tales como ataques de pánico, confusión, paranoia, convulsiones, insomnio, irritabilidad, agresividad, verborrea o pensamientos suicidas. Los síntomas de abstinencia pueden prolongarse hasta por 12 meses.

Entre los efectos secundarios más comunes y menos graves se encuentran la somnolencia y la debilidad muscular. La dosis típica de diazepam para tratar espasmos musculares o ansiedad oscila entre 2 y 10 mg, administrada de 2 a 4 veces al día.

RELAJANTES MUSCULARES (BACLOFENO, CARISOPRODOL, CICLOBENZAPRINA, METOCARBAMOL/ROBAXIN, ETC.)

La acción de todos estos fármacos es similar a la de las benzodiacepinas (diazepam/Valium). Mientras que el diazepam se receta normalmente para tratar la ansiedad, con el efecto secundario de debilidad muscular, los relajantes musculares se prescriben principalmente por sus efectos antiespasmódicos musculares. Los relajantes musculares actúan como agonistas del GABA, facilitando su capacidad para inhibir la señalización neuronal. Como resultado, se deprime la señalización en el cuerpo, lo que puede conllevar efectos tanto mentales (somnolencia) como intestinales (estreñimiento), además del efecto deseado de relajar y debilitar los músculos. En general, estos medicamentos ralentizan todas las funciones corporales. Es importante destacar que la mayoría de los relajantes musculares están destinados únicamente para un uso a corto plazo y su administración suele limitarse a 2-3 semanas.

Personalmente, no respaldo el uso de relajantes musculares. Esta opinión se fundamenta tanto en mi experiencia personal como en los informes de pacientes. En situaciones en las que experimenté un bloqueo en el cuello con un dolor clasificado como 10/10 al intentar moverlo, los relajantes musculares no parecieron ofrecer alivio. Al consultar a la mayoría de los pacientes sobre la efectividad de estos medicamentos, con frecuencia expresan que no perciben mejoría. Además, incluso cuando estos fármacos son efectivos, muchas personas no toleran sus efectos secundarios. Si los músculos se encuentran crónicamente tensos y en estado protector, es preferible abordar la causa subyacente en lugar de optar por una solución temporal.

GABAPENTINA

La gabapentina ha sido aprobada únicamente para tratar el dolor nervioso post-herpético del herpes zóster, convulsiones y el síndrome de piernas inquietas. Sin embargo, es frecuente su prescripción fuera de las indicaciones aprobadas, especialmente para el tratamiento del dolor nervioso. El término "*off-label*" indica que la Administración de Alimentos y Medicamentos (FDA) no ha respaldado su uso para esas condiciones específicas.

En mi experiencia clínica, observo que aproximadamente el 20% de los pacientes que se quejan de dolor nervioso realmente lo padecen, ya que el dolor muscular referido puede simular de manera convincente los síntomas del dolor nervioso. Un estudio reciente reveló que los pacientes que consultaban a un quiropráctico por dolor de espalda tenían aproximadamente un 50% menos de probabilidades de recibir una receta *off-label* de gabapentina[122]. Esta observación, junto con mi experiencia personal, suscita interrogantes sobre la posible sobre prescripción de este medicamento.

La mayoría de los pacientes con fibromialgia que he tratado han sido prescritos con gabapentina, y un subgrupo de ellos ha informado mejoras significativas gracias a su uso.

El mecanismo de acción de la gabapentina es similar al de las benzodiacepinas y los relajantes musculares, lo que implica efectos secundarios y riesgos comparables. Entre los efectos secundarios más comunes se incluyen escalofríos, dolor de garganta, dolores corporales, fatiga, dolor de cabeza, hinchazón en las piernas, dificultad para hablar, problemas de visión, mareos, somnolencia, temblores, falta de equilibrio, náuseas, entre otros.

ANTIDEPRESIVOS/ISRS (LEXAPRO, ZOLOFT, PROZAC, PAXIL, SARAFEM, ETC.)

Los Inhibidores Selectivos de la Recaptación de Serotonina (ISRS) constituyen una categoría de antidepresivos ampliamente recetados para tratar la depresión, siendo a menudo la opción preferida. También se prescriben ocasionalmente para personas con trastornos de dolor crónico o fibromialgia. Estos fármacos pueden generar cierta dependencia química, por lo

---

[122] Trager RJ, Cupler ZA, Srinivasan R, Casselberry RM, Perez JA, Dusek JA. Association between chiropractic spinal manipulation and gabapentin prescription in adults with radicular low back pain: retrospective cohort study using US data. *BMJ Open*. 2023;13(7):e073258. Publicado el 21 de julio de 2023. doi:10.1136/bmjopen-2023-073258

tanto, retirarlos abruptamente puede desencadenar síntomas de depresión o episodios maníacos. Entre los efectos secundarios menos comunes se encuentran la depresión severa y el riesgo de suicidio. El cuerpo tiende a mantener un equilibrio hormonal específico, y cuando un medicamento interviene para modificarlo, el organismo se adapta cambiando la cantidad de hormonas producidas o el número de receptores. Es por ello que cesar el consumo de antidepresivos puede resultar complicado, ya que el cuerpo debe revertir las adaptaciones que realizó mientras estaba bajo la influencia del medicamento.

Los ISRS no demuestran ser significativamente más efectivos que el placebo en la mayoría de los pacientes[123]. Su eficacia se observa principalmente en casos graves de depresión, y aun así, aunque estadísticamente significativa, no alcanza una relevancia clínica definitiva[124]. Sin embargo, los médicos no tienen la posibilidad de recetar placebos como alternativa. Entonces, ¿cuál es la mejor opción para el médico en este escenario? ¡La situación es compleja! (Es importante señalar que tanto los placebos como los ISRS han demostrado eficacia, y si estás siguiendo un tratamiento exitoso con ellos, no es recomendable interrumpirlo abruptamente, ya que puede ser peligroso. Siempre es aconsejable hablar con tu médico antes de realizar cambios en tu medicación).

---

[123] Mayor S. Meta-analysis shows difference between antidepressants and placebo is only significant in severe depression. *BMJ*. 2008;336(7642):466. doi:10.1136/bmj.39503.656852.DB

[124] Jakobsen J, et al. . Selective serotonin reuptake inhibitors versus placebo in patients with major depressive disorder. A systematic review with meta-analysis and Trial Sequential Analysis. *BMC Psychiatry*. 17. (2017) 10.1186/s12888-016-1173-2.

Animo a las personas a probar otras cosas primero si están considerando antidepresivos recetados, especialmente para la depresión leve a moderada. **La terapia de salud mental**[125] o el **ejercicio**[126] funcionan igual de bien que los antidepresivos. **El hipérico** (remedio botánico) **funciona igual de bien que los antidepresivos para los trastornos depresivos mayores, y con menos efectos secundarios**[127].

INHIBIDORES DE LA BOMBA DE PROTONES (PRILOSEC/OMEPRAZOL Y OTROS PRAZOLES)

Los inhibidores de la bomba de protones operan al prevenir la liberación de iones de ácido en el estómago. Aunque esta categoría de medicamentos puede parecer una opción peculiar para incluir en esta lista, mi instructor de farmacología estaba enfocado en combatir el uso indebido de estos fármacos, y parece que me he unido a su causa. Se prescriben para un uso a corto plazo, pero a menudo se administran de manera permanente, lo cual puede tener implicaciones para la salud. Mientras que para el tratamiento de úlceras suelen ser recetados de forma adecuada, tomándose hasta su completa curación, no ocurre lo

---

[125] Cuijpers, P., Noma, H., Karyotaki, E., Vinkers, C.H., Cipriani, and Furukawa, T.A. A network meta-analysis of the effects of psychotherapies, pharmacotherapies and their combination in the treatment of adult depression. *World Psychiatry,* (2020) 19: 92-107. https://doi.org/10.1002/wps.20701

[126] Recchia F, Leung CK, Chin EC, *et al.* Comparative effectiveness of exercise, antidepressants and their combination in treating non-severe depression: a systematic review and network meta-analysis of randomized controlled trials. *British Journal of Sports Medicine* 2022; 56:1375-1380.

[127] Apaydin, E.A., Maher, A.R., Shanman, R. et al. A systematic review of St. John's wort for major depressive disorder. Syst Rev 5, 148 (2016). https://doi.org/10.1186/s13643-016-0325-2

mismo en el caso del reflujo ácido. Este trastorno, también conocido como enfermedad por reflujo gastroesofágico (ERGE), se produce cuando el esfínter, músculo que controla la apertura y cierre en la parte superior del estómago, no retiene los contenidos gástricos impidiendo que suban por el esófago. Esto provoca quemaduras y erosiones en el revestimiento esofágico debido al ácido estomacal. Con el tiempo, esta condición puede afectar los nervios que controlan el esfínter, empeorando el problema y potencialmente conduciendo al cáncer de esófago. Por lo tanto, existe una justificación médica para la prescripción de este medicamento, considerando la gravedad que puede alcanzar el problema. Idealmente, los médicos deberían recetar inhibidores de la bomba de protones para aliviar los síntomas a corto plazo, mientras orientan al paciente sobre modificaciones en el estilo de vida. Estos medicamentos no detienen el reflujo, sino que lo hacen menos doloroso y dañino. Sugerencias como consumir porciones más pequeñas (el estómago es más pequeño de lo que se cree), no acostarse dentro de los 30 minutos después de comer, modificar la dieta, entre otras, podrían ser suficientes para erradicar el problema desde su raíz.

Entre los efectos secundarios más comunes de estos medicamentos se encuentran síntomas similares a los del resfriado, dolor abdominal, flatulencias, náuseas, diarrea y dolor de cabeza. Típicamente, al reducirse la cantidad de ácido disponible para la digestión de los alimentos en más de la mitad con el uso crónico, es posible desarrollar deficiencias nutricionales debido a una digestión inadecuada. Se pueden presentar casos de osteoporosis (debilitamiento óseo), deficiencia de magnesio (manifestada en mareos, espasmos musculares, latidos irregulares del corazón, entre otros síntomas), deficiencia de vitamina B-12 (caracterizada por debilidad muscular, fatiga, hormigueo, entre otros) y otros problemas. Además, estos medicamentos pueden ejercer una carga adicional sobre los riñones.

ESTATINAS (LIPITOR, ALTOPREV, PRAVASTATINA, CRESTOR, ETC.)

Las estatinas son una clase de medicamentos para reducir los niveles de colesterol en la sangre recetados a aquellos con alto riesgo de sufrir eventos cardiovasculares. Las estatinas salvan vidas, pero deberían ser una segunda línea de defensa. Las modificaciones en el estilo de vida (dieta y aumento de la actividad) son superiores a las estatinas y vienen con otros efectos beneficiosos[128].

Las estatinas aumentan el riesgo de desarrollar diabetes. Los efectos secundarios comunes de las estatinas son dolor de cabeza, exceso de gas, estreñimiento, indigestión, náuseas, dolor en la parte baja de la espalda o costados, dolor/malestar muscular, debilidad, dolor/malestar facial, nariz congestionada, sudoración, insomnio, dificultad para orinar, etc.

---

[128] Becker DJ, French B, Morris PB, Silvent E, Gordon RY. Phytosterols, red yeast rice, and lifestyle changes instead of statins: a randomized, double-blinded, placebo-controlled trial. *Am Heart J.* 2013;166(1):187-196. doi:10.1016/j.ahj.2013.03.019

REMEDIOS BOTÁNICOS Y NATU-RALES COMUNES

La siguiente sección contiene suplementos botánicos comunes recomendados para aquellos con dolor crónico. Esta no es una lista exhaustiva, ni es un examen detallado de cada uno. A menos que se indique lo contrario, la información se toma de Healthnotes. En general, los suplementos y botánicos rara vez tienen una investigación de buena calidad sobre ellos. Evita las preparaciones homeopáticas a menos que quieras un placebo.

HIPÉRICO

Esta es una hierba que se encuentra en Europa y el oeste de América del Norte; esta hierba parece ser equivalente a los antidepresivos médicos con menos efectos secundarios. El mecanismo exacto es motivo de debate y puede haber mecanismos superpuestos en juego. Para la depresión leve a moderada, se recomienda de 500 a 1200 mg. Puede tardar 2 semanas en comenzar a hacer efecto. Un estudio encontró que también era útil para la ansiedad. Una crema de hipérico puede ser útil para el eccema.

SULFATO DE GLUCOSAMINA/CONDROITINA

Ambos suplementos son componentes fundamentales del cartílago. Además, ambos parecen retrasar la progresión de la degradación del cartílago (osteoartritis). En la mayoría de los estudios (aunque no en todos), se observó una mejora en el dolor y la función en aquellos diagnosticados con **osteoartritis**[129]. Sin embargo, el alivio de los síntomas puede tardar meses en manifestarse, y es posible que se requiera un uso continuado. Afortunadamente, el cuerpo tolera muy bien estos suplementos. Además, la condroitina puede tener el beneficio adicional de reducir los niveles de colesterol en sangre. Personalmente, tomé estos suplementos durante 3 meses y no noté una diferencia en mi dolor articular. Para mí, modificar mi dieta y tomar otros suplementos de esta lista fue lo que finalmente eliminó mi dolor articular. Un punto importante que aborda este libro es que puede ser necesario probar múltiples soluciones para encontrar la que mejor funcione para cada persona. En el caso de la osteoartritis, la dosis típica de condroitina es de 800-1200 mg/día y 1500 mg/día para glucosamina.

CURCUMINA (CÚRCUMA)

La cúrcuma, un componente común en los currys indios, contiene la curcumina como su ingrediente activo. Esta sustancia exhibe poderosas propiedades **antioxidantes** y **antiinflamatorias**. En comparación con el ibuprofeno y otros AINE similares, recomiendo la curcumina. Sus beneficios para el alivio del dolor y la mejora de la función son similares, pero sin los molestos y, a veces, peligrosos efectos secundarios gastrointestinales asociados con los AINE[130]. Sin embargo, la curcumina no se absorbe

---

[129] Jerosch J. Effects of Glucosamine and Chondroitin Sulfate on Cartilage Metabolism in OA: Outlook on Other Nutrient Partners Especially Omega-3 Fatty Acids. *Int J Rheumatol.* 2011;2011:969012. doi:10.1155/2011/969012

[130] Paultre K, Cade W, Hernandez D, *et al.* Therapeutic effects of turmeric or curcumin extract on pain and function for individuals with knee osteoarthritis: a systematic review. *BMJ Open Sport & Exercise Medicine* 2021;7:e000935. doi: 10.1136/bmjsem-2020-000935

fácilmente en el cuerpo, por lo que a menudo se encuentra en formulaciones bio-optimizadas de marca registrada o combinada con piperina (pimienta negra) para aumentar su eficacia.

CONSUELDA

Esta es una pomada tópica tradicional hecha de la raíz de esta planta. Es un **antiinflamatorio tópico** efectivo. Es tan efectivo como el diclofenaco siempre que no uses una versión homeopática. Mientras que el té tiene algunos usos tradicionales, se debe evitar la ingesta interna de productos de consuelda, ya que las raíces y hojas jóvenes son tóxicas para el hígado.

BROMELINA

Esta enzima, que se encuentra en las piñas, tiene la capacidad de descomponer diversas sustancias. Al parecer, contribuye al tratamiento de afecciones inflamatorias y lesiones, como la sinusitis, esguinces y distensiones, entre otras. Para obtener mejores resultados, se recomienda tomar las píldoras recubiertas entéricas con el estómago vacío, de lo contrario, las enzimas se emplearán en la digestión de los alimentos en lugar de ser absorbidas por el organismo. Sin embargo, no existe evidencia sólida que respalde su eficacia en problemas crónicos.

EXTRACTO DE ARÁNDANO

El jugo de arándano ha sido recomendado intermitentemente para tratar las **infecciones del tracto urinario** (ITU). Si bien algunos estudios han demostrado ciertos beneficios, otros no han arrojado resultados concluyentes. El dilema radica en que los arándanos contienen un compuesto que inhibe la adherencia bacteriana a las paredes del tracto urinario, pero su contenido de azúcar puede ser perjudicial para las ITU. En teoría, el consumo de extracto de arándano podría ser más efectivo que el jugo de arándano, ya que conserva todos los beneficios sin los inconvenientes asociados al azúcar. De acuerdo con investigaciones preliminares y testimonios personales de mujeres a las que les he recomendado esta práctica, su ingesta regular o cerca del momento de la actividad sexual[131] puede prevenir las ITU crónicas y potencialmente aliviar las ITU activas[132].

AJO

El principal componente medicinal activo obtenido del ajo es la alicina. Este compuesto químico, además de ser un antioxidante, parece contribuir al control de la presión arterial elevada y la aterosclerosis, ayudando así a prevenir ataques cardíacos y accidentes cerebrovasculares. Aunque la alicina no es el único factor atribuible, el ajo también parece tener propiedades anticoagulantes leves, actuando como un diluyente sanguíneo. Es importante destacar que la alicina no se encuentra naturalmente en el ajo, sino que es producida por una enzima que se libera cuando el ajo es machacado o cortado. Por lo tanto, al cocinar con ajo, es recomendable dejarlo reposar durante 10

---

[131] Babar A, Moore L, Leblanc V, et al. High dose versus low dose standardized cranberry proanthocyanidin extract for the prevention of recurrent urinary tract infection in healthy women: a double-blind randomized controlled trial. *BMC Urol.* 2021;21(1):44. Publicado el 23 de marzo de 2021. doi:10.1186/s12894-021-00811-w

[132] Gbinigie OA, Spencer EA, Heneghan CJ, Lee JJ, Butler CC. Cranberry Extract for Symptoms of Acute, Uncomplicated Urinary Tract Infection: A Systematic Review. *Antibiotics (Basel).* 2020;10(1):12. Publicado el 25 de diciembre de 2020. doi:10.3390/antibiotics10010012

minutos antes de aplicar calor, ya que este último puede destruir la enzima.

Un estudio que involucró 12 semanas de suplementación encontró que aproximadamente un tercio de los participantes experimentaron una reducción significativa en su presión arterial, con una disminución promedio de 11,2 mmHg en la presión sistólica y 6,4 mmHg en la presión diastólica dentro de este subgrupo[133]. La dosis recomendada generalmente oscila entre 600 y 1200 mg de extracto de ajo por día. Para ponerlo en perspectiva, la reducción en la ingesta de sal típicamente produce una disminución promedio de 3,4 mmHg en la presión sistólica y 1,5 mmHg en la presión diastólica[134].

JENGIBRE

El jengibre parece tener beneficios para aliviar las náuseas asociadas con migrañas, las náuseas matutinas, el vértigo, el mareo por movimiento, entre otros síntomas. Además, se ha observado que el jengibre puede actuar como un anticoagulante leve, aunque no todos los estudios respaldan esta afirmación. Asimismo, se ha demostrado en dos estudios que el consumo de aproximadamente 500 mg al día de jengibre puede ayudar a

---

[133] Ried K, Travica N, Sali A. The effect of aged garlic extract on blood pressure and other cardiovascular risk factors in uncontrolled hypertensives: the AGE at Heart trial. *Integr Blood Press Control* 2016;9:9–21. doi:10.2147/IBPC.S93335

[134] Aburto NJ, Ziolkovska A, Hooper L, Elliott P, Cappuccio FP, Meerpohl JJ. Effect of lower sodium intake on health: systematic review and meta-analyses. *BMJ.* 2013;346:f1326. Publicado el 3 de abril de 2013. doi:10.1136/bmj.f1326

reducir el dolor en personas con artritis en comparación con aquellos que recibieron un placebo.

COENZIMA Q10 (COQ10)

Esta enzima, conocida también como ubiquinona debido a su ubicuidad en el cuerpo, desempeña un papel crucial en la creación de ATP, la unidad de energía fundamental para el organismo. Así, una mayor cantidad de CoQ10 facilita y acelera la producción de ATP por parte del cuerpo (siempre y cuando se disponga de los demás elementos necesarios). La suplementación con CoQ10 adicional puede contribuir a aliviar la **angina** (dolor de corazón), la **fibromialgia** y las **migrañas**.

La fibromialgia se caracteriza por ser un síndrome de dolor crónico que afecta a todo el cuerpo. El sistema nervioso se ve sobrecargado, intensificando aún más este dolor, lo que provoca fatiga a nivel celular tanto en el cuerpo como en el sistema nervioso. Se ha observado que los pacientes con fibromialgia tienen niveles más bajos de CoQ10, y la suplementación parece ser beneficiosa para combatir la fatiga asociada, el dolor y las cefaleas. En varios ensayos clínicos realizados con pacientes que sufren migrañas, se registró una reducción de más del 50% en la frecuencia de los dolores de cabeza en aproximadamente la mitad de los participantes. La dosis recomendada oscila entre 150 y 300 mg al día.

GINSENG

Existen dos tipos de ginseng, el americano y el asiático. Aunque pueden tener efectos similares, la investigación sobre el ginseng es limitada, especialmente en lo que respecta al ginseng americano, y su dosificación exacta y eficacia están poco establecidas. El ginseng puede contribuir a aumentar la libido, mejorar el rendimiento atlético y prevenir resfriados y gripes (siendo el ingrediente activo en COLD-FX). Además, puede ser beneficioso para aquellos que sufren de estrés y/o síndrome de fatiga crónica. Parece tener un efecto positivo en la modulación del sistema inmunológico y las hormonas corporales, mejorando así la función general del organismo.

SUPLEMENTOS NUTRICIONALES COMUNES

En general, los suplementos **son beneficiosos solo si hay deficiencia**. Tomar más de lo necesario rara vez tiene efectos nocivos: solo algunos podrían ser dañinos, y de esos, necesitarías tomar múltiples dosis simultáneas para alcanzar valores peligrosos. Estas también son sustancias que se encuentran en los alimentos, por lo que los cambios en la dieta pueden ayudar. A menos que se indique lo contrario, la información proviene de Healthnotes.

OMEGA-3

Nuestro cuerpo está equipado con numerosas enzimas encargadas de descomponer las sustancias en sus componentes básicos y ensamblar todas las moléculas complejas necesarias para su funcionamiento óptimo. La presencia suficiente de estos bloques fundamentales es esencial para el correcto funcionamiento de nuestro organismo. Estos componentes básicos se conocen como ácidos grasos esenciales y aminoácidos esenciales, además de vitaminas y minerales esenciales. Entre los ácidos grasos esenciales se destacan el ALA, DHA y EPA. Aunque técnicamente el DHA/EPA puede derivarse del ALA, el proceso no es muy eficiente, por lo que puede ser preferible obtener DHA/EPA por separado.

Existen numerosos estudios, aunque en su mayoría de baja calidad, sobre la suplementación con Omega-3 (aceite de pescado). Estas grasas desempeñan diversas funciones en el organismo, lo que puede conllevar múltiples efectos al suplementarlas. De particular interés es el papel que desempeñan en la fabricación de mensajeros químicos utilizados por el cuerpo para controlar la inflamación. La deficiencia de Omega-3 puede desencadenar una **inflamación** descontrolada. La suplementación puede ayudar a reducir la inflamación, prevenir la insuficiencia cardíaca, reducir los niveles de triglicéridos, disminuir la presión arterial y aliviar los síntomas de diversas afecciones como el lupus, la artritis reumatoide, la angina, la ansiedad, el asma, la aterosclerosis, la depresión, los dolores de cabeza, la enfermedad de Crohn, la dismenorrea, el eccema, la epilepsia, la esclerosis múltiple (EM), la obesidad, la osteoporosis, la psoriasis, la enfermedad de Raynaud, la esquizofrenia, las caries, entre otras.

En cuanto a la cantidad necesaria y recomendada de suplementos, no existe una respuesta definitiva. Es probable que obtengamos suficiente ALA en nuestra dieta, siendo los otros dos ácidos grasos los que posiblemente requieran suplementación. Las dosis diarias totales en el rango de 1.1-1.6 g parecen ser adecuadas, pero no hay un valor diario recomendado ni un mínimo para el componente DHA/EPA[135]. La mayoría de las investigaciones aún están en una fase preliminar, con dosis a menudo exageradas, como 3 g de DHA/EPA, lo que equivale a 10 g de aceite de pescado, una cantidad considerable. La mayoría de las personas que consumen esta cantidad lo hacen en forma de cucharaditas en lugar de tomar 10 cápsulas. Normalmente, se recomiendan 2 cápsulas al día para todos y de 4 a 6 cápsulas al día para aquellos que podrían tener deficiencia. Tomar los

---

[135] https://ods.od.nih.gov/factsheets/Omega3FattyAcids-HealthProfessional/

suplementos junto con otras vitaminas puede ser beneficioso, ya que algunas vitaminas son solubles en grasa y la presencia de grasa ayuda en su absorción.

Buenas fuentes dietéticas de DHA/EPA incluyen mariscos, semillas de lino, semillas de chía y nueces[136].

BORO

El boro, un elemento presente en cantidades traza en el cuerpo humano, no ha sido ampliamente aceptado como "esencial", aunque la investigación sugiere firmemente su necesidad. Existe una creciente evidencia que indica deficiencias de boro en nuestras dietas, lo cual podría explicar los efectos beneficiosos de la suplementación con este elemento, especialmente en casos de **artritis** y **reducción de la libido masculina**[137]. Las compañías que producen multivitaminas de alta calidad están incorporando el boro en sus formulaciones. Aunque la suplementación puede oscilar entre 1 y 12 mg, una dosis recomendada habitualmente es de 3 a 6 mg. Una revisión sistemática reciente realizada en 2019 concluyó lo siguiente:

"El boro tiene efectos positivos en diversos aspectos, como el crecimiento óseo, la regulación hormonal, la reducción del riesgo de ciertos tipos de cáncer, la mejora de la artritis y los síntomas de enfermedades cardíacas asociadas, así como en la aceleración de la cicatrización de heridas, la reducción del dolor en enfermedades ginecológicas y la prevención de cálculos renales. A pesar de la necesidad de una ingesta diaria de boro entre 1 y 3 mg en adultos, los síntomas de deficiencia, como artritis, amnesia, osteoporosis, enfermedades degenerativas y del cartílago blando, trastornos hormonales y disminución de la libido, siguen siendo comunes. Se

---

[136] https://www.healthline.com/nutrition/12-omega-3-rich-foods

[137] Pizzorno L. Nothing Boring About Boron. *Integr Med (Encinitas).* 2015;14(4):35-48.

recomienda su consumo como parte de una dieta equilibrada y como una alternativa adecuada a los medicamentos químicos comunes"[138].

Buenas fuentes dietéticas de boro incluyen el jugo de ciruela pasa, aguacate, pasas, duraznos, manzanas, peras, cacahuetes, frijoles y uvas[139].

VITAMINA D

En cuanto a la vitamina D, su principal función es regular el metabolismo del calcio en el cuerpo, facilitando su absorción y reduciendo su excreción. Además, se ha observado que la vitamina D desempeña un **papel crucial en el sistema inmunológico**, ya que la deficiencia de esta vitamina se ha asociado con una mayor incidencia de resfriados, eccema y enfermedades autoinmunes como la esclerosis múltiple[140]. También parece **influir en el sistema nervioso**, ya que la falta de vitamina D se ha relacionado con síntomas como dolor en la fibromialgia, dolor de espalda, convulsiones epilépticas y dolores de cabeza intensos. La suplementación con vitamina D ha demostrado ser beneficiosa para personas obesas, ayudando en la pérdida de peso y mejorando la función pancreática, lo que puede ser beneficioso para quienes padecen diabetes.

---

[138] Nikkhah S, Naghii M R. Medicinal Properties of Boron Supplementation on the Prevention and Treatment of Diseases: A Systematic Review. *cmja* 2019; 9 (3):3760-3779

[139] https://ods.od.nih.gov/factsheets/Boron-HealthProfessional/

[140] Sintzel MB, Rametta M, Reder AT. Vitamin D and Multiple Sclerosis: A Comprehensive Review. *Neurol Ther.* 2018;7(1):59-85. doi:10.1007/s40120-017-0086-4

Personalmente, experimenté un alivio significativo del dolor gracias a la suplementación con vitamina D. Aunque las dosis pueden llegar hasta 7,000 UI diarios (o 50,000 UI semanales) para casos de deficiencia severa, se recomienda una dosis de mantenimiento de 1,000 a 4,000 UI diarios. Dado que la vitamina D es soluble en grasa, es mejor tomarla con alimentos que contengan grasas. Por lo general, se presenta en cápsulas de aceite en lugar de tabletas.

Buenas fuentes dietéticas de vitamina D incluyen aceite de hígado de bacalao, salmón, atún, hígado de res, huevos y alimentos fortificados, como bebidas y cereales[141]. Además, pequeñas cantidades de vitamina D pueden ser sintetizadas por la piel cuando se expone a la luz solar UVB, aunque es importante tener en cuenta que la exposición excesiva a los rayos UVB puede aumentar el riesgo de cáncer de piel.

MAGNESIO

Este mineral esencial para el cuerpo ha sido asociado con una serie de condiciones, incluyendo arritmia cardíaca, presión arterial elevada, migrañas más frecuentes e intensas, síntomas nerviosos exacerbados, asma, TDAH, fatiga crónica, osteoporosis, calambres musculares, entre otros.

Sin embargo, es importante destacar que la suplementación de este mineral puede ser beneficiosa para tratar los calambres musculares causados por deficiencia, pero no necesariamente ayuda con los espasmos musculares protectores y tensos

---

[141]https://ods.od.nih.gov/factsheets/VitaminD-HealthProfessional/ , https://www.hsph.harvard.edu/nutritionsource/vitamin-d/

relacionados con el dolor crónico y la disfunción muscular, temas detallados en este libro.

El magnesio es uno de los minerales que las multivitaminas económicas a menudo contienen en una forma de calidad inferior. Mientras que el óxido de magnesio no se absorbe fácilmente, el citrato, cloruro, malato, lactato, L-treonato, taurato, orotato o glicinato de magnesio se absorben de manera más efectiva[142]. Las cremas de magnesio tópico, aparentemente, no tienen efecto en los niveles de magnesio. La dosis de suplementación puede variar de 200 a 600 mg. La cantidad diaria recomendada (CDR) es de 320 mg para mujeres y 420 mg para hombres.

Las fuentes dietéticas ricas en magnesio incluyen semillas de calabaza, semillas de chía, almendras, nueces de cajú, cacahuetes, frijoles negros, espinacas, papas con piel y arroz integral[143].

B12/FOLATO

La deficiencia de vitamina B12, también conocida como metocobalamina, está estrechamente relacionada con la anemia. Cuando se detecta, se suele recomendar la administración de B12 junto con ácido fólico y hierro. Dado que la deficiencia de B12 y de ácido fólico a menudo presentan síntomas similares, es común incluir ambos en la suplementación. Algunas funciones de la vitamina B12 están vinculadas al ácido fólico y la vitamina B6.

En términos de problemas crónicos, una deficiencia puede desencadenar **fatiga**, depresión, migrañas y **síntomas nerviosos** como hormigueo, entumecimiento y debilidad. He tratado a

---

[142]https://www.healthline.com/nutrition/magnesium-types
[143] https://ods.od.nih.gov/factsheets/Magnesium-HealthProfessional/

medio docena de pacientes con síntomas nerviosos bilaterales que inicialmente mejoraron con mi intervención, pero luego se estancaron, y solo lograron mejorar con la suplementación de B12. Una deficiencia de B12 también se asocia con una reducción en el recuento de espermatozoides, deterioro cognitivo y degeneración macular, que implica una pérdida de visión.

Cuando se detecta una deficiencia, generalmente se administran inyecciones para aumentar rápidamente los niveles. La suplementación rara vez se lleva a cabo sin incluir otras vitaminas B, ácido fólico y/o hierro. La cantidad diaria recomendada (CDR) de B12 es de 0.0024 mg/día, pero los suplementos suelen oscilar entre 0.003 y 3 mg/día, siendo típicamente alrededor de 1 mg/día. Tomar vitaminas B adicionales no resulta perjudicial, ya que simplemente se eliminan a través de la orina, lo que provoca que esta adquiera un color amarillo brillante.

Las buenas fuentes dietéticas de vitamina B12 son todos los productos de origen animal, lo que significa que los **veganos/vegetarianos suelen tener deficiencias a menos que tomen suplementos o consuman cereales, leches o bebidas fortificadas con B12**[144].

HIERRO

En cuanto al hierro, su deficiencia provoca anemia, lo que conlleva fatiga y agrava la depresión, el rendimiento atlético y el TDAH. El hierro ya no se incluye comúnmente en las multivitaminas. La suplementación no se recomienda de manera generalizada, ya que investigaciones más amplias sugieren que rara vez es necesario suplementar regularmente. Por lo general, la

---

[144] https://ods.od.nih.gov/factsheets/VitaminB12-HealthProfessional/ , https://www.healthline.com/nutrition/vitamin-b12-foods

suplementación solo se realiza después de detectar anemia mediante análisis de sangre y bajo supervisión médica.

Los suplementos de hierro más comunes en los supermercados suelen presentarse en forma de tónicos energéticos que contienen hierro y vitaminas B/ácido fólico. Estos suplementos pueden causar estreñimiento y calambres estomacales. El sulfato ferroso es la forma más recomendada. La CDR para el hierro es de 8 mg/día, pero en casos de deficiencia se suelen recomendar dosis de hasta 100 mg/día hasta que se resuelva.

Las buenas fuentes dietéticas de hierro incluyen la carne roja, los frijoles, las nueces, las frutas secas y el hígado[145].

ZINC

El zinc es un mineral **esencial** para la **reparación de lesiones**, ya que una deficiencia puede afectar significativamente la capacidad del cuerpo para sanar tendones y ligamentos. Además, la falta de zinc se relaciona con un sistema inmunológico debilitado e infertilidad masculina. Resulta interesante destacar que el zinc parece tener una acción directa contra los virus, razón por la cual se incluye en algunas pastillas para el resfriado (entre 13 y 25 mg, como gluconato de zinc, glicina o acetato, cada 2 horas). La ingesta dietética recomendada (IDR) de zinc es de 8 mg/día para mujeres y 11 mg/día para hombres. Cuando se suplementa con zinc, es común recomendar también cobre, en una toma separada, para evitar una deficiencia de este mineral (dado que el zinc afecta la absorción de cobre, hierro y fósforo). Los signos de deficiencia de cobre incluyen fatiga, debilidad, fragilidad ósea y sensibilidad al frío, entre otros.

---

[145] https://www.nhs.uk/conditions/vitamins-and-minerals/iron/

Buenas fuentes de zinc en la dieta incluyen mariscos (especialmente ostras), carne, legumbres, productos lácteos y semillas de calabaza[146].

MULTIVITAMÍNICOS

Por lo general, se recomienda a la mayoría de las personas tomar un multivitamínico. Incluso si no tienes una deficiencia específica, un multivitamínico básico podría ser beneficiosa, aunque las versiones más costosas tienden a ser más completas y pueden contener formas más absorbibles de los componentes (como el magnesio) y otros ingredientes beneficiosos adicionales (como la CoQ10). Si tu situación financiera lo permite, es recomendable invertir un poco más en un multivitamínico de mayor calidad, si es posible. Además, es posible que necesites suplementos adicionales además del multivitamínico, como vitamina D, magnesio, Omega-3, boro, hierro, entre otros. Aunque las dietas basadas en plantas tienen muchos beneficios y son ricas en nutrientes, incluso los vegetarianos pueden necesitar suplementos, como en el caso de la vitamina B12. Para aquellos que siguen una dieta saludable, suelo recomendar suplementos individuales en lugar de un multivitamínico, centrándome en vitaminas B y D, así como en omega-3.

---

[146] https://ods.od.nih.gov/factsheets/Zinc-HealthProfessional/

FUENTES CONFIABLES DE IN-FORMACIÓN

PÁGINA WEB	DESCRIPCIÓN
DrRamakko.com	Este es mi sitio web personal. En él, encontrarás varios videos y artículos. Además, tienes la opción de reservar sesiones virtuales conmigo para que pueda responder tus preguntas o recibir orientación en temas de salud.
triggerpoints.net	Puedes buscar dónde podrían estar escondidos los desagradables nudos musculares. El sitio web contiene ubicaciones comunes de nudos musculares y sus patrones de dolor referido. Puedes buscar por músculo o por la ubicación del dolor.
Drugs.com	Un recurso útil para cualquier medicamento que estés tomando. Incluye la dosis y los efectos secundarios comunes. Proporciona información sobre los signos que indican cuándo llamar a tu médico o acudir a urgencias. Es importante revisarlo para cada medicamento que tomes.
Healthnotes	Un recurso útil para obtener información sobre suplementos y plantas medicinales. Este cuenta con un sistema de calificación por estrellas que se basa en la fuerza de la evidencia. Proporciona detalles sobre el mecanismo de acción, la evidencia, la dosis, las interacciones y los efectos secundarios. https://www.nutriadvanced.co.uk/healthnotes/
Mayo clinic, Cleveland clinic, etc.	Algunos hospitales o clínicas crean recursos y folletos para los pacientes. Tanto la Clínica Mayo como la Clínica Cleveland tienen información de nivel básico bastante buena en sus respectivos sitios web. Si busco un diagnóstico en Google y aparece uno de sus sitios, a menudo envío ese enlace por correo electrónico a un paciente.

NHS	El NHS es el sistema de salud del Reino Unido y los hospitales individuales crean folletos para los pacientes. Yo busco en Google: "(nombre de la condición de salud) folleto NHS" y generalmente tengo una selección de folletos adecuados para proporcionar a los pacientes con consejos de cuidado en el hogar y/o ejercicios.
Bob & Brad	Hay mucho contenido excelente en YouTube, y he elegido este canal como ejemplo. Este canal está dirigido por un par de fisioterapeutas que comparten ejercicios y estiramientos que han ayudado a sus pacientes. Observa su uso del lenguaje, como "Encuentro que esto ayuda a algunos de mis pacientes" o "A veces hago que mi paciente haga esto", etc. No todos los ejercicios son perfectos para todos o para todas las condiciones.
Physiopedia	Este es un recurso para fisioterapeutas, pero cualquier persona puede buscar en Google "condición+physiopedia" para encontrar su artículo sobre cómo diagnosticar y tratar la afección. Personalmente, me encuentro utilizando este recurso de manera semirregular.
UWS CSPE Protocols and Care Pathways	Estos son los estándares clínicos, protocolos y recursos educativos de la Universidad de Western States. Se trata de documentos detallados basados en la mejor evidencia disponible. Describen cómo diagnosticar y tratar diversas afecciones. Similar a Physiopedia en el sentido de que está dirigido a profesionales de la salud. https://www.uws.edu/cspe-protocols-care-pathways/
Harvard's Nutrition Source	Este es un recurso nutricional basado en investigaciones destinado al público en general.
NIH Office of Dietary Supplements	Este recurso nutricional se basa en investigaciones y está dirigido tanto al público en general como a los profesionales de la salud.

PARTE 3
REGIÓN POR REGIÓN

CEFALEAS

Hay más de 200 tipos o variantes de cefaleas según la clasificación de la Sociedad Internacional de Cefaleas. Estas cefaleas presentan síntomas superpuestos y sus manifestaciones pueden variar entre pacientes[147]. Afortunadamente, la mayoría de las cefaleas primarias se dividen en dos tipos principales: cefaleas de tensión y migrañas. El término "primario" se refiere al hecho de que el dolor, en última instancia, proviene del cerebro o del tronco cerebral. Después de abordar estos tipos, procederé a discutir brevemente las cefaleas posconmocionales, así como tres tipos de cefaleas secundarias, en las cuales el dolor proviene de estructuras cercanas.

El enfoque se centrará en las cefaleas crónicas; no obstante, es importante señalar que la aparición repentina de un nuevo tipo de cefalea o una cefalea que empeora progresivamente, acompañada de convulsiones, dificultad para hablar, tragar o expresarse facialmente, entre otros síntomas, son motivos serios de preocupación. El primero puede ser un indicio de una hemorragia cerebral, a menudo denominada cefalea en trueno debido a su aparición súbita y su gravedad extrema, descrita frecuentemente como la peor cefalea experimentada. Por otro lado, el último puede ser un indicio de un tumor cerebral. Si experimentas alguno de estos síntomas, o si un ser querido los presenta, busca ayuda profesional de inmediato. En caso de signos de una

---

[147] Headache Classification Committee of the International Headache Society (IHS) The International Classification of Headache Disorders, 3rd edition. *Cephalalgia*. 2018;38(1):1-211. doi:10.1177/0333102417738202

hemorragia cerebral, solicita asistencia médica de emergencia sin demora.

MIGRAÑAS

Al menos la mitad de las personas que consultan en mi clínica con síntomas de migraña en realidad padecen otro tipo de cefalea. Las migrañas solo representan el 10% de las cefaleas primarias. Por otro lado, las cefaleas de tensión son aproximadamente 4 veces más comunes y pueden presentar síntomas similares a los de la migraña, especialmente cuando son crónicas. Aunque existen características únicas de las migrañas, algunas no son consistentes en todos los casos, y otras se comparten con otros tipos de cefaleas[148]. Se ha observado un componente genético en las migrañas, que tienden a ser heredadas en las familias. Una característica definitoria de las migrañas es la dificultad para aliviar los síntomas con analgésicos comunes; aquellos que pueden tomar un Advil y continuar con sus actividades probablemente sufran de otro tipo de cefalea. Además, las personas que padecen migrañas también pueden experimentar cefaleas de tensión.

Las migrañas suelen iniciarse con un desencadenante, que puede variar entre las personas e incluir factores como el estrés muscular, ciertos alimentos, la cafeína, la falta de sueño, medicamentos, cambios climáticos o hormonales, entre otros. Una migraña típica consta de 3-4 fases una vez desencadenada.

La fase prodrómica (o precefalea) implica la preparación del cerebro y el sistema nervioso para la fase principal de la migraña. Esta etapa puede durar horas o incluso días, y los síntomas

---

prodrómicos suelen involucrar el sistema nervioso simpático y/o parasimpático, responsables de la respuesta de lucha/huida y descanso/digestión del cuerpo, respectivamente. Los síntomas varían considerablemente entre las personas, y algunos pueden no reconocer los signos de esta fase. **Identificar la fase prodrómica es crucial para el manejo de las migrañas.** Los síntomas comunes incluyen fatiga, bostezos, irritabilidad, cambios en la energía o el estado de ánimo, rigidez muscular, necesidad frecuente de orinar, náuseas, antojos de alimentos, dificultad para hablar o leer, sensibilidad a la luz o al sonido, dilatación ocular, sudoración, picazón, entre otros.

Las migrañas son conocidas por su resistencia a los medicamentos una vez que la cefalea está en marcha. Sin embargo, abortar la migraña durante la fase prodrómica es posible. Puede ser tan simple como tomar un analgésico de venta libre o aplicar calor o frío, descansar, mantenerse hidratado, comer algo, buscar un ambiente tranquilo y reducir el estrés. Superar la fase prodrómica es crucial para sobrevivir a la cefalea principal.

La segunda fase de la migraña suele solaparse parcialmente con la fase prodrómica y se denomina fase de "aura". Las migrañas pueden presentarse tanto con aura como sin ella. Si experimentas un aura, este constituye un rasgo más específico de las migrañas. Pero, ¿qué implica exactamente un "aura"? Al igual que la mayoría de las manifestaciones hasta ahora mencionadas, puede variar entre individuos, pero se trata de una alteración visual que puede incluir estrellas, destellos, sombras, colores, entre otros. Esta fase suele tener una duración de entre 5 minutos y una hora.

Ahora entramos en la etapa principal de la cefalea. Más a menudo se manifiesta de manera unilateral por encima o detrás de un ojo. Se describe frecuentemente como pulsátil, con sensibilidad a la luz y/o al sonido, y con una resistencia extrema a los medicamentos. Es necesario simplemente descansar hasta que la cefalea remita. Esta fase puede prolongarse de 4 a 72 horas.

La última fase es el postdromo. Esta etapa se asemeja a una resaca de migraña. Dado que no es particularmente dolorosa, suele malinterpretarse. Los síntomas típicos pueden incluir: fatiga, dolores musculares, rigidez en el cuello, confusión mental, problemas digestivos, dolor de cabeza o malestar leve, sensación de hambre o sed, cambios de humor, entre otros. Continuando con la tendencia de que los síntomas varían entre las personas, algunas pueden sentirse eufóricas o llenas de energía. El postdromo puede durar de 24 a 48 horas.

En primer lugar, es importante identificar tus desencadenantes y, en segundo lugar, reconocer los signos de tu fase prodrómica. Si estos no son evidentes, llevar un diario de tus sensaciones y acciones puede ser útil. Registrar todas las comidas y meriendas puede ayudarte a identificar desencadenantes alimentarios. Una vez que identifiques tu desencadenante, trata de evitarlo (desafortunadamente, la mayoría de los desencadenantes de las personas están relacionados con el trabajo). Si identificas tus síntomas durante la fase prodrómica, puedes comenzar a tratarlos de manera efectiva. Evita tomar analgésicos durante una cefalea de migraña; es mejor tomarlos en la fase prodrómica para que sean efectivos. Un simple acetaminofén, Tylenol, Excedrin, Advil o ibuprofeno pueden funcionar. Un masaje ligero o tomar un largo descanso o una siesta también pueden ser efectivos. Descubre qué pequeñas acciones puedes realizar durante la fase prodrómica para abortar tu migraña. Conozco a dos personas que, si reciben ajustes quiroprácticos durante la fase prodrómica, no tienen la migraña completa.

En tercer lugar, puedes probar medicamentos o tratamientos entre los ataques de migraña para reducir su frecuencia y/o gravedad. Esto puede incluir Botox en la cara, ajustes quiroprácticos, yoga, meditación guiada, asesoramiento de salud mental, masajes, CoQ10, omega-3, cambios en la dieta, medicamentos recetados, entre otros. Destacaré la suplementación de CoQ10 y omega-3. En la mayoría de las personas que sufren de migrañas, el CoQ10 reduce la frecuencia de las cefaleas en más del

50% y parece también reducir la intensidad y duración[149,150]. Los efectos de la suplementación con omega-3 parecen ser menos consistentes (probablemente depende de si la población de muestra es deficiente o no), pero hay indicios de que ayuda con la duración del dolor de cabeza y posiblemente con la intensidad y frecuencia[151,152]. Vale la pena mencionar que algunos han experimentado cierto alivio con el Botox, pero todos parecían obtener más alivio a través de un tratamiento exhaustivo de los músculos de la mandíbula y el cuello.

CEFALEAS DE TENSIÓN

Voy a abordar las cefaleas de tensión y el dolor provocado por puntos gatillo miofasciales referidos a la cabeza y la cara en una misma sección, ya que suelen presentarse de manera conjunta y diferenciarlos resulta poco común. Las cefaleas de tensión se caracterizan por una sensación opresiva, similar a la tensión, a

---

[149] Shoeibi A, Olfati N, Soltani Sabi M, Salehi M, Mali S, Akbari Oryani M. Effectiveness of coenzyme Q10 in prophylactic treatment of migraine headache: an open-label, add-on, controlled trial. *Acta Neurol Belg*. 2017;117(1):103-109. doi:10.1007/s13760-016-0697-z

[150] Sazali S, Badrin S, Norhayati MN, Idris NS. Coenzyme Q10 supplementation for prophylaxis in adult patients with migraine-a meta-analysis. *BMJ Open*. 2021;11(1):e039358. Publicado el 5 de junio de 2021. doi:10.1136/bmjopen-2020-039358

[151] Maghsoumi-Norouzabad L, Mansoori A, Abed R, Shishehbor F. Effects of omega-3 fatty acids on the frequency, severity, and duration of migraine attacks: A systematic review and meta-analysis of randomized controlled trials. *Nutr Neurosci*. 2018;21(9):614-623. doi:10.1080/1028415X.2017.1344371

[152] Ramsden C E, Zamora D, Faurot K R, MacIntosh B, Horowitz M, Keyes G S et al. Dietary alteration of n-3 and n-6 fatty acids for headache reduction in adults with migraine: randomized controlled trial *BMJ* 2021; 374 :n1448 doi:10.1136/bmj.n1448

menudo descrita como un apretón doloroso. Se manifiestan típicamente como una banda alrededor de la cabeza o iniciando en la parte posterior de la misma y extendiéndose hacia arriba, pasando por encima de un ojo o ambos. Estas cefaleas son parientes cercanas de la migraña y, en casos severos, pueden mimetizar sus síntomas, incluyendo pulsaciones y/o sensibilidad a la luz o al sonido. Afortunadamente, las cefaleas de tensión suelen responder a tratamientos en cierta medida. El trabajo muscular en el cuello o la medicación pueden aliviar los síntomas, mientras que en el caso de una migraña genuina, el alivio es más difícil una vez que ha comenzado el episodio. Con las cefaleas de tensión, es posible seguir adelante, mientras que con una migraña auténtica, resulta más complicado.

Estas cefaleas de tensión tienen su origen en última instancia en el cerebro, pero están estrechamente relacionadas con el dolor muscular, la tensión y la incomodidad en el cuello, los hombros y/o la mandíbula. Imagina que estás bajo estrés (seguramente no necesitas imaginar demasiado), en ese caso podrías apretar la mandíbula o encoger los hombros hacia las orejas. Si estos músculos permanecen tensos durante un período prolongado, desarrollarán sensibilidad dolorosa o incluso puntos gatillo miofasciales. El dolor asociado con estos puntos gatillo y la tensión muscular viajan a través del tronco cerebral, siendo más sensibles en aquellos que sufren de cefaleas de tensión, lo que puede explicar el patrón de dolor en los lados de la cabeza y la frente. Tratar el dolor muscular o el estrés puede aliviar significativamente el dolor de cabeza. Romper este ciclo eliminando los nudos musculares puede conducir a la desaparición del dolor de cabeza. Evitar que estos nudos musculares se reformen puede llevar a una reducción sustancial de los dolores de cabeza. En mi consulta, es común observar que pacientes que padecen cefaleas de tensión crónicas (más de 15 días al mes) logren reducir significativamente su frecuencia a prácticamente ninguna cefalea al mes (0-3 episodios). Sin embargo, como en todo, algunos casos pueden resultar más desafiantes que otros.

Las imágenes adjuntas muestran algunas ubicaciones comunes de los puntos gatillo musculares. Puedes consultar la sección sobre la mandíbula para obtener información sobre el tratamiento de los músculos de esa área.

Common Headache Muscle Knots 1

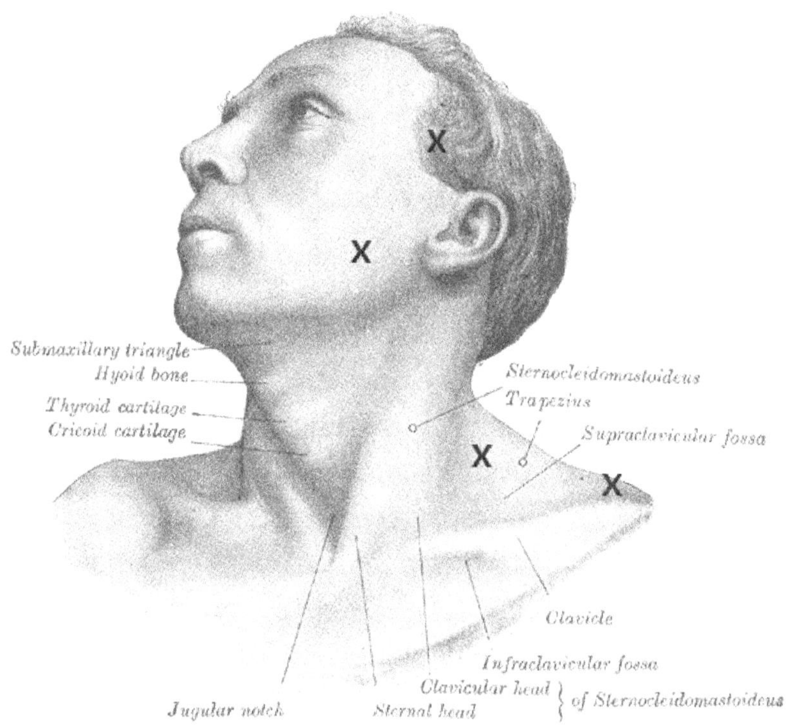

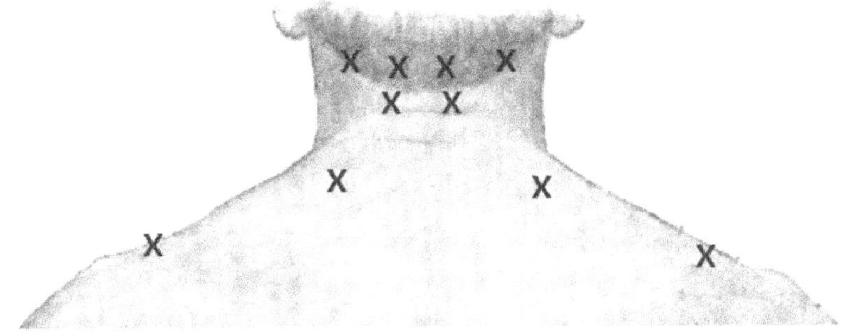

CEFALEAS CERVICOGÉNICAS

La región cervical de la columna corresponde al cuello. Las articulaciones cervicales pueden desencadenar dolores de cabeza y mareos o inestabilidad, aunque esta condición es menos común que las migrañas y las cefaleas tensionales. A menudo, existe una superposición con las cefaleas tensionales y/o el dolor referido por puntos gatillo musculares. Este tipo de dolor de cabeza suele manifestarse tras una lesión por latigazo cervical y puede persistir hasta que se trate o rehabilite adecuadamente el cuello. Si experimentas sensibilidad en el cuello, problemas de inestabilidad, has sufrido una lesión en el cuello o tienes antecedentes de dolor cervical, es posible que este sea tu tipo de dolor de cabeza. Te recomiendo consultar la sección dedicada al cuello en este libro para obtener más información, ya que el origen del problema radica en el cuello y, una vez que se mejore esta área, es probable que desaparezca el dolor de cabeza.

CEFALEAS POSCONMOCIONALES CRÓNICAS

Los síntomas posconmocionales surgen tras una lesión cerebral traumática (LCT)[153]. Por lo general, el dolor de cabeza inicial y otros síntomas se resuelven en un lapso de 10 a 30 días para la mayoría de los casos. Este dolor de cabeza inicial, siempre y cuando no haya una hemorragia cerebral significativa, se origina por el daño cerebral, el cual debe sanar antes que cualquier otro tratamiento. Según las recomendaciones actuales, una vez descartada la hemorragia cerebral, se aconseja descansar y/o realizar actividades suaves hasta sentir una mejoría considerable. Sin embargo, este libro se enfoca en los problemas crónicos, por lo tanto, profundizaremos en los síntomas posconmocionales crónicos.

Los síntomas crónicos comunes incluyen dolor de cabeza, fatiga y mareos/inestabilidad, presentando una considerable superposición con las cefaleas de tensión y las cefaleas cervicogénicas. El tratamiento para los dolores de cabeza crónicos posconmocionales puede ser más sutil y desafiante en comparación con una cefalea de tensión estándar, dado que los puntos gatillo musculares involucrados no son los mismos. Aunque puedo parecer pro-quiropráctico en este libro, mi objetivo es ser más pro-solución, y simplemente estoy más familiarizado con los tratamientos conservadores.

En este sentido, destaco el trabajo del Dr. Phillip M. Steele, quien utiliza imágenes de ultrasonido para detectar asimetrías menores en los músculos profundos del cuello y emplea

---

[153] Permenter CM, Fernández-de Thomas RJ, Sherman Al. Postconcussive Syndrome. [Updated 2022 Aug 29]. In: StatPearls [Internet]. Treasure Island (FL): *StatPearls Publishing*; 2023 Jan. Available from: https://www.ncbi.nlm.nih.gov/books/NBK534786/

inyecciones anestésicas suaves para mejorar la simetría, obteniendo resultados razonablemente buenos. Existe un subconjunto de quiroprácticos que se enfocan exclusivamente en el cuello superior, y algunos pacientes con dolor de cabeza persistente pueden encontrar algo de alivio con este enfoque. Sin embargo, es importante ejercer precaución, ya que si bien los quiroprácticos pueden proporcionar cierto alivio, es fácil caer en un patrón de dependencia si no se combinan con tratamiento de tejidos blandos, ejercicios de equilibrio, ejercicios oculares y/o reentrenamiento neuromuscular.

Particularmente, los músculos y la fascia alrededor del cráneo pueden desempeñar un papel en los síntomas, por lo que las "técnicas craneales" pueden resultar beneficiosas. Es importante recordar que la lesión cerebral inicial ha sanado y que ahora es necesario reentrenar tanto el cerebro como el cuerpo. La extensión y el tipo exacto de reentrenamiento pueden variar de persona a persona. Por ejemplo, si los ojos no funcionan correctamente, es necesario reentrenar el control ocular; si los movimientos del cuello causan inestabilidad o mareos, puede ser necesario corregir la información que el cuello envía al cerebro.

Es posible que la lesión cerebral haya afectado el sentido de la ubicación de los pies, por lo que es necesario practicar el equilibrio con los ojos cerrados para recuperar este sentido. En mi experiencia, el enfoque más común para los síntomas crónicos posconmocionales es tratarlos como si fueran cefaleas de tensión, problemas de mandíbula o necesidades de rehabilitación del cuello similares a un latigazo cervical, y complementar con técnicas craneales. Además, añado ejercicios más especializados según sea necesario.

Los pacientes pueden responder bien a los tratamientos pasivos, pero pueden ser reacios a realizar ejercicios, los cuales pueden resultar difíciles o frustrantes. Es importante comprender que el cerebro tiende a evitar actividades en las que no se siente competente. Sin embargo, los ejercicios son fundamentales para que los tratamientos sean efectivos y perdurables.

CEFALEAS SINUSALES

Los senos paranasales son poco comprendidos por la mayoría de la sociedad, a pesar de constituir cámaras huecas en el interior del cráneo. A menudo, las imágenes no logran comunicar su naturaleza tridimensional. Estos espacios producen moco que se canaliza hacia la cavidad nasal, es decir, nuestra nariz. Ubicadas en la frente, debajo y detrás de los ojos, así como en las mejillas, estas cavidades sinusales son fundamentales para nuestra salud respiratoria.

Cuando se produce acumulación de moco dentro de un seno, puede aumentar la presión, desencadenando cefaleas, generalmente localizadas directamente sobre la ubicación del seno afectado. Los problemas sinusales crónicos suelen estar asociados con alergias y/u obstrucciones.

Si la obstrucción es un pólipo, es decir, un crecimiento no canceroso en el revestimiento del seno, la tomografía computarizada (TC) puede identificarlo y luego puede ser extirpado mediante cirugía. En el caso de que exista una obstrucción relacionada con la abertura del seno, esta puede ser ampliada mediante intervención quirúrgica. Otra opción es la dilatación mediante un globo dentro de la cavidad sinusal para tratar el revestimiento y facilitar el drenaje.

Consultar a un otorrinolaringólogo (ENT) suele ser el primer paso hacia la solución de estos problemas.

¿TODOS LOS PROBLEMAS DE LOS SENOS NASALES REQUIEREN CIRUGÍA?

No, incluso si hay pólipos, estos podrían no estar causando tus problemas y muchas personas tienen problemas sin pólipos.

¿Existen tratamientos para la congestión crónica/post goteo nasal/dolor de cabeza sinusal no relacionados con pólipos? Sí. En primer lugar, algo más de anatomía. La cavidad nasal en sí misma está dividida en 3 regiones/espacios conectados en cada lado. Entonces, además de los 8 senos que drenan en la cavidad nasal, tenemos 6 espacios dentro de la cavidad nasal. Los problemas crónicos son un problema de irritación y/o un problema de drenaje. ¿Qué podemos hacer sin cirugía?

Una opción son las técnicas craneales y/o puntos de acupresión: se aplica una fuerza suave pero firme a los huesos del cráneo. Esta presión parece ser capaz de aliviar los síntomas de congestión o dolores de cabeza en algunas personas. Hay algunos puntos en la cara directamente relacionados con sus senos cercanos y hay movimientos craneales que involucran una fuerza más cortante a través del cráneo. Algunos practicantes dicen erróneamente que están moviendo los huesos del cráneo, e incluso puede sentirse de esa manera con la forma en que la presión parece liberarse, pero las articulaciones del cráneo son articulaciones fibrosas firmes que eventualmente se calcifican a medida que envejecemos. Vea las imágenes cercanas para conocer los puntos de presión comunes y un procedimiento común de fuerza de corte para probar. Normalmente puedes sentir la diferencia en lo fácil que es respirar después de uno o dos respiraciones. Si sientes alivio, pruébalo durante 10 respiraciones y ve cuánto dura el alivio. Lamentablemente, este alivio parece ser más temporal, pero si es efectivo para ti, úsalo tanto como quieras. En lugar de presión, también se pueden usar agujas de acupuntura. Este tipo de tratamiento puede ser realizado por osteópatas, quiroprácticos, fisioterapeutas, masajistas, naturópatas o acupunturistas, pero es posible que no todos estén capacitados en dicho procedimiento, así que llame con anticipación.

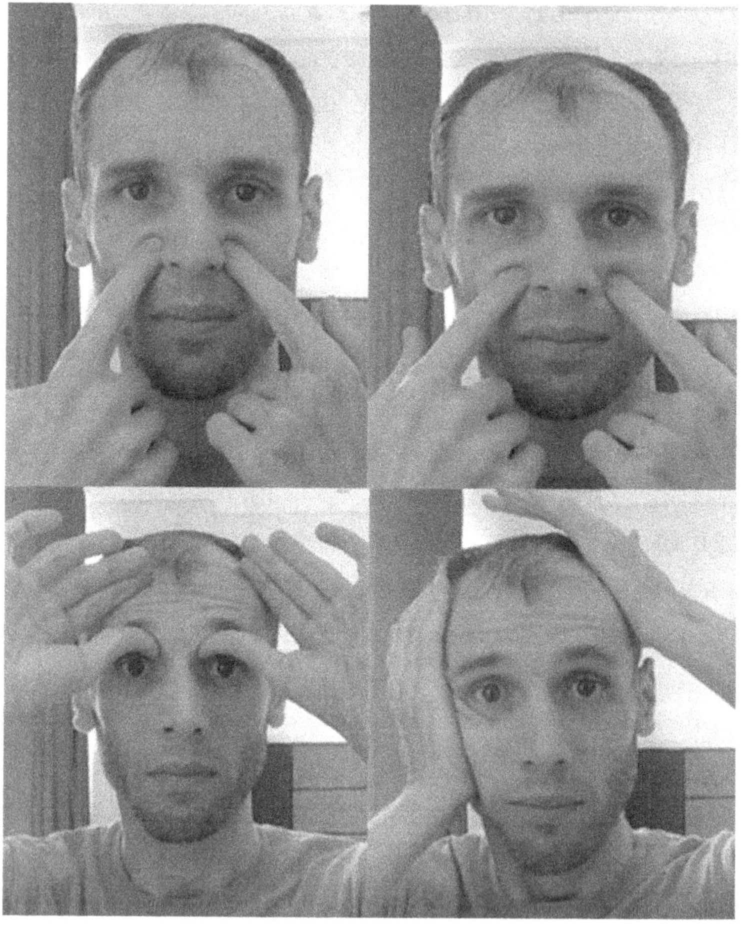

Otro tipo de tratamiento involucra la Técnica Específico Nasal, pero existen tratamientos similares con nombres ligeramente diferentes. La similitud es que todos implican colocar un pequeño globo en la cavidad nasal e inflarlo rápidamente. Esto podría parecer muy similar a un procedimiento quirúrgico donde un médico inserta un globo en un seno que requiere ensanchar la abertura entre el seno y la cavidad nasal. Frustrantemente, harán la versión más extrema pero no usarán el tratamiento con globo para la cavidad nasal. Mientras que un globo en la nariz no ayudará a un pólipo en el seno, he encontrado que aproximadamente el 80% de mis pacientes experimentan un alivio significativo con esta técnica. Los quiroprácticos y osteópatas han estado utilizando esta técnica durante décadas. Mi teoría es que ayuda a aflojar cualquier bloqueo físico que pueda estar afectando el drenaje en la cavidad nasal. También masajea todos los tejidos blandos dentro de la cavidad. Algunos quiroprácticos afirman que funciona moviendo/desplazando y/o aflojando los huesos del cráneo. Algunos afirman que el beneficio proviene de un mejor flujo de líquido cefalorraquídeo debido a una mejor movilidad articular entre los huesos craneales, pero prácticamente no hay apoyo para esta explicación. Creo que la presión que afecta mecánicamente el revestimiento de la cavidad nasal de tal manera que el drenaje normal de los senos puede reanudarse es más probable.

Otro posible tratamiento no quirúrgico es mediante el uso de Argyrol: un químico antiséptico (antimicrobiano). Alguno se coloca en un hisopo que luego se inserta en la cavidad nasal media que estimula el drenaje de los senos conectados. El tratamiento recomendado es de 1 a 3 sesiones en aproximadamente una semana. Cada tratamiento lleva unos 20-30 minutos. Nada sucede durante los primeros 5 minutos y luego comenzará el drenaje. Normalmente, esto lo realiza un naturópata, pero los osteópatas o quiroprácticos pueden estar familiarizados con ello.

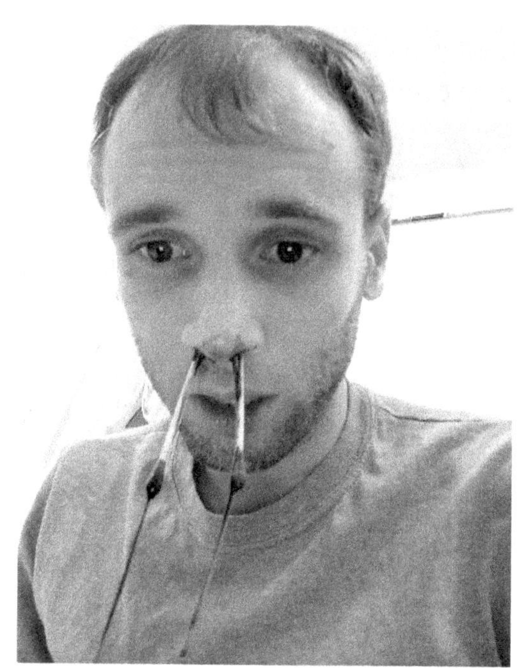

BRANDON RAMMAKO

PRESIÓN EN EL OÍDO

La presión en el oído puede estar relacionada con causas de mareo crónico, dado que los órganos del equilibrio se encuentran en esa región; sin embargo, también puede no estar vinculada. En caso de pérdida de audición y/o sensación de que la habitación gira, se sugiere consultar la sección de mareos del libro. Si el único síntoma es la presión en el oído o la sensación de estallido en el oído, este problema podría deberse a líquido persistente en el oído debido a una infección. Para mejorar el drenaje del oído, es necesario abrir la trompa de Eustaquio, la cual conecta el oído interno con la parte posterior de la nariz/garganta. El tratamiento específico nasal mencionado en la última sección puede ser suficiente para ejercer presión sobre los tejidos involucrados. Un médico, naturópata, osteópata o quiropráctico puede intentar acceder a la parte posterior de la garganta y hacia arriba para liberar/relajar los músculos que controlan la apertura de la trompa, lo cual puede favorecer el drenaje. Si la sensación de plenitud en el oído cambia con rotaciones de cuello, entonces trabajar en los músculos del cuello superior (particularmente en la parte delantera) y la mandíbula a veces puede proporcionar resolución/alivio.

TINNITUS

El tinnitus, definido como la percepción de un sonido de timbre en los oídos, suele manifestarse con mayor intensidad después de exposición a ruidos muy fuertes, lo que puede ocasionar daño auditivo. Es recomendable realizar una evaluación auditiva si se experimentan zumbidos en los oídos. En ocasiones, el uso de un audífono o máquinas de ruido blanco puede resultar beneficioso. Si el tinnitus aparece de forma reciente sin exposición a ruidos intensos como desencadenante, especialmente si está asociado a vértigo o mareos, se recomienda consultar a un médico para una evaluación. Algunos tipos de tinnitus pueden variar en intensidad con los movimientos del cuello, y el tratamiento o rehabilitación del mismo puede reducir la intensidad del zumbido en los oídos[154]..

---

[154] Sanchez TG, Rocha CB. Diagnosis and management of somatosensory tinnitus: review article. *Clinics* (Sao Paulo). 2011;66(6):1089-1094. doi:10.1590/s1807-59322011000600028

MAREO

Existen diversos tipos de mareos: una sensación de giro o movimiento, inestabilidad y mareos. Las causas pueden ser aún más variadas. Dos escenarios que se tratan fácilmente de manera conservadora son el vértigo posicional paroxístico benigno (VPPB) y el mareo cervicogénico, los cuales abordaremos aquí.

El vértigo posicional paroxístico benigno (VPPB) ocurre cuando pequeños cristales o piedras alcanzan el aparato del oído interno encargado de detectar el movimiento de la cabeza (canales semicirculares). Cuando la cabeza se mueve, estos cristales provocan una sensación de movimiento continuo que dura de 10 a 15 segundos antes de asentarse nuevamente. Al adoptar una secuencia específica de posiciones con la cabeza, es posible persuadir a los cristales para que salgan del canal, eliminando así los síntomas. La maniobra de Epley, dirigida al canal con mayor probabilidad de contener cristales, es el conjunto de posiciones más típico. En casos menos comunes, pueden ser necesarios otros dos conjuntos de movimientos si los cristales están presentes en otros canales. El VPPB presenta síntomas característicos: estos se reproducen con el movimiento de la cabeza, tienen una duración inferior a un minuto y generan una sensación de movimiento giratorio, sin síntomas auditivos asociados. Aunque puede afectar a cualquier persona, los factores de riesgo incluyen ser mujer, deficiencia de vitamina D, osteoporosis, migrañas, traumatismo craneal y alto colesterol[155].

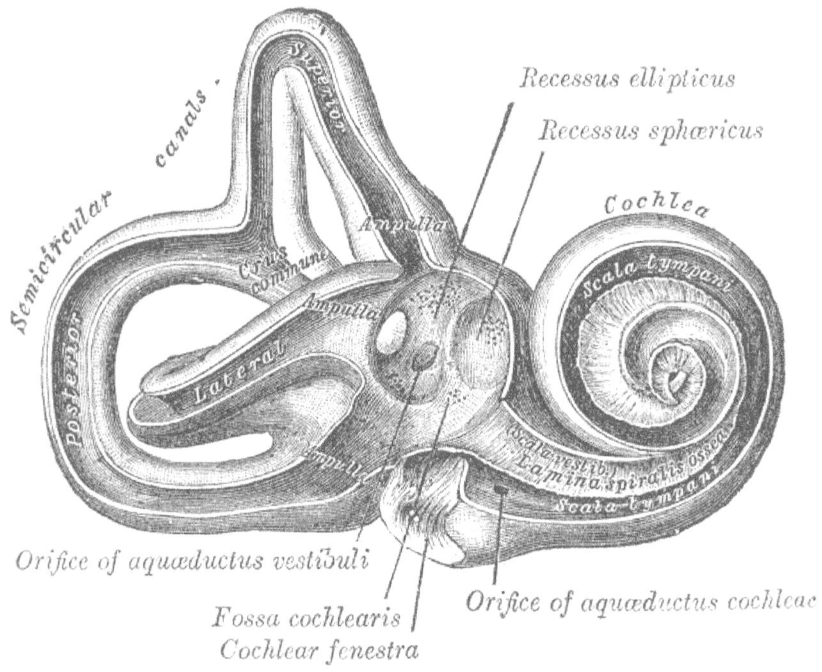

El mareo cervicogénico es una sensación de mareo o inestabilidad causada por el cuello. La información sobre la posición y movimiento del cuello se envía al tronco cerebral, junto con la información visual de los ojos y la información de equilibrio y movimiento del oído interno. Si hay discrepancias en esta información, puede afectar el sentido de equilibrio y la coordinación ocular. Una lesión en el cuello puede resultar en el envío de información defectuosa al tronco cerebral, lo que puede ser la causa de los síntomas. Un quiropráctico o fisioterapeuta puede ayudar mediante la movilización y rehabilitación del cuello. Los

---

[155] Chen J, Zhao W, Yue X, Zhang P. Risk Factors for the Occurrence of Benign Paroxysmal Positional Vertigo: A Systematic Review and Meta-Analysis. *Front Neurol.* 2020;11:506. Publicado el 23 de junio de 2020. doi:10.3389/fneur.2020.00506

síntomas suelen empeorar por la noche cuando el cerebro está fatigado.

Otro tipo de inestabilidad es básicamente falta de práctica. Nuestras habilidades disminuyen con el tiempo si no las practicamos regularmente. Si la variedad de movimientos es limitada, nuestro cuerpo puede olvidar cómo realizarlos. Recuerdo un caso en el que un hombre mayor, en sus primeros 80 años, se quejaba de seguir cayéndose. Después de visitar a un neurólogo, se concluyó que no había nada malo con él. Había realizado todos los ejercicios de equilibrio que encontró en YouTube o que le asignaron los fisioterapeutas a sus amigos, pero aún así perdía el equilibrio ocasionalmente. Cuando revisé su equilibrio utilizando pruebas estándar, no presentaba problemas, pero había practicado esas pruebas. Podía mantenerse fácilmente en un pie durante 60 segundos debido a la práctica diaria. Entonces le pregunté en qué situación se había caído por última vez, y tratamos de replicarla en mi consulta. Estaba girando y alcanzando los estantes sobre su fregadero, y tuve que sostenerlo para evitar que se cayera. Practicamos ese movimiento y también entrar y salir del automóvil. Incluso practicamos mientras lo empujaba de manera aleatoria. Si podía mantener el equilibrio cuando lo empujaba de forma inesperada, ¡entonces debería poder hacerlo en condiciones normales! Solo tomaron quizás 4-6 visitas antes de que dijera que finalmente se sentía seguro con su equilibrio nuevamente.

CUELLO

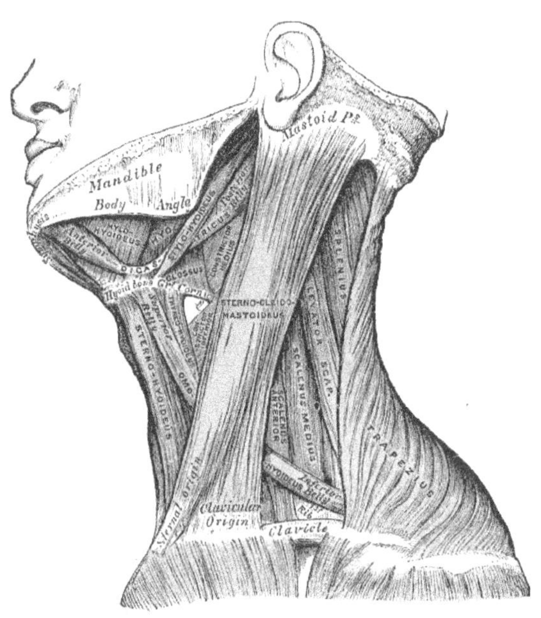

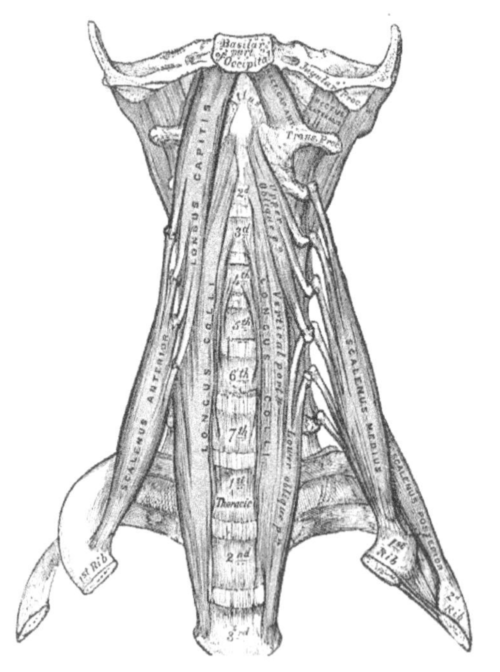

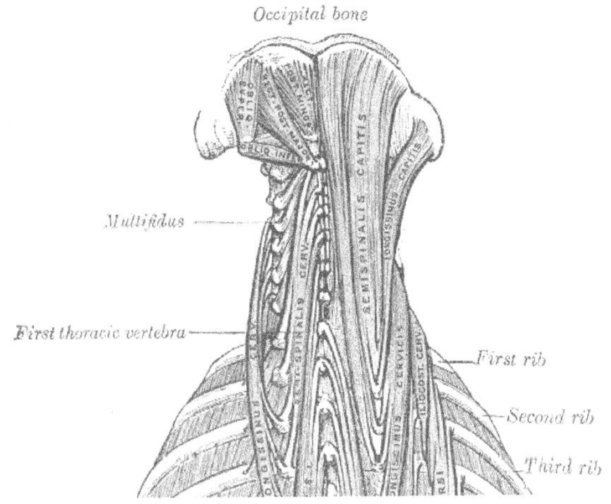

El dolor de cuello puede estar estrechamente relacionado con dolores de cabeza, dolor de mandíbula, presión en los oídos, mareos, dolor de hombros, dolor de brazos y dolor de manos. Por lo tanto, es importante consultar también esas secciones. Para comenzar, es fundamental hablar sobre la anatomía del cuello.

Desde una perspectiva funcional, se puede argumentar que toda la columna actúa en conjunto. Sin embargo, de manera más específica, el movimiento del cuello implica el cráneo (etiquetado como C0), las vértebras cervicales (etiquetadas como C1-C7) y las primeras vértebras superiores de la espalda (etiquetadas como T1-T4). Las vértebras superiores poseen características únicas, incluyendo un conjunto diferente de músculos y una forma distinta. Esta región del cuello frecuentemente está implicada en dolores de cabeza cervicogénicos, dolores de cabeza tensionales, dolor por latigazo cervical e inestabilidad.

C1 es un anillo, y C2 tiene una protuberancia ósea que sobresale por la parte superior, con la cual C1 hace contacto. C1 puede rotar alrededor de esta prominencia ósea, siendo esta articulación la responsable de la mayor parte de la rotación del cuello.

C1 se conoce como el atlas, ya que sostiene el mundo (es decir, la cabeza), mientras que C2 se llama el eje, sobre el cual rota la cabeza. Las vértebras T1-T4 son generalmente más rígidas debido a su conexión con las costillas 1-4.

En cuanto a la estructura de las vértebras cervicales, la mayoría se asemejan y funcionan de manera similar a las vértebras en el resto de la columna. Cada lado tiene dos articulaciones cerca de la parte posterior, mientras que en la parte frontal hay un disco que separa los cuerpos vertebrales. Además, existen protuberancias óseas en la parte posterior (procesos espinosos) y en los lados (procesos transversos) que actúan como puntos de sujeción para los músculos.

En términos de los músculos del cuello, pueden dividirse en cinco partes. Los músculos escalenos, que incluyen los escalenos anterior, medio y posterior, se extienden desde las costillas superiores hasta la parte superior del cuello. Los escalenos anteriores y medios pueden estar implicados en dolor nervioso, hormigueo, entumecimiento y rigidez debido a actividades de oficina. Por otro lado, los escalenos posteriores tienden a estar crónicamente tensos en condiciones de dolor cervical crónico o después de un accidente automovilístico.

El músculo esternocleidomastoideo (ECM) se extiende desde la región clavicular frontal hasta el cráneo detrás de la oreja. El músculo elevador de la escápula conecta la omóplato (escápula) con la parte superior del cuello, transfiriendo directamente la carga desde los brazos hacia la columna vertebral.

Además, están los músculos a lo largo de los procesos espinosos, que tienden a tensarse y doler un poco, aunque generalmente no causan molestias significativas. Los músculos a lo largo de la parte frontal del cuello pueden ser problemáticos en pacientes con dolor crónico, ya que pueden estar desusados, descoordinados y atróficos.

El último grupo de músculos es el músculo suboccipital, ubicado debajo del occipucio, en la parte superior del cuello. Los músculos y las articulaciones en esta área están más asociados con dolores de cabeza e inestabilidad. Los nudos musculares que causan dolor de cuello pueden ser similares a los que provocan dolores de cabeza tipo tensión, por lo que se recomienda consultar las imágenes en esa sección para identificar su ubicación.

Enfoquémonos en las articulaciones del cuello, conocidas como articulaciones cigapofisarias o facetarias. Con el tiempo, estas articulaciones desarrollan espolones óseos en sus bordes, siendo estos cambios óseos los usualmente asociados con la osteoartritis cervical. Es importante tener en cuenta que estos cambios son normales con el envejecimiento y tienen una relación débil con el dolor. Este último está también vinculado a la postura inadecuada, movimientos incorrectos y tensión crónica en los músculos del cuello. La tensión crónica en estos músculos puede ejercer presión adicional sobre las articulaciones, especialmente cuando la cabeza se proyecta hacia adelante, aumentando así los cambios artrósicos.

Estas articulaciones son del tipo sinovial, lo que significa que están llenas de líquido sinovial, y cualquier compresión de este saco sinovial puede resultar en dolor intenso. Este fenómeno se conoce médicamente como pinzamiento, inmovilización, o atrapamiento del pliegue sinovial. El dolor relacionado con estas articulaciones se denomina comúnmente "síndrome facetario".

Otra parte importante de la columna vertebral es el disco intervertebral. Aunque las hernias discales y las protrusiones son menos comunes en el cuello que en la región lumbar, pueden ocurrir y a menudo se encuentran en pacientes asintomáticos. El tratamiento para los problemas del disco en el cuello y la región lumbar es similar; por lo tanto, se recomienda consultar la sección sobre problemas lumbares para obtener más información.

En resumen, existen ejercicios específicos que pueden aliviar el dolor relacionado con el disco, conocidos como ejercicios de preferencia direccional de McKenzie. Dependiendo de la naturaleza de la lesión del disco, el movimiento que alivia el dolor puede variar. Dado que este libro se centra en problemas crónicos en lugar de lesiones agudas o recientes, no profundizaremos demasiado en el dolor de disco aquí. Es importante tener en cuenta que la mayoría de las personas que han experimentado una lesión discal cervical desarrollan un tipo de dolor crónico en el cuello similar al de aquellos con otras lesiones cervicales, a pesar de asumir que "es esa vieja hernia discal actuando de nuevo".

¿LA SOLUCIÓN?

Reacondicionar los músculos atrofiados y reentrenar el control del cerebro sobre el cuello. Además, eliminar nudos musculares y mejorar los hábitos posturales.

¿CÓMO SABER SI LA REHABILITACIÓN DEL CUELLO ES ADECUADA PARA TI?

Si simplemente estiro los músculos tensos del cuello de alguien, a menudo se tensarán nuevamente al día siguiente... ¡a veces al final de la visita! El cerebro quiere que esos músculos permanezcan tensos para proteger el cuello, así que si los relajo, el cerebro dice: "¿Por qué relajaste esos músculos? ¡Los estoy usando!" y se tensan nuevamente. Estas personas informan que recibir un masaje no ayuda en absoluto. De hecho, a veces relajo los grandes músculos del cuello, y si la coordinación muscular no está presente y no hemos hecho suficiente rehabilitación, las articulaciones se desestabilizan ese mismo día después de la sesión y desencadenan un dolor en el cuello. Siempre intento hacer ejercicios con estas personas cuando relajo los músculos para asegurarme de que los músculos estén despiertos y listos para controlar el cuello recién relajado y flexible. Las personas que requieren este tipo de rehabilitación también pueden ser identificadas por sus ojos y su capacidad para equilibrarse. A veces, un cuello desacondicionado envía información incorrecta al cerebro. Dado que todos los demás órganos de equilibrio están en el cerebro, si el cerebro no puede determinar dónde está el cuerpo en relación con la cabeza, eso conduce a una sensación de inestabilidad. Es particularmente peor por la noche cuando el cerebro está cansado. Cuando mi cuello estaba mal, si intentaba caminar con la cabeza inclinada hacia un lado, ¡inmediatamente me caía! Cuando le indicas a tus ojos que sigan un objeto, los músculos oculares utilizarán la información del cuello para decidir qué hacer. Una prueba llamada estabilidad de la mirada verifica esto. Hago que un paciente mire un punto único y que gire la cabeza muy lentamente mientras lo mira. Sus ojos pueden moverse de un lado a otro (llamados sacadas), lo que indica que el ojo se desliza fuera del objeto y debe readaptarse manualmente. El paciente interpreta esto como visión borrosa. Otro signo de que necesitan rehabilitación durante la prueba es si su cuello se mueve como un reloj con temblores y movimientos tipo *stop-start*. Esto indica que el control motor fino del cuello es deficiente. Una prueba final que suelo usar es verificar qué tan débiles se han vuelto los músculos de control motor fino. Si los coloco con la cabeza sin apoyo pero con la cabeza hacia atrás y la barbilla metida, entonces los grandes músculos no pueden ayudar, y los pequeños músculos serán probados (prueba de Jull). Un cuello sano y fuerte debería poder mantenerse aproximadamente 60 segundos. El promedio normalmente está alrededor de 30 segundos[156]. La mayoría de las personas que necesitan rehabilitación no pueden alcanzar los 10 segundos.

NERVIOS PELLIZCADOS

Un dolor agudo asociado con despertarse sintiendo un tirón en el cuello es más probable que se deba a dolor en la articulación facetaria que a un nervio comprimido. Este tipo de dolor en las articulaciones y los discos puede irradiarse hacia las regiones de los omóplatos y sobre los hombros. Los nudos musculares en los hombros pueden provocar dolor que se extiende hasta la mano, por lo tanto, si experimenta dolor de cuello junto con nudos musculares en los hombros, podría confundirse con dolor nervioso que se extiende hacia la mano. El hormigueo y/o entumecimiento son síntomas más específicos de problemas nerviosos que el dolor en sí mismo. La falta de sensibilidad y la debilidad muscular son señales muy específicas de problemas nerviosos. Si experimenta una debilidad significativa, es importante que lo comunique a un profesional de la salud para una evaluación adecuada, y se puede considerar la realización de una resonancia magnética. Sin embargo, si la debilidad no es

---

[156] Domenech MA, Sizer PS, Dedrick GS, McGalliard MK, Brismee JM. The deep neck flexor endurance test: normative data scores in healthy adults. *PM R.* 2011;3(2):105-110. doi:10.1016/j.pmrj.2010.10.023

significativa, rara vez se recurre a la cirugía y la resonancia magnética generalmente no es necesaria. La compresión de la médula espinal puede ser más peligrosa, afectando ambos lados y/o tanto la parte superior como la inferior del cuerpo, o más comúnmente, puede haber compresión de las raíces nerviosas. La posición del cuello, combinada con osteofitos (espuelas óseas), puede comprimir las raíces nerviosas mientras emergen de la médula espinal a través de las aberturas entre las vértebras. Los osteofitos tienden a crecer con la edad, lo que puede generar problemas más adelante en la vida. Si experimenta dolor de cuello junto con debilidad en el agarre, esto podría indicar compresión de la raíz nerviosa en el cuello (radiculopatía), pero también podría ser resultado de compresión nerviosa en el hombro, antebrazo y/o muñeca. Es importante tener en cuenta que una persona puede tener más de un problema, lo que puede complicar el diagnóstico y el tratamiento específico. De hecho, los nervios pueden estar comprimidos en múltiples lugares, lo que puede llevar a creer que un área particular era la causa del problema, especialmente si hay una ligera mejoría al tratar esa región específica. Sin embargo, si el progreso se estanca, es crucial que su clínico o terapeuta reevalúe y ajuste el tratamiento, ya que podría indicar la presencia de problemas en otras regiones donde el nervio también podría estar comprimido. Es por eso que enfatizo la importancia de la reevaluación y modificación del tratamiento en este libro; si su terapeuta no está haciendo esto, puede ser una señal de que no está recibiendo el mejor cuidado posible. En mi práctica clínica, al tratar una radiculopatía cervical, ahora reviso regularmente otras áreas donde el nervio podría estar comprimido para garantizar un enfoque integral en el tratamiento.

DOLOR DE DISCO

Una lesión en el disco puede resultar en compresión nerviosa o de la médula espinal, con el dolor del disco en sí mismo capaz de irradiarse y causar una intensa sensación que puede inmovilizar el cuello. Resolver este dolor puede llevar meses, si es que se logra completamente. ¿Qué quiero decir con "completamente"? Bueno, el disco no se regenera completamente. Incluso después de realizarse una resonancia magnética más adelante, es posible que el disco no se vea completamente normal. Sin embargo, con frecuencia, el dolor asociado con el disco se resuelve en un lapso de uno o dos meses. La mayoría de las veces, el dolor que las personas experimentan más adelante en la vida después de una lesión en el disco proviene de la articulación facetaria (y no del disco en sí), siendo causado por una falta de rehabilitación, como se explicó previamente en este capítulo. ¡Esta es una excelente noticia!

Si experimentas una lesión de disco o formas parte del reducido grupo que realmente sufre de dolor recurrente de disco, existe un tratamiento particularmente efectivo conocido como "protocolo de Makenzie" o su alternativa sin nombre conocida como "preferencia direccional". En términos simples, este tratamiento implica identificar un movimiento que, al repetirse, centraliza el dolor (es decir, reduce su propagación) y/o mejora el rango de movimiento. Este movimiento puede ser de flexión (llevando el mentón hacia el pecho), extensión (mirando hacia arriba), rotación, flexión lateral (llevando la oreja hacia el hombro), retracción (doble mentón) o protracción (avanzar el mentón). Determinar la dirección que resulta beneficiosa puede requerir algo de experimentación. Si cualquiera de estos movimientos, al repetirse 10 veces, resulta efectivo, se debe continuar con el tratamiento cada hora hasta que se recupere por completo del problema del disco.

Si sospecho que la causa es un problema de disco, a menudo comienzo por intentar identificar el movimiento que alivia el dolor. Si este movimiento resulta beneficioso y la persona se siente mejor sin que yo intervenga, es lo ideal. No es necesario insistir en que realicen los ejercicios, ya que asocian su mejoría con la actividad física. Estos ejercicios se convierten en un analgésico completamente natural y efectivo durante el proceso de recuperación. Solía emplear estimulación eléctrica y movilizaciones del cuello, pero si estas técnicas aliviaban el dolor, la persona era menos propensa a probar los ejercicios y era más probable que dependiera de cuidados pasivos (lo cual sería beneficioso para mi negocio, pero no el enfoque más ético).

¿CÓMO REHABILITAR EL CUELLO?

Independientemente de la naturaleza de la lesión cervical y la estructura afectada, los ejercicios de rehabilitación pueden seguir un patrón similar. Cuando los músculos responsables del control motor fino profundo se encuentran debilitados o atrofiados, mi enfoque inicial es fortalecerlos. Una evaluación clave es la prueba de Jull, aunque existen otras pruebas igualmente útiles.

Para realizar la prueba de Jull, acuéstate sobre una esterilla de yoga con una almohada debajo de los hombros, asegurándote de que estén ligeramente elevados por encima de la posición de la cabeza. Tu objetivo es mantener la cabeza alineada con el cuerpo, manteniendo la barbilla ligeramente retraída durante el mayor tiempo posible. Cualquier movimiento hacia arriba de la cabeza o pérdida de la posición de la barbilla se considera un fallo en la prueba. La meta ideal es sostener esta posición durante más de 20 segundos. Si logras menos de 10 segundos o experimentas una incapacidad total, esto sugiere una debilidad significativa en estos músculos. La falta de fortaleza en estos músculos puede conducir a dolor crónico si no se aborda adecuadamente.

Una vez identificada la debilidad, la prueba de Jull puede convertirse en un ejercicio, realizado en 2 series de 5 repeticiones de 5 segundos cada una. Es posible que estos músculos estén tan debilitados que los ejercicios no puedan realizarse diariamente debido a la sensibilidad muscular. Esto es normal y necesario, ya que los músculos necesitan tiempo para recuperarse. De hecho, incluso los fisicoculturistas no trabajan los mismos grupos musculares todos los días para permitir la recuperación.

Existen variaciones de este ejercicio que pueden adaptarse según las necesidades individuales. Por ejemplo, se puede realizar elevando la cabeza hacia arriba y hacia abajo mientras se mantiene la barbilla retraída. También es posible hacer estos ejercicios en una posición reclinada para reducir la carga de la gravedad sobre los músculos, o sentado derecho utilizando la mano para proporcionar resistencia en lugar de depender totalmente de la gravedad. Estas variaciones ofrecen flexibilidad y control sobre la intensidad del ejercicio.

Cuando giras el cuello, es posible que notes temblores al intentar realizar el movimiento lentamente. Al practicar este movimiento tembloroso de manera consciente, eventualmente podrás reentrenar a los músculos del cuello para que se muevan suavemente una vez más. Aunque para algunos esto puede ser un proceso rápido que apenas lleva unos días, es crucial asegurarse de reentrenar todas las posibles acciones del cuello. Inicialmente, puedes concentrarte en una o dos acciones específicas, y a medida que progreses y estas mejoren, puedes incorporar nuevos movimientos que puedan presentar temblores o donde sientas que tu cuello no responde con precisión a tus órdenes (como en el caso de hacer una diagonal que a menudo se convierte en movimientos escalonados).

Algunas personas optan por montar punteros láser en sus cabezas y practicar escribir en la pared o dibujar formas, como un método de entrenamiento adicional. Sin embargo, es fundamental tener cuidado de realizar estos ejercicios en una posición más neutral para evitar que el cuello adopte una postura incorrecta. Dado que este proceso implica un entrenamiento cerebral, puede repetirse diariamente varias veces, ya que no agota tanto los músculos como la mente. Personalmente, he encontrado que estos ejercicios son difíciles de mantener por más de un minuto antes de que mi cerebro se fatigue.

El cuello debería tener la capacidad de adaptarse a fuerzas externas. ¿Has intentado realizar los ejercicios mencionados mientras estás acostado de lado o a gatas? Notarás que la experiencia es diferente. La variedad en los ejercicios es clave para fortalecer y flexibilizar el cuello. Puedes aprovechar la gravedad o utilizar tu propia mano para proporcionar la resistencia, explorando una gama variada de movimientos.

Durante el proceso de rehabilitación, trabajar en los nudos musculares y aflojar el cuello puede ser beneficioso para reducir el dolor y mejorar el rango de movimiento. En este sentido, la asistencia de un quiropráctico, fisioterapeuta o acupunturista puede ser de gran ayuda. Existen estiramientos específicos que puedes realizar en casa, como los desplazamientos apofisarios naturales sostenidos (SNAGs) que se centran en los segmentos cervicales de la columna vertebral. Estos estiramientos pueden emplear el borde de una toalla de mano para aplicar una presión adicional en áreas específicas del cuello mientras realizas movimientos de rotación o de extensión. Además, se puede realizar un estiramiento específico para los músculos escalenos anteriores, que también puede ser útil en el proceso de rehabilitación. Es importante tener en cuenta que los beneficios de los estiramientos no se mantendrán a menos que se realicen regularmente.

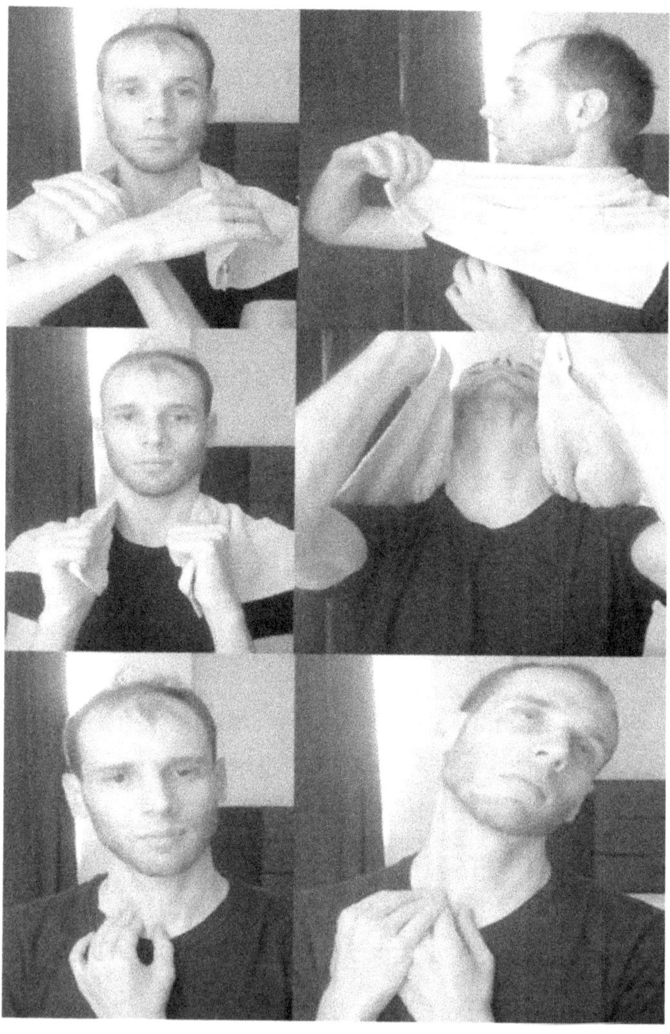

Es fundamental destacar que las personas con anomalías congénitas, fusiones quirúrgicas, artritis reumatoide o síndrome de

Down deben informar a su profesional de la salud antes de iniciar cualquier programa de ejercicios para el cuello. Específicamente, aquellos con artritis reumatoide deben evitar que los quiroprácticos, fisioterapeutas u osteópatas realicen manipulaciones en la parte superior del cuello, y en su lugar, pueden optar por métodos alternativos como el *clicker*.

ARTICULACIÓN DE LA MANDÍBULA (TMJ)

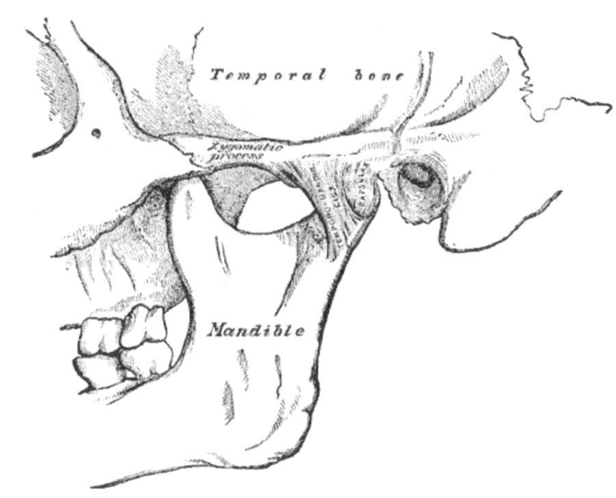

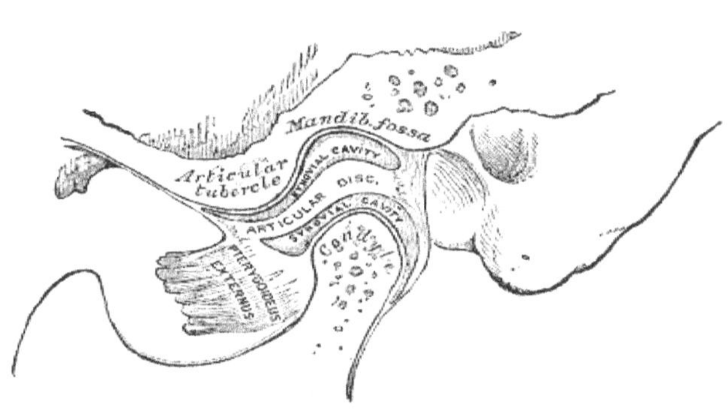

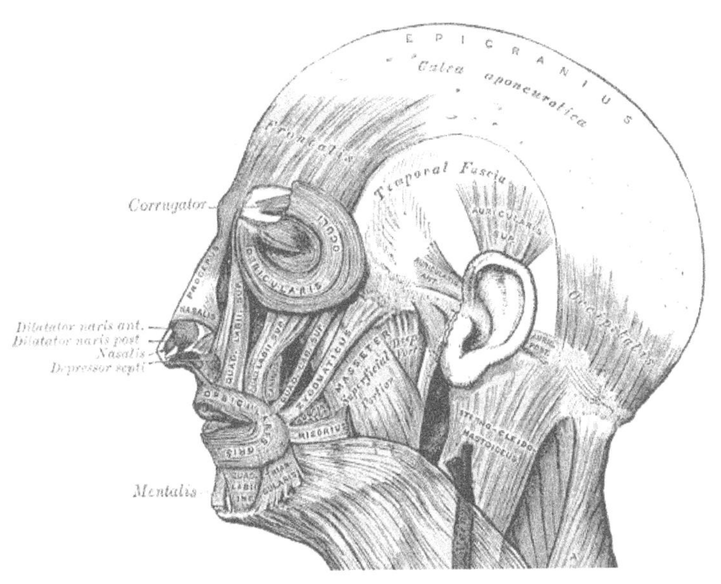

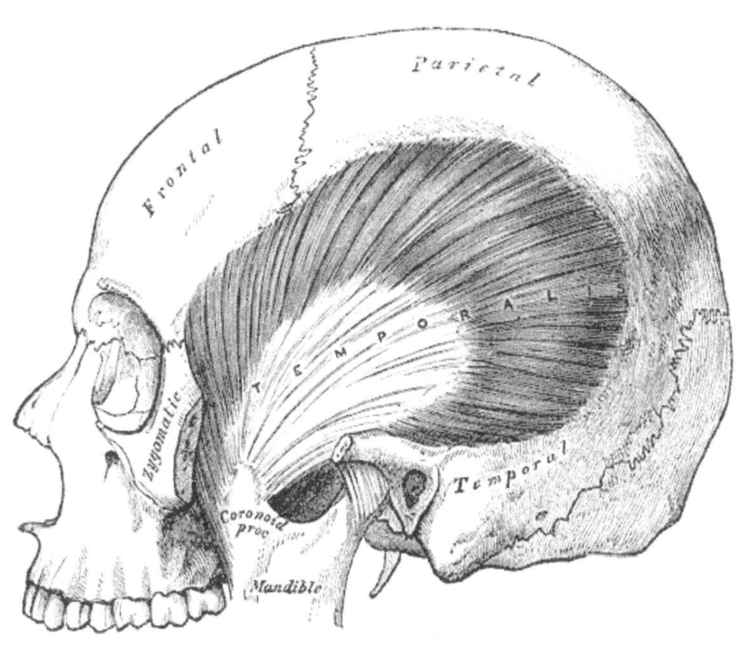

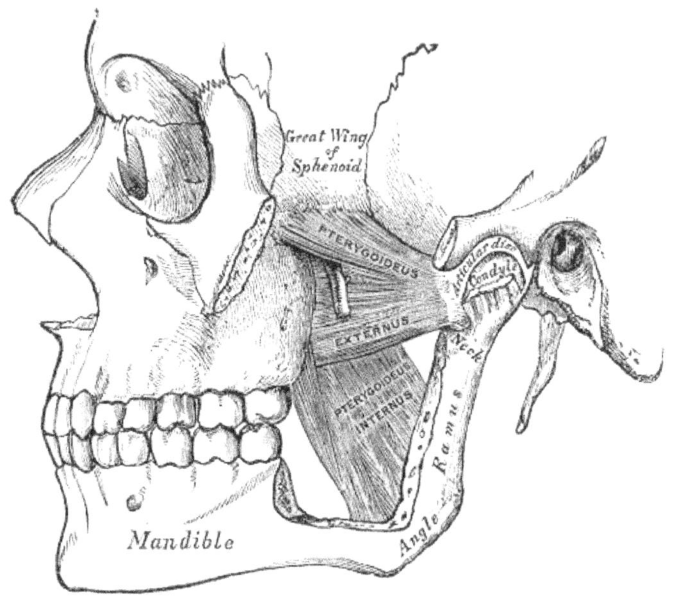

La articulación de la mandíbula es un fascinante punto de estudio. En realidad, cada articulación se compone de dos partes, o puede visualizarse como una estructura alargada con dos puntos de articulación. Al abrir la boca, la mandíbula inicialmente realiza un movimiento de rotación, seguido de un deslizamiento hacia adelante a medida que se amplía la apertura. Este desplazamiento ocurre sobre la superficie frontal o inferior, donde culmina el proceso de rotación. Entre la mandíbula y el cráneo se sitúa un disco que se desliza de un punto de rotación al otro. Este complejo movimiento está coordinado por diversos músculos, incluyendo el temporal, ubicado en las sienes, y el masetero, cerca de la parte posterior de las mejillas. Un clic audible puede ser indicativo de un deslizamiento de la mandíbula por delante y/o por detrás del disco.

La denominación médica de esta articulación es la articulación temporomandibular (TMJ, por sus siglas en inglés). Es común que los pacientes se refieran a tener problemas con la TMJ, pero en realidad, todos poseemos dos de estas articulaciones. El término correcto para referirse a un trastorno en esta área sería dolor de TMJ, trastorno de TMJ o disfunción de TMJ.

Los problemas asociados con la mandíbula pueden manifestarse de diversas maneras: desde tensiones musculares hasta chasquidos, rechinamiento, limitaciones en la apertura de la mandíbula, bloqueos, sensibilidad e incluso desviaciones hacia un lado. El tratamiento varía según la presentación del paciente, pero generalmente implica trabajar en la relajación de los músculos tensos o doloridos, así como realizar ejercicios para mejorar la coordinación muscular.

En algunos casos, puede ser necesario realizar ajustes quiroprácticos utilizando herramientas especializadas, como un clic o un activador ajustado a configuraciones suaves. Además, abordar cualquier problema en la parte superior del cuello es crucial, ya que las complicaciones en esta área pueden generar dolor y afectar el control muscular de la mandíbula[157][158]. Es fundamental una rehabilitación adecuada tanto de la mandíbula como del cuello para prevenir la recurrencia de los problemas mandibulares.

---

[157] Sanchla AD, Shrivastav S, Bharti L, Kamble R. Comparative Evaluation and Correlation of Pain Pattern in Neck Musculature Observed in Mild, Moderate, and Severe Temporomandibular Joint Disorder Cases as Compared to Non-temporomandibular Joint Disorder Cases. *Cureus.* 2022;14(10):e30099. Publicado el 9 de octubre de 2022. doi:10.7759/cureus.30099

[158] Ana Izabela S. de Oliveira-Souza, Josepha Karinne de O. Ferro, Manuella M.M.B. Barros, Daniella A. de Oliveira, Cervical musculoskeletal disorders in patients with temporomandibular dysfunction: A systematic review and meta-analysis, *Journal of Bodywork and Movement Therapies*, Volume 24, Issue 4, 2020, Pages 84-101, ISSN 1360-8592, https://doi.org/10.1016/j.jbmt.2020.05.001.

ENTONCES, ¿DEBERÍA CONSULTAR A MI DENTISTA, VERDAD?

Puedes hacerlo si lo deseas, pero lamentablemente y de manera confusa, los dentistas no están capacitados para tratar disfunciones articulares/musculares de la mandíbula. La única herramienta que tienen a su disposición son las férulas nocturnas. Si solo tienes un martillo, todos los problemas parecen clavos. Dado que se trata de un problema muscular y articular, un quiropráctico o fisioterapeuta capacitado en dolor de la ATM es una mejor opción.

¿LAS FÉRULAS NOCTURNAS AYUDAN EN ALGO?

A veces. El objetivo principal de una férula nocturna es proteger tus dientes del daño por rechinamiento. Algunos reportan mejoras en la tensión muscular también. En general, el tratamiento de los músculos es más efectivo[159].

---

[159] Kapos FP, Exposto FG, Oyarzo JF, Durham J. Temporomandibular disorders: a review of current concepts in aetiology, diagnosis and management. *Oral Surg.* 2020;13(4):321-334. doi:10.1111/ors.12473

¿CÓMO TRATAR EL MÚSCULO EN LA MANDÍBULA?

Hay cuatro músculos de la masticación que normalmente se tratan, dos en el exterior y dos en el interior de la boca. Los externos responden bien al masaje y al estiramiento con pinzas para la rigidez. Pueden tener puntos sensibles que pueden referir dolor a la cara. La compresión isquémica funciona mejor para estos. Los músculos internos son muy sensibles cuando están tensos, pero se relajan sorprendentemente rápido, normalmente dentro de los 10 segundos de presión.

¿CÓMO SON LOS EJERCICIOS DE MANDÍBULA?

Existen una gran variedad de ejercicios de mandíbula, al igual que para el hombro, la rodilla o el tobillo. Algunos se centran en el control, como mirarse en un espejo y practicar el uso de los músculos para mantener la mandíbula recta durante la apertura y cierre lento. Algunos se centran en ejercitar ciertos grupos musculares utilizando resistencia o practicando mover la mandíbula en diferentes direcciones: apertura, cierre, deslizamientos laterales hacia cada lado, retracción hacia la garganta y protrusión alejándola de la cara.

HOMBRO

La articulación del hombro se distingue como la más inestable del cuerpo humano[160]. Posee una sorprendente amplitud de movimiento, permitiendo diversas formas de movimiento y rotación. A menudo se la compara con una bola de golf en un *tee*. Dada su capacidad versátil, requiere la coordinación de numerosos músculos, cada uno desempeñando múltiples roles, cuya función puede variar según la posición del brazo. Una coordinación muscular deficiente puede desencadenar chasquidos, clics e irritación o dolor.

Centrándonos en los músculos que intervienen directamente en la articulación, encontramos los del manguito rotador: supraespinoso, infraespinoso, subescapular y redondo menor. Además, están otros músculos como el deltoides, pectoral mayor, redondo mayor, dorsal ancho, coracobraquial, bíceps y tríceps. Sin embargo, esta lista no agota los músculos que controlan la escápula (omóplato), tales como el elevador de la escápula, trapecio y romboides. La coordinación de la escápula es tan crucial como la de la articulación del hombro, considerando que la mayoría de estos músculos se unen a la columna vertebral y al cuello.

Reaprender la coordinación muscular es esencial en la recuperación de lesiones en el hombro y resulta fundamental para abordar prácticamente todas las condiciones de dolor crónico

---

[160] Cuéllar R, Ruiz-Ibán MA, Cuéllar A. Anatomy and Biomechanics of the Unstable Shoulder. *Open Orthop J.* 2017;11:919-933. Publicado el 31 de agosto de 2017. doi:10.2174/1874325001711010919

asociadas al mismo. A menudo, cuanto más prolongado haya sido el dolor, más rehabilitación podría requerirse.

El hombro constituye una zona especialmente propensa a la sensibilización central y los síndromes de dolor crónico. Su alta concentración de terminaciones nerviosas en la región superior informa al cerebro cuando el hombro no está funcionando correctamente. Esta situación puede desconcertar a los radiólogos, ya que un paciente puede experimentar dolor en un hombro, pero las imágenes de ambos pueden parecer idénticas. Además, dos resonancias magnéticas o ecografías similares pueden mostrar degeneración o lesión, con un paciente experimentando poco o ningún dolor mientras que otro puede verse afectado por un dolor debilitante. En particular, en personas mayores con patologías más degenerativas o desacondicionadas, los niveles de dolor y discapacidad no siempre se correlacionan con la patología visualizada en las imágenes. Por ejemplo, las roturas del manguito rotador asintomáticas, es decir, aquellas que no provocan dolor, tienen una prevalencia que oscila entre el 8% y el 40% en la población adulta general, con una incidencia mayor en los ancianos[161].

¿EL DOLOR PODRÍA VENIR DEL CUELLO?

El dolor en el hombro puede originarse en el cuello debido a la implicación de los discos y las articulaciones facetarias en la columna cervical, los cuales pueden irradiar dolor hacia la región del hombro. Asimismo, la compresión de los nervios puede ocasionar dolor, hormigueo o debilidad en el hombro, antebrazo y/o manos. Si al mover el cuello se percibe que afecta al brazo

---

[161] Lawrence RL, Moutzouros V, Bey MJ. Asymptomatic Rotator Cuff Tears. *JBJS Rev.* 2019;7(6):e9. doi:10.2106/JBJS.RVW.18.00149

o a las manos, es probable que el origen del problema en el hombro resida en la región cervical. La debilidad suele ser indicativa de problemas nerviosos específicos, mientras que el dolor puede derivar de nervios, músculos, discos o articulaciones facetarias del cuello.

Uno de los problemas relacionados con el pinzamiento nervioso que puede manifestarse en la zona del cuello y el hombro es el síndrome de salida torácica (TOS), el cual puede ser más persistente y molesto. En este síndrome, los nervios que emergen del cuello pasan por debajo de la clavícula y entre los músculos pectorales para alcanzar el brazo, pudiendo quedar atrapados en este trayecto. Es importante destacar que, si bien este problema puede generar síntomas en la mano, en ocasiones se confunde con el síndrome del túnel carpiano. Las causas del TOS pueden incluir costillas adicionales o tumores en la parte superior de los pulmones, aunque estos casos son menos comunes. El tratamiento puede incluir trabajar en la postura, la posición del hombro y relajar los músculos escalenos y/o el músculo pectoral menor, así como la realización de estiramientos y compresión isquémica.

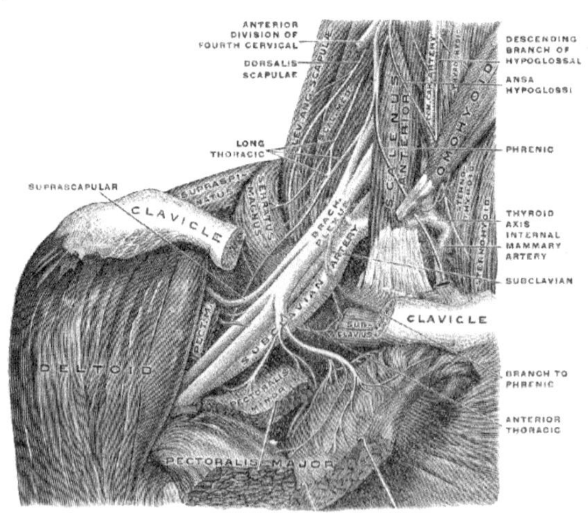

¿El pinzamiento en el hombro se manifiesta a menudo como un dolor agudo al levantar el brazo en la articulación? En este fenómeno, el tendón del supraespinoso y una bursa, que actúa como almohadilla entre el tendón y el hueso, pueden quedar atrapados entre la articulación y el hueso que sobresale, conocido como acromion. Esta condición puede ser atribuida a una mala coordinación muscular, y el dolor experimentado podría ser más bien un mecanismo protector en lugar de indicar daño directo. Sin embargo, también es importante considerar la posibilidad de que el dolor sea resultado de algún tipo de lesión o debilitamiento muscular. Por ejemplo, podría haber una rotura y/o tendinosis del tendón del supraespinoso, o la presencia de líquido adicional en la bursa podría limitar el espacio dentro de la articulación. En tales casos, procedimientos de diagnóstico como una ecografía musculoesquelética o una resonancia magnética pueden proporcionar una comprensión más precisa de la condición subyacente. Independientemente de la causa, la estrategia de tratamiento suele ser similar. A menos que se trate de una rotura significativa o una ruptura completa, la rehabilitación sigue siendo la clave para la recuperación en la mayoría de los casos. Sin embargo, si se detecta algún daño o cambios degenerativos, es posible que se requiera un periodo de rehabilitación prolongado para lograr resultados satisfactorios.

¿CUÁNDO ES RECOMENDABLE OPTAR POR LA CIRUGÍA?

La cirugía se recomienda en casos de rotura extensa del tendón, cuando este se encuentra completamente roto, o si se detecta la presencia de un espolón óseo que ejerce presión sobre el tendón. En tales situaciones, se aconseja buscar una evaluación quirúrgica. Los resultados de este procedimiento suelen ser altamente positivos[162].

¿CUÁNDO SE SUGIEREN LAS INYECCIONES?

Las inyecciones se recomiendan cuando el dolor es tan intenso que dificulta el inicio de los ejercicios, o si se observa una acumulación considerable de líquido en la bursa. Sin embargo, es importante evitar que se inyecten esteroides o cortisona directamente en el tendón.

¿Y QUÉ HAY DE LA CONGELACIÓN DEL HOMBRO?

La congelación del hombro, también conocida como capsulitis adhesiva, se caracteriza por la tensión del ligamento coracohumeral, que impide la rotación externa del hombro y causa un dolor extremo. Este fenómeno se atribuye a un desequilibrio en los mensajeros químicos del cuerpo que regulan la construcción y descomposición del ligamento, lo que provoca su crecimiento excesivo. Es frecuente que quienes padecen de hombro congelado desarrollen nódulos o contracturas en otras zonas, especialmente en las palmas de las manos, y aquellos con diabetes tienen un riesgo aún mayor.

La verdadera "congelación del hombro" implica la liberación quirúrgica del ligamento, movilizaciones agresivas del mismo y la aplicación de inyecciones de cortisona. Algunos profesionales optan por inyectar directamente la articulación del hombro,

---

[162] Narvani AA, Imam MA, Godenèche A, Calvo E, Corbett S, Wallace AL, et al.Degenerative rotator cuff tear, repair or not repair? A review of current evidence. Ann R Coll Surg Engl. 2020; 102: 248-255 https://doi.org/10.1308/rcsann.2019.0173

mientras que otros prefieren dirigir la inyección específicamente hacia el ligamento coracohumeral utilizando imágenes de ultrasonido para una mayor precisión[163].

Personalmente, abogaría por la inyección guiada por ultrasonido en el ligamento, asegurándome de que la cortisona alcance su objetivo con la menor cantidad posible para preservar la articulación en la medida de lo posible. Aunque la cortisona puede ser destructiva, en este caso, su capacidad para descomponer el ligamento resulta beneficiosa. La evolución de la condición varía entre pacientes, algunos mejoran con el tiempo, mientras que otros necesitan intervención médica y trabajo en los tejidos blandos. El tiempo de recuperación típico para la congelación del hombro oscila entre 6 meses y 2 años.

Después de una lesión o cirugía, es común experimentar nudos musculares, espasmos musculares, acortamiento muscular o formación de tejido cicatricial en el área del hombro. Estos problemas pueden causar dolor y limitar la amplitud de movimiento, lo que a veces se conoce como hombro congelado. Este tipo de afección suele resolverse más rápidamente. He tenido pacientes que llegaron con "hombro congelado" que habían estado sufriendo desde un accidente automovilístico hace dos años. Después de identificar algunos puntos gatillo dolorosos, los traté con compresión isquémica. Al finalizar la consulta, la paciente experimentó un alivio completo y recuperó la movilidad total de su hombro.

PUNTOS GATILLO MIOFASCIALES

---

[163] McKean D, Chung SL, Naudé RTW, et al. Elasticity of the coracohumeral ligament in patients with frozen shoulder following rotator interval injection: a case series. *J Ultrason*. 2021;20(83):e300-e306. doi:10.15557/JoU.2020.0052

Los molestos nudos musculares son **los culpables de muchos dolores crónicos en los hombros**. Prácticamente ante cualquier lesión, los músculos tienden a contraerse para salvaguardar la integridad de la articulación del hombro. El uso excesivo de estos músculos puede generar la formación de nudos musculares, los cuales pueden persistir incluso después de que la lesión original haya sanado. Además, estos nudos pueden desarrollarse como resultado de exigir demasiado al cuerpo, ya sea mediante actividades prolongadas como cocinar en un restaurante o trabajar en el jardín durante largas jornadas.

Contrariamente a lo que se podría esperar, muchos puntos gatillo musculares pueden irradiar dolor hacia otras zonas del hombro e, incluso, hasta la mano. El tipo de movimiento que desencadena el dolor puede proporcionar indicios sobre la posible ubicación del punto gatillo muscular. Por ejemplo, la rotación externa del hombro sugiere la implicación del músculo infraespinoso o el teres menor, mientras que la rotación interna señala al subescapular. Por su parte, levantar el brazo puede implicar al infraespinoso, teres menor y/o supraespinoso.

El músculo deltoides desempeña diversos movimientos y tiende a volverse doloroso. Si este músculo está contribuyendo al dolor, el masaje puede resultar beneficioso. Es importante observar si el deltoides es sensible, especialmente en su inserción distal.

Common Shoulder Pain Muscle Knots 1

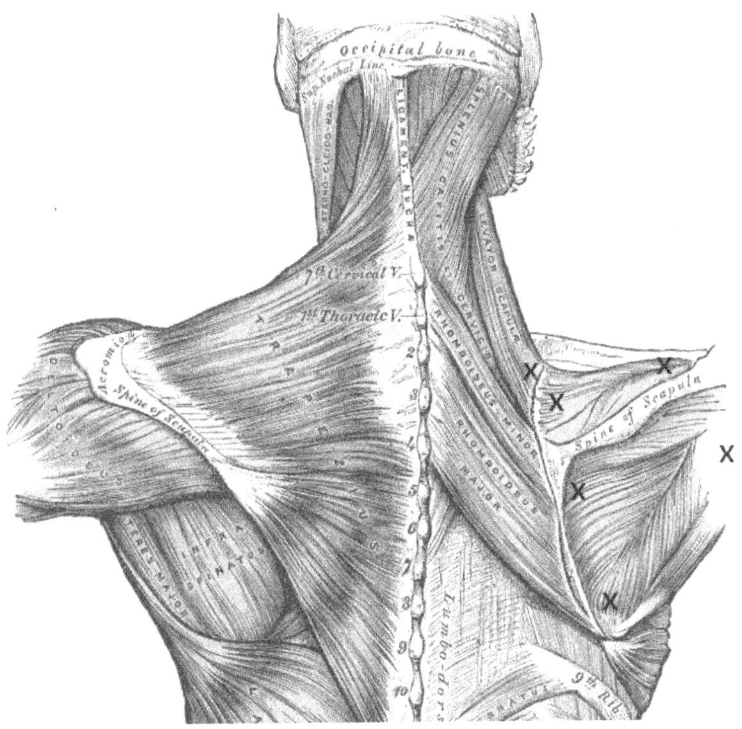

Common Shoulder Pain Muscle Knots 2

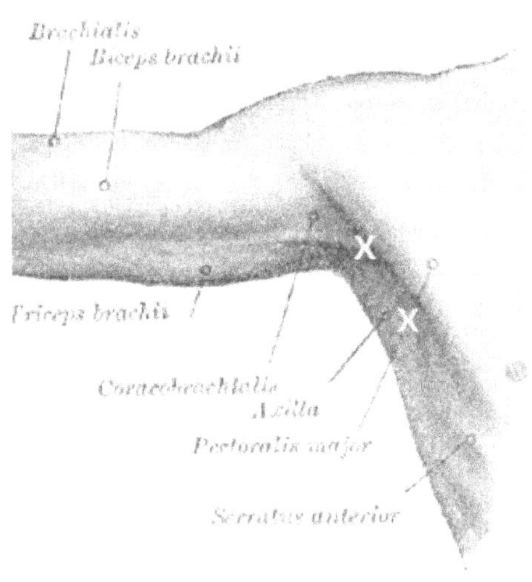

TENDINOSIS

La tendinosis se caracteriza por la degeneración del tendón, lo que resulta en dolor al utilizarlo. Esta condición surge cuando el cuerpo no ha mantenido adecuadamente la salud del tendón, posiblemente debido a la falta de uso. Si el tendón no ha sido sometido a cargas significativas, el cuerpo puede interpretar que no necesita mantenerlo en buen estado. Además, el desgaste excesivo puede ocurrir debido a una reparación inadecuada, lo que puede contribuir a la mala coordinación del hombro y provocar pinzamiento.

La confirmación de la tendinosis se logra típicamente mediante imágenes de ultrasonido musculoesquelético. El tendón más comúnmente afectado es el supraespinoso, crucial para elevar el brazo hacia arriba y sobre la cabeza. Para tratar esta condición, se pueden emplear diversas técnicas, como el levantamiento de pesas, la mejora de la coordinación muscular para reducir el pinzamiento, terapia con luz, plasma rico en plaquetas (PRP), proloterapia con dextrosa, acupuntura y fenestración.

Se desaconseja el uso de cortisona a menos que sea absolutamente necesario. Si se trata de tendinosis y no de una rotura, los ejercicios pueden realizarse de manera segura, incluso si causan cierto grado de dolor, que puede llegar hasta un 3/10 en la escala de dolor.

¿LUXACIONES RECURRENTES DEL HOMBRO?

Tras una lesión inicial grave que provoca la dislocación del hombro, la estructura que sostiene la articulación de la bola puede resultar dañada, lo que conlleva a una inestabilidad del hombro y a dislocaciones frecuentes. Esta estructura está compuesta por dos componentes: el hueso y un borde cartilaginoso y flexible conocido como labrum (similar al labrum presente en la cadera). Tanto el hueso como el labrum pueden sufrir daños, siendo la lesión de Bankart la más común. En casos donde las dislocaciones son poco frecuentes, este problema puede no ser significativo; sin embargo, si se convierte en un problema crónico, puede requerir intervención quirúrgica. La reparación puede implicar la corrección de la estructura ósea de la copa o la fijación del labrum cartilaginoso.

LA ARTICULACIÓN ACROMIOCLAVICULAR (AC)

La articulación acromioclavicular es donde se une la clavícula (hueso de la clavícula) con el acromion (la prominencia ósea ubicada justo encima de la articulación de la bola del hombro). Esta articulación suele ser una de las primeras en experimentar desgaste en el cuerpo. Para los 40 años, la mayoría de las personas ya presentan osteoartritis en esta zona. Este caso ejemplifica que la artritis no siempre conlleva dolor, ya que esta articulación raramente genera problemas o molestias en los individuos, y la apariencia severa en radiografías o ecografías no suele correlacionarse con los síntomas experimentados[164]. He observado personas con dolor crónico en la articulación acromioclavicular, y parece que el problema se resuelve cuando todos los músculos del hombro y de la escápula (omóplato) funcionan correctamente en conjunto. El estiramiento de los músculos tensos, la movilización de la articulación y la realización de ejercicios han mostrado ser beneficiosos. Además, la

---

[164] Rossano A, Manohar N, Veenendaal WJ, van den Bekerom MPJ, Ring D, Fatehi A. Prevalence of acromioclavicular joint osteoarthritis in people not seeking care: A systematic review. *J Orthop.* 2022;32:85-91. Publicado el 20 de mayo de 2022. doi:10.1016/j.jor.2022.05.009

terapia con luz roja también ha demostrado ser útil para mis pacientes, especialmente cuando la sensibilidad es notable (¿quizás un efecto placebo?).

¿CÓMO REHABILITAR EL HOMBRO?

La rehabilitación del hombro guarda muchas similitudes con la recuperación del cuello o la espalda baja. Se asemejan en la diversidad de movimientos que las articulaciones pueden realizar, así como en la implicación de numerosos músculos. La rehabilitación del hombro persigue principalmente dos objetivos: fortalecer los músculos que han experimentado atrofia y mejorar la coordinación muscular. En el caso de los hombros, el enfoque recae primordialmente en el control más que en cualquier otro aspecto. No basta con realizar un solo ejercicio; si el cuerpo domina únicamente ese ejercicio, al intentar realizar movimientos diferentes, la articulación puede resentirse, produciendo dolor, espasmos musculares o desplazamiento de las escápulas en lugar del brazo. La clave radica en la variedad y en un enfoque lento y constante.

Si un movimiento resulta inestable, constituye un ejercicio idóneo para realizar diariamente hasta lograr su fluidez (de 10 a 20 repeticiones, 1 o 2 series, de 1 a 3 veces al día). En ocasiones, realizar ejercicios frente a un espejo resulta crucial para verificar la correcta ejecución y simetría de los movimientos. Se recomienda el uso de pesas o bandas de ejercicio, aunque no es necesario cargar mucho peso; botellas de agua o latas de sopa pueden ser suficientes. Sin embargo, si los movimientos resultan inestables incluso sin peso adicional, no es necesario agregar resistencia.

Un ejercicio típico para abordar el pinzamiento del hombro consiste en realizar oscilaciones de brazos o elevar pasivamente el brazo. Si experimentas dolor al levantar el brazo debido al pinzamiento, es importante acostumbrar al cuerpo a moverlo en ese rango. Puedes inclinarte hacia adelante en la cadera y permitir que el brazo cuelgue, dejando que la gravedad lo eleve. Otra opción es utilizar un palo de escoba para elevar el brazo, sosteniéndolo con la mano del hombro afectado y utilizando el brazo opuesto para moverlo. También puedes deslizar la mano por una pared o apoyarla sobre una mesa o estante y mover el cuerpo hacia adelante y/o hacia los lados para efectuar el movimiento.

Si realizas numerosos ejercicios, especialmente con pesas, es recomendable tomar días de descanso; no obstante, para maximizar la eficiencia en la recuperación, también puedes realizar movimientos de hombro muy ligeros durante los días de descanso.

TENDINITIS CALCIFICANTE

La tendinitis calcificante se manifiesta cuando el organismo comienza a depositar cristales de calcio en el tejido del tendón[165]. Este proceso puede resultar bastante doloroso, pero afortunadamente, en la mayoría de los casos, se resuelve satisfactoriamente y en un tiempo relativamente breve. Sin embargo, puede volverse crónico y recurrente en individuos con trastornos endocrinos/hormonales, diabetes o gota. El diagnóstico puede confirmarse mediante diversas formas de imágenes médicas disponibles.

Los cristales de calcio pueden causar una irritación química significativa, desencadenando inflamación local. Aunque no es esencial para la curación, las inyecciones de cortisona en la bursa y los tejidos circundantes (¡no en el tendón!) pueden contribuir a aliviar el dolor. En muchos casos, los cristales pueden eliminarse mediante una aspiración con aguja gruesa, considerada una de las terapias más efectivas. El tratamiento con terapia de ultrasonido terapéutico y ondas de choque extracorpóreas (ESWT) ha demostrado ser eficaz para mejorar la recuperación, a veces con resultados comparables a los de la cirugía.

Si la recuperación no progresa y ha transcurrido más de seis meses, puede contemplarse la opción de la cirugía. Es importante tener en cuenta que, en ocasiones, la tendinitis calcificante inicial puede haberse resuelto, y el dolor y la limitación del rango de movimiento pueden deberse a otros factores, como puntos gatillo musculares, atrofia, acortamiento muscular/ligamentoso, o deficiencias en la coordinación muscular.

---

[165] Kim MS, Kim IW, Lee S, Shin SJ. Diagnosis and treatment of calcific tendinitis of the shoulder. *Clin Shoulder Elb.* 2020;23(4):210-216. Publicado el 27 de noviembre de 2020. doi:10.5397/cise.2020.00318

CODO

El codo, con su compleja y singular estructura de músculos y articulaciones, presenta una variedad limitada de problemas crónicos a pesar de su intrincada anatomía.

Los músculos encargados de la extensión y flexión de los dedos y la muñeca se anclan respectivamente en las prominencias óseas externa e interna del codo, conocidas como epicóndilo lateral y medial. El dolor en el exterior del codo se conoce comúnmente como epicondilitis lateral, o codo de tenista, mientras que el dolor en el interior se denomina epicondilitis medial, o codo de golfista. Sin embargo, estos términos carecen de precisión informativa. Si bien sugieren la actividad que suele desencadenar el dolor, "epicondilitis" no describe adecuadamente la condición. El sufijo "itis" implica inflamación, pero el dolor en el epicóndilo puede deberse a diversas causas, como bursitis, desgarros de ligamentos o tendones, tendinosis o puntos gatillo musculares, sin necesariamente implicar inflamación ósea.

En casos crónicos, es probable que los puntos gatillo musculares y/o la tendinosis sean las principales causas del dolor. Para confirmar qué estructuras están implicadas, se recomienda una ecografía musculoesquelética y una evaluación exhaustiva de los músculos conectados a los tendones en esta región. El tratamiento puede implicar técnicas como la compresión isquémica o la acupuntura en seco para los puntos gatillo musculares, y estrategias convencionales para la tendinosis, como la terapia con luz roja, ejercicios excéntricos, inyecciones de

PRP/proloterapia, fenestración, acupuntura, etc. Estas intervenciones pueden combinarse con la reducción o la suspensión temporal de la actividad que agrava el dolor, como el golf o el tenis.

SÍNDROME DEL PRONADOR REDONDO

Existen tres nervios principales que atraviesan el codo: el nervio mediano, el radial y el cubital. El nervio mediano puede sufrir compresión a tan solo unas pocas pulgadas distales y en la parte delantera del codo. El músculo que puede ejercer presión sobre este nervio se conoce como pronador redondo. Este músculo tiende a estar tenso, especialmente en personas que pasan mucho tiempo frente a una computadora, y puede desarrollar nudos musculares. Dado que el nervio mediano controla la fuerza de agarre y la sensibilidad de la parte frontal del pulgar, el índice y el dedo medio, los síntomas como debilidad, hormigueo o entumecimiento en esa área pueden explicarse por esta compresión muscular. Sin embargo, es importante mantener una mente abierta, ya que los nervios pueden comprimirse en múltiples ubicaciones.

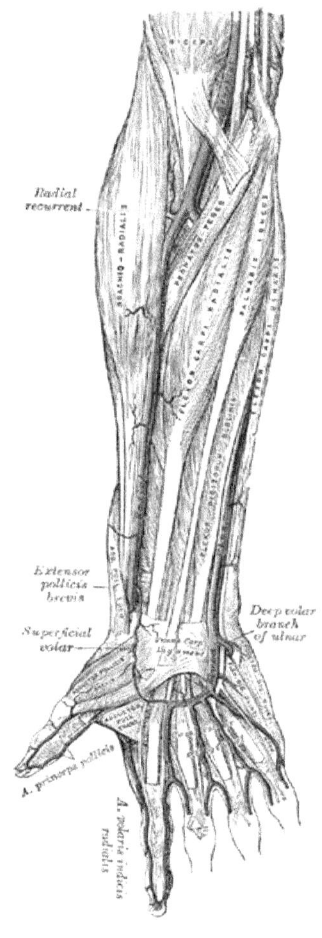

Los nudos musculares en el pronador redondo tienden a causar dolor en la mano, simulando síntomas nerviosos. Aliviar estos nudos musculares, estirar el músculo y mantenerlo relajado

BRANDON RAMMAKO

pueden eliminar por completo los síntomas. Este músculo es responsable de girar nuestras manos hacia abajo, como cuando escribimos. A menudo, se tensa en personas que trabajan en oficinas. He enseñado a trabajadores de oficina cómo estirar este músculo por sí mismos para prevenir la recurrencia de los síntomas. Un simple estiramiento de veinte segundos durante el almuerzo puede ser suficiente.

El estiramiento se realiza colocando la palma de la mano opuesta en el hueso en el interior del codo y el pulgar en el antebrazo, apuntando hacia el músculo pronador redondo. Aplicamos presión sobre el músculo mientras está relajado y luego lo estiramos, causando un estiramiento dirigido, y repetimos hasta que el músculo esté relajado. A veces, ayuda si el brazo está relajado y apoyado en el regazo o en un reposabrazos. Giramos el brazo para que la palma esté hacia abajo y luego sujetamos el músculo, girando el brazo para que la palma esté hacia arriba. Si el pulgar está en la posición correcta y el músculo está tenso, se sentirá un estiramiento doloroso o intenso. Mantenemos la posición durante 3-6 segundos y repetimos el proceso. Si hay un dolor agudo o el dolor se propaga, puede tratarse de un nudo muscular y se debe aplicar compresión isquémica en su lugar.

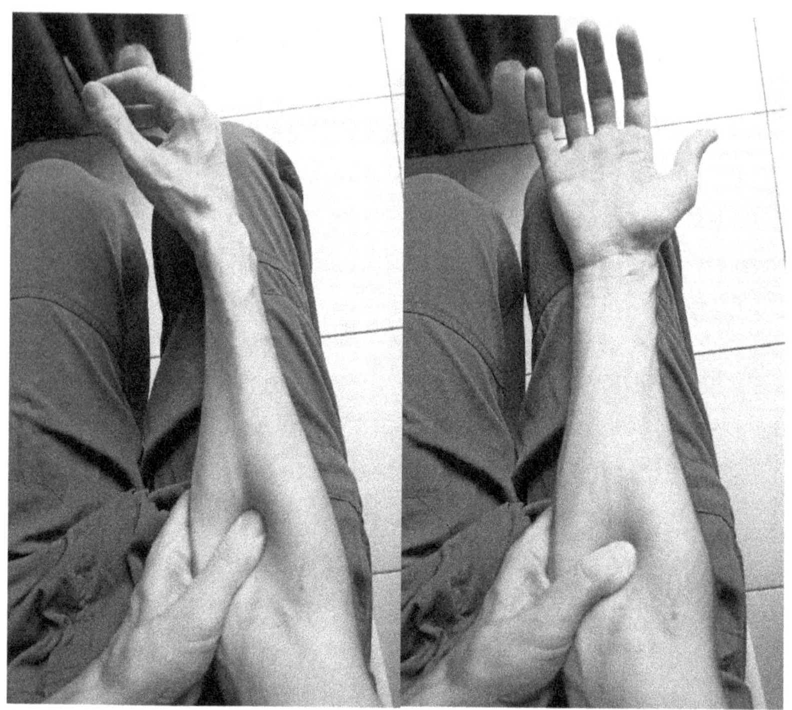

¿HUESO DIVERTIDO?

El nervio cubital discurre por la parte posterior del codo, siguiendo el trayecto a lo largo del interior del brazo hasta llegar a los dos dedos más pequeños. Esta región es conocida como el "hueso divertido" debido a que el nervio se encuentra justo entre la piel y el hueso aquí, lo que significa que un golpe en esta área puede generar dolor irradiado hacia el brazo. En términos de problemas crónicos, aunque son considerablemente menos comunes en comparación con los relacionados con el nervio mediano, el nervio cubital puede ser comprimido por músculos tensos a solo una o dos pulgadas distales a la ubicación del "hueso divertido". Otro problema asociado con el nervio cubital es su tendencia a salirse de su surco durante la flexión del codo, lo que puede resultar irritante. El tratamiento mediante ejercicios musculares, masajes y estiramientos puede resolver ambos problemas, aunque en caso de que las medidas no quirúrgicas no surtan efecto, existe la opción de recurrir a la intervención quirúrgica.

¿CHASQUIDO/CLIC EN EL CODO?

Hay una articulación particularmente única cerca del exterior del codo. Nuestro antebrazo está formado por dos huesos largos: el cúbito y el radio. El cúbito permanece quieto, pero el radio puede rotar y torcerse sobre el cúbito (piensa en manos hacia abajo versus manos hacia arriba). La cabeza radial, el extremo del radio que se articula con el codo, es un círculo redondo que es consistente con cómo el hueso necesita moverse. Esta articulación puede ser una fuente de malestar especialmente cuando alguien extiende el codo. Puede sentirse atascado, bloqueado o puede producir un chasquido/clic. A veces, un quiropráctico o un fisioterapeuta pueden manipular y movilizar esta articulación para eliminar o reducir este problema.

MANO/MUÑECA

Nuestras manos, tan versátiles en su uso, también son susceptibles a lesiones y desgaste con el tiempo. En la etapa de la vejez, la artritis emerge como un problema crónico común: protuberancias óseas, espolones y una disminución en la funcionalidad articular son aspectos habituales. Afortunadamente, existen tratamientos para la artritis que pueden aliviar los síntomas, como la terapia de luz roja, ajustes en la dieta y suplementos, así como la práctica de ejercicios específicos.

Además, los nudos musculares que se desarrollan en el antebrazo o el hombro pueden irradiar dolor hacia la mano, pero estos pueden ser tratados con técnicas como la acupuntura en seco y la aplicación de compresión isquémica. Aunque la mayoría de los músculos responsables del movimiento de la mano se encuentran en el antebrazo, ocasionalmente los dolores pueden originarse en los propios músculos de la mano.

El tejido cicatricial resultante de torceduras y distensiones en los dedos a menudo se convierte en un factor problemático, pero un abordaje cuidadoso de los tejidos puede ayudar a romper este tejido cicatricial y mejorar la movilidad y el confort.

Adicionalmente, la compresión o irritación nerviosa en áreas como el cuello, hombros, antebrazo o muñeca puede manifestarse con síntomas como debilidad, entumecimiento y dolor en la mano, destacando la importancia de abordar integralmente las causas subyacentes de los síntomas.

MOVILIDAD LIMITADA/PINZAMIENTO

Hay 8 pequeños huesos dentro de la muñeca. La muñeca puede ser una de esas visitas milagrosas al quiropráctico donde sacudo las articulaciones de la muñeca y se acomodan en una ubicación más cómoda y el "pinchazo" en la muñeca del paciente desaparece. Tanto un quiropráctico como un fisioterapeuta deberían poder evaluar la movilidad limitada de estas articulaciones.

DEDO EN RESORTE

La mayoría de los músculos que controlan los dedos están en nuestros antebrazos y no en nuestras manos. La fuerza se transfiere a la mano a través de los tendones. Para mantener los tendones junto a los huesos, los tendones se mantienen abajo con poleas. Un tendón nodular puede dejar de caber debajo de la polea engrosada, bloqueando completamente el movimiento o resultando en un movimiento rápido una vez que el tendón finalmente se libera. Este es uno de los casos en los que la cortisona es la opción correcta, ya que la cortisona es destructiva y puede descomponer el tejido, permitiendo que el tendón vuelva a caber bajo la polea.

SÍNDROME DEL TÚNEL CARPIANO (DOLOR/DEBILIDAD/ENTUMECIMIENTO DE LA MANO)

Este es un diagnóstico ampliamente utilizado con un procedimiento quirúrgico excesivo y una tasa de éxito deficiente; lo anterior expuesto no significa que algunas personas no tengan un verdadero síndrome del túnel carpiano, ni que la cirugía no sea una cura efectiva para algunas personas. El síndrome del túnel carpiano se diagnostica a través de síntomas nerviosos en la mano: dolor, entumecimiento, hormigueo y debilidad, en particular, debilidad en el agarre y hormigueo/entumecimiento en la parte frontal del pulgar, índice y dedo medio. Es importante señalar que si los síntomas nerviosos comienzan por encima de la muñeca, es poco probable que sea síndrome del túnel carpiano (o solo síndrome del túnel carpiano).

El nervio mediano, que inerva la piel del pulgar y los primeros dos dedos, pasa aproximadamente por el centro delantero de la muñeca junto con todos los tendones que flexionan los dedos. Existe un arco ligamentoso que mantiene todo dentro de la muñeca, llamado retináculo flexor. La teoría es que el nervio está siendo comprimido dentro del túnel carpiano, debajo del retináculo, y la cirugía consiste en cortar este retináculo, con la esperanza de darle al nervio algo de espacio. Aunque esta es una cirugía muy fácil y rápida de realizar, y realmente es la única cirugía realizada (fuera de la eliminación de costillas adicionales) para la compresión nerviosa que afecta al brazo/mano, la muñeca no es el único lugar donde los nervios pueden estar comprimidos.

El cirujano intenta ayudar y realiza la única cirugía que puede hacer, ya que no puede ayudar fácilmente si el nervio está comprimido en una ubicación diferente. A menudo se anuncia que esta cirugía tiene una tasa de éxito de más del 90%, pero ¿cómo se mide realmente la tasa de éxito? Si los síntomas mejoran en absoluto, incluso temporalmente, pueden considerarlo exitoso. Sin embargo, el alivio de la cirugía puede ser temporal y/o menor, lo que lleva al paciente a continuar con su vida pensando que siempre tendrá "síndrome del túnel carpiano", y eso no se considera un éxito.

Con el creciente uso de la imagen de ultrasonido para problemas nerviosos y musculares, y su mayor disponibilidad gracias a que las unidades de ultrasonido portátiles se vuelven más baratas y comunes, debería ser posible encontrar a alguien para obtener una imagen del nervio mediano en la muñeca. Esto permitiría determinar fácilmente si la muñeca está probablemente causando la compresión del nervio. He estado comenzando cada caso de "túnel carpiano" mirando el nervio en la muñeca, y solo ha estado comprimido allí tal vez el 20-30% del tiempo.

Es importante tener en cuenta que todos pueden tener más de un problema. Incluso si tienes síndrome del túnel carpiano, tal vez el nervio también esté comprimido en el antebrazo, el hombro o el cuello. Pueden existir dolores de nudos musculares o problemas como la deficiencia de vitamina B12 o la diabetes, que pueden causar síntomas nerviosos. Podría tratarse de una combinación aleatoria de problemas que crean tu combinación única. En mi experiencia (trabajando en las Islas Caimán con muchos abogados y contadores), el antebrazo es el sitio de compresión nerviosa más común. Este problema no requiere cirugía y se resuelve fácilmente, a menudo en una sola visita. Se denomina síndrome del pronador redondo, y se discute en la sección del codo. Para obtener información sobre otros sitios de compresión nerviosa, consulte las secciones del hombro (TOS) y el cuello (radiculopatía).

ESPALDA/PELVIS

Por lo general, existen solo cuatro fuentes principales de dolor en la espalda y la pelvis: los músculos, las articulaciones facetarias, los discos y las articulaciones sacroilíacas. El dolor nervioso en la espalda es menos común, dado que cuando los nervios están implicados, los síntomas tienden a manifestarse en las piernas. Se subestima con frecuencia la influencia de la pelvis en el dolor lumbar, ya que muchas personas experimentan molestias provenientes de esta área o de los músculos asociados. La sensación de "dolor ciático" que muchas personas experimentan en la parte posterior de las piernas junto con su dolor lumbar, suele originarse en nudos musculares en la región glútea, los cuales refieren el dolor hacia la pierna. Los problemas de espalda guardan similitudes con los problemas cervicales en cuanto a causas y soluciones; además, los problemas de la pelvis pueden a su vez implicar a la cadera, por lo que resulta útil leer también las secciones relacionadas con el cuello y la cadera.

A veces sí, pero con frecuencia se trata de una combinación de múltiples problemas que complican el panorama. El dolor puede irradiarse y/o la sensibilización central puede generar dolor no asociado a ningún daño específico. Identificar qué movimientos agravan el dolor y dónde se localiza puede ayudar a dirigir el diagnóstico y el tratamiento hacia ciertas estructuras o regiones. Una técnica para localizar las estructuras dolorosas consiste en administrar cuidadosamente un anestésico en una ubicación específica; si hay alivio del dolor, podemos determinar que el origen del dolor se encuentra en esa región (un paso crucial si se está considerando la opción de cirugía o ablación nerviosa).

El dolor muscular en la espalda suele estar localizado en la región misma. En cambio, el dolor muscular en la pelvis/cadera tiende a irradiarse a través de la base del sacro/pelvis, profundamente en la articulación de la cadera y/o hacia abajo de la pierna.

Los discos intervertebrales dolorosos se resienten con el estar sentado y con la flexión hacia adelante. Actividades como empujar hacia abajo, como al usar el baño o soplar velas, pueden exacerbar el dolor discal. Sorprendentemente, suelen tolerar bien estar de pie y caminar, y algunas personas pueden experimentar alivio al realizar extensiones (manteniendo repeticiones o extensiones prolongadas), ya que a la mayoría de los discos lesionados les gusta la extensión. La mayoría de los problemas de disco ocurren en personas de entre 30 y 40 años y son poco comunes en personas mayores. Incluso si has experimentado un problema de disco en el pasado, tu dolor recurrente en la espalda puede no estar relacionado con el disco en este momento.

Las articulaciones facetarias tienen una aversión a flexionarse hacia atrás, ya que este movimiento puede exacerbar también el malestar en las articulaciones sacroilíacas (SI). Además, estas articulaciones prefieren la posición sentada y la flexión hacia adelante, mientras que estar de pie o caminar les resulta menos confortable. Con la edad, aumenta la prevalencia del dolor en las articulaciones facetarias, lo que sugiere que podría contribuir de manera significativa al dolor crónico en la población de mayor edad.

Por otro lado, las articulaciones sacroilíacas tienen una aversión al movimiento. Levantarse puede ser más doloroso que permanecer sentado o de pie, y aunque estar de pie puede ser tolerable, caminar puede resultar doloroso. El dolor agudo suele localizarse principalmente en una de las dos prominencias óseas conocidas como PSIS. El signo de Fortin, que consiste en señalar directamente un PSIS con un solo dedo al describir el dolor agudo, es una indicación sólida de que la articulación SI podría estar causando, al menos en parte, la molestia. Asimismo, los puntos gatillo musculares ubicados cerca del PSIS en los glúteos pueden simular problemas de la articulación SI o coexistir como fuentes de incomodidad para el paciente.

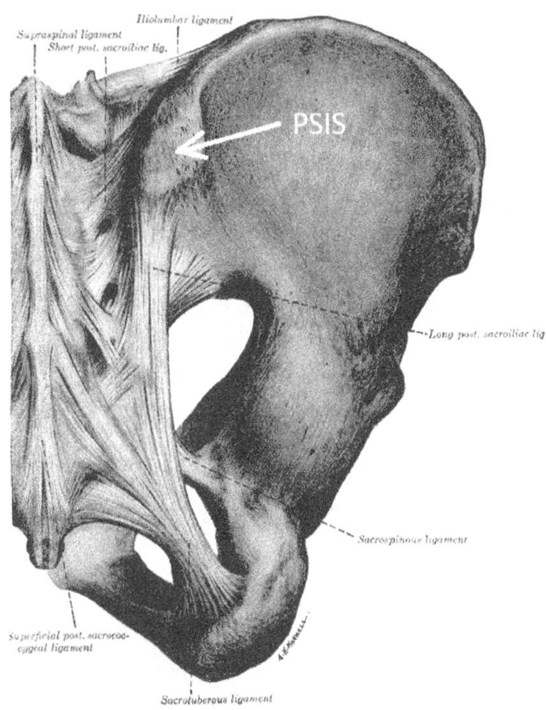

"Sin embargo, me realizaron una imagen y dijeron que tenía..."

Lo he dicho antes y lo diré de nuevo: dolor ≠ daño. Los cambios degenerativos en la columna son comunes y no necesariamente causan dolor. Se podría argumentar que muchos quiroprácticos y médicos son responsables de síndromes de dolor crónico y sensibilización central al señalar una imagen y decir: "¡Aquí está tu problema! Esta estructura está dañada, ¡tu espalda ya no sirve más!" La imagen negativa presentada a tu mente subconsciente puede llevar a espasmos musculares protectores, dolor para evitar el movimiento y una mayor sensibilidad al dolor. Hay un gráfico cercano que he proporcionado de hallazgos en imágenes en individuos asintomáticos. Esto te da una idea de lo normales que son algunos de estos hallazgos. ¡Un tercio a la mitad de las personas sin dolor de espalda tienen una protrusión discal (una hernia discal) cuando se les realiza una imagen!

Entonces, si vas a un médico y te hacen una resonancia magnética y dicen: "¡AJÁ, problema de disco!" ¿Realmente es el disco? Mis instructores de radiografías siempre nos recordaban tratar al paciente, no la imagen. También te recordaré de nuevo el dicho: "Una imagen de un teléfono no te dice si está sonando".

<table>
<tr><th colspan="8">Revisión bibliográfica sistemática de las características mostradas en imágenes de la degeneración espinal en poblaciones asintomáticas (individuos sin dolor)[166]

(W. Brinkikji et. al. 2015)</th></tr>
<tr><td></td><td colspan="7">Edad (años)</td></tr>
<tr><td>Hallazgos en imágenes</td><td>20</td><td>30</td><td>40</td><td>50</td><td>60</td><td>70</td><td>80</td></tr>
<tr><td>Degeneración de disco</td><td>37%</td><td>52%</td><td>68%</td><td>80%</td><td>88%</td><td>93%</td><td>96%</td></tr>
<tr><td>Pérdida de señal de disco</td><td>17%</td><td>33%</td><td>54%</td><td>73%</td><td>86%</td><td>94%</td><td>97%</td></tr>
<tr><td>Pérdida de altura de disco</td><td>24%</td><td>34%</td><td>45%</td><td>56%</td><td>67%</td><td>76%</td><td>84%</td></tr>
<tr><td>Protuberancia de disco</td><td>30%</td><td>40%</td><td>50%</td><td>60%</td><td>69%</td><td>77%</td><td>84%</td></tr>
<tr><td>Protrusión de disco</td><td>29%</td><td>31%</td><td>33%</td><td>36%</td><td>38%</td><td>40%</td><td>43%</td></tr>
<tr><td>Fisura anular</td><td>19%</td><td>20%</td><td>22%</td><td>23%</td><td>25%</td><td>27%</td><td>29%</td></tr>
<tr><td>Degeneración facetaria</td><td>4%</td><td>9%</td><td>18%</td><td>32%</td><td>50%</td><td>69%</td><td>83%</td></tr>
<tr><td>Espondilolistesis</td><td>3%</td><td>5%</td><td>8%</td><td>14%</td><td>23%</td><td>35%</td><td>50%</td></tr>
</table>

[166] Brinjikji W, Luetmer PH, Comstock B, et al. Systematic literature review of imaging features of spinal degeneration in asymptomatic populations. *AJNR Am J Neuroradiol.* 2015;36(4):811-816. doi:10.3174/ajnr.A4173

¿TIENES LOS MÚSCULOS DE LA ESPALDA CRÓNICAMENTE TENSOS Y DOLORIDOS?

Con casi cualquier lesión o dolor de espalda, los músculos largos de la espalda entran en acción actuando como una férula para brindar estabilidad y protección. De hecho, muchos casos de bloqueo agudo en la espalda comienzan con un dolor agudo en las articulaciones o en un disco, pero evolucionan hacia el dolor en los músculos largos, que se vuelven cansados y adoloridos por el trabajo continuo día tras día desde que comenzó el dolor. En situaciones crónicas, la espalda puede permanecer constantemente tensa, ya que el cerebro no confía en su bienestar o seguridad, manteniéndose en un estado de protección constante. Esta condición es especialmente intensa al levantarse por la mañana, cuando se necesita persuadir al cerebro para que permita el movimiento de la espalda. Si esta situación persiste durante mucho tiempo, es posible que se esté experimentando una sensibilización central, en la que la sensibilidad al dolor aumenta y moverse puede ser doloroso como parte del sistema de protección del cuerpo.

Como defensor y usuario de la imagen por ultrasonido, tengo interés en la investigación actual, y hay investigadores que están jugando con la idea de medir el tamaño de los músculos de la espalda para determinar qué tan crónica/grave es la espalda de alguien. Observan la relación entre los músculos largos/férulas (cuadrado lumbar- QL) y los pequeños músculos de control fino (multífidos). Si tu espalda ha estado moviéndose rígidamente durante años, es posible que tu cerebro haya olvidado cómo usar los músculos de control fino y terminen perdiendo su fuerza (atrofiados). Aunque la relación exacta aún está en debate, cuando está muy desequilibrada, su capacidad para predecir la rigidez crónica de la espalda y/o los bloqueos/espasmos de la espalda es prácticamente perfecta[167].

Hay algunas formas simples de relajar los músculos, pero la rigidez muscular puede regresar si el cuerpo está acostumbrado y depende de mantener esos músculos tensos. **Necesitas un reentrenamiento de espalda para que los músculos de control fino vuelvan a funcionar antes de que los músculos largos permanezcan relajados**. Si el problema no es tan crónico, relajar los músculos puede proporcionar suficiente alivio y es posible que seas una de esas personas que necesitan cuidados "de mantenimiento" por parte de un fisioterapeuta/quiropráctico/masajista.

¿CÓMO RELAJAR LOS MÚSCULOS DE LA PARTE BAJA DE LA ESPALDA?

El masaje y/o la aplicación de calor pueden resultar beneficiosos. Asimismo, la movilización articular y los ajustes quiroprácticos pueden ser de ayuda. Desde mi experiencia, encuentro que la punción seca/acupuntura, así como los estiramientos con pinza y las técnicas de energía muscular, son las más efectivas para relajar los músculos de la espalda, aunque el alivio puede ser temporal. Estos últimos, especialmente los estiramientos con pinza y las técnicas de energía muscular, son lo suficientemente simples como para realizarlos en casa con la ayuda de un compañero, o bien, acudiendo a un fisioterapeuta/quiropráctico.

---

[167] Huang Q, Zhang Y, Li D, Yang D, Huo M, Maruyama H. The Evaluation of Chronic Low Back Pain by Determining the Ratio of the Lumbar Multifidus Muscle Cross-sectional Areas of the Unaffected and Affected Sides. *J Phys Ther Sci.* 2014;26(10):1613-1614. doi:10.1589/jpts.26.1613

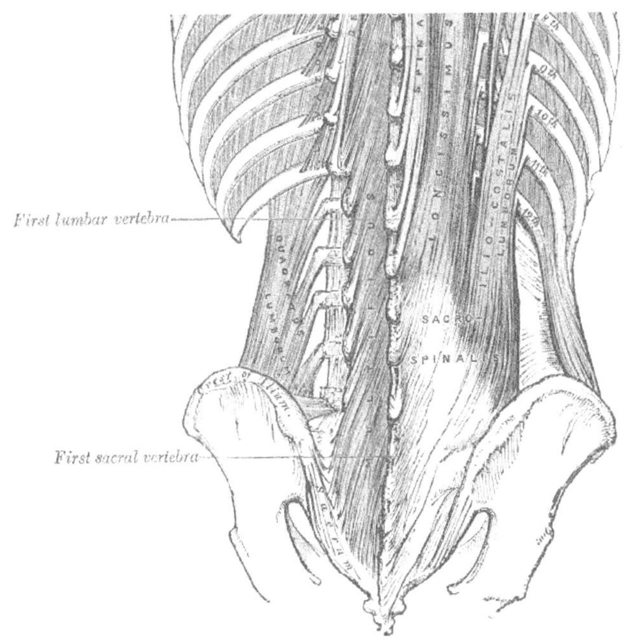

Voy a describir el estiramiento con pinza a continuación. En primer lugar, hago que la persona se siente en un banco, taburete o en posición lateral en una silla. Es crucial que tenga acceso a su espalda y pueda inclinarse hacia adelante y hacia los lados. Luego, aplico presión sobre el cuadrado lumbar (QL), que son los músculos tensos y sensibles que conectan las costillas con la pelvis, detectables al avanzar desde los flancos hacia la columna vertebral. Una vez que aplico una presión firme en esa área, el paciente se inclina lentamente diagonalmente hacia adelante, alejándose del punto de contacto, para estirar el músculo. Si se realiza correctamente, el paciente sentirá un estiramiento intenso y doloroso. Repito este proceso, moviendo ligeramente el punto de presión cada vez, hasta que la sensibilidad y la tensión disminuyan.

Este procedimiento se puede repetir para los músculos de la parte baja de la espalda a lo largo de la columna vertebral, inclinándose hacia adelante en lugar de diagonalmente. Sin embargo, estos estiramientos son definitivamente más intensos y requieren el uso de herramientas firmes, como una herramienta de punto de activación o el mango de un destornillador, ya que los dedos no son suficientes.

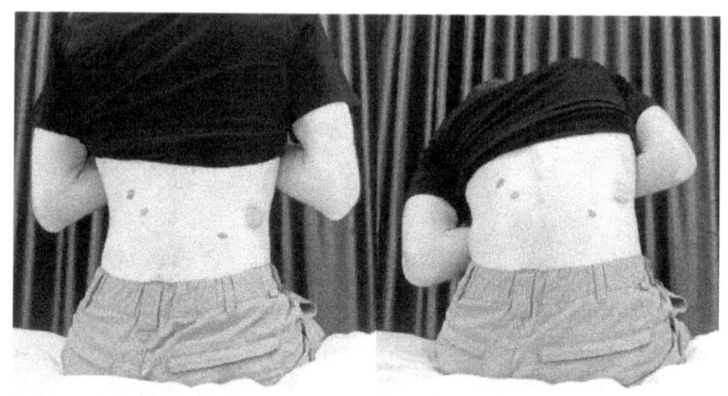

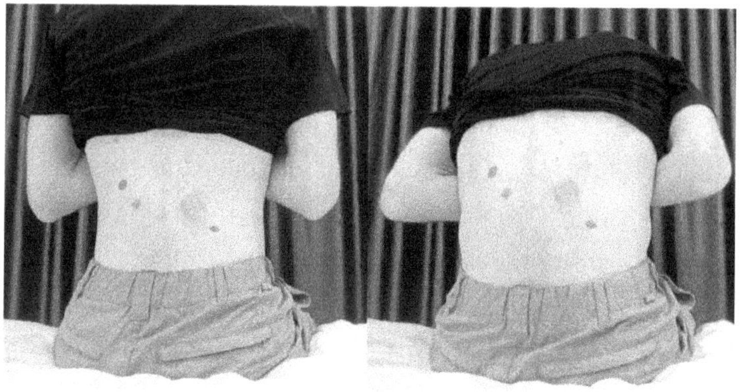

¿TU ESPALDA "SE DESCOMPONE" O "SE BLOQUEA" SI NO TIE-NES CUIDADO?

Por supuesto, esto está estrechamente relacionado con la tensión crónica en la parte baja de la espalda. Los músculos encargados del control fino de la espalda se ven afectados por años de movimiento rígido, resultando en su atrofia. Tu cuerpo ha perdido la memoria de esos músculos. Por ende, al inclinarte hacia adelante y tratar de levantarte, el control puede fallar, lo que provoca que las articulaciones se flexionen y se desplacen temporalmente de manera incorrecta. Esto puede resultar en una torsión menor y/o un pinzamiento articular. Aunque el daño puede parecer insignificante, la respuesta del cuerpo no lo es. Para protegerse, el cuerpo reacciona bloqueando todo con espasmos musculares, lo que hace que el movimiento sea doloroso para mantenerse en su lugar. El temor a una nueva lesión paraliza, y el cuerpo evita el movimiento por miedo a una repetición del incidente. Aunque terapias como la quiropráctica, la acupuntura, la fisioterapia, el uso de calor/frío, el TENS y el tiempo pueden ayudar a recuperarse de este tipo de incidentes, cada uno contribuye a aumentar la tensión y el dolor crónicos en la espalda, generando aún más miedo al movimiento. La solución a largo plazo radica en el reentrenamiento y reacondicionamiento de la espalda.

Existe un segundo tipo de "descompostura" de espalda que involucra la pelvis y las articulaciones sacroilíacas en lugar de la columna lumbar inferior. Este tipo puede requerir un enfoque combinado de tratamiento y rehabilitación que aborde tanto la cadera como la espalda. En particular, una articulación sacroilíaca "desplazada" puede responder favorablemente a ajustes quiroprácticos, proporcionando alivio inmediato. Sin embargo, incluso si se logra alivio, si el problema es crónico, puede ser necesario realizar rehabilitación para prevenir su recurrencia.

¿QUÉ HAY DE UN SOPORTE LUMBAR?

La respuesta breve es: no. Todos los tipos de soportes pueden ser necesarios en lesiones agudas y puede ser útil contar con un cinturón pélvico/sacroilíaco. Sin embargo, un soporte lumbar para la columna lumbar nunca será recomendado por un fisioterapeuta o un quiropráctico. Bueno, si no realizas ejercicios y obtienes algo de alivio con él, podrían sentirse lo suficientemente desalentados como para no impedirte usarlo. El soporte debilitará aún más los músculos de control y dependerás de él. Tendrás miedo de moverte sin él, lo cual no es una solución óptima a largo plazo.

Un cinturón de levantamiento de pesas es similar a un soporte lumbar para el levantamiento de pesas profesional, donde están llevando sus cuerpos al límite y pueden beneficiarse de un apoyo adicional para prevenir lesiones. Los soportes lumbares en los asientos son útiles y se recomiendan.

DOLOR DE LA ARTICULACIÓN SACROILÍACA (SI)

Como se mencionó antes, este es un dolor agudo, normalmente agravado por los movimientos. Si señalas directamente a la prominencia ósea de la pelvis (PSIS) con un dedo, entonces es probable que esto esté contribuyendo o causando tu dolor.

La pelvis se compone de tres huesos principales: el sacro, una estructura triangular que se conecta a la columna vertebral por encima y al cóccix en su extremo opuesto, y los huesos ilíacos, también conocidos como alas. La articulación entre el sacro y los ilíacos puede ser un punto de preocupación. Aunque esta articulación solo permite movimientos limitados, es fácil imaginar que una posición extrema podría resultar en un pellizco agudo, presión y una sensación de torsión en la pelvis. A veces, este problema se describe como inestabilidad, desalineación o dislocación.

Esta articulación presenta singularidades únicas en varios aspectos, siendo uno de ellos la ausencia de músculos que directamente fortalezcan su estructura. No existe un músculo que vaya desde los ilíacos hasta el sacro, ni uno destinado específicamente a su fortalecimiento y estabilización. Los músculos conectan la columna vertebral con los ilíacos/sacro o desde el sacro/ilíaco hasta la pierna. La estabilidad se deriva de la configuración de los ligamentos y la forma de la articulación, así como de la coordinación entre los músculos de la espalda y la cadera. Durante el embarazo, la articulación sacroilíaca puede desalinearse debido a la hormona relaxina, que afloja los ligamentos para permitir una mayor flexión y movilidad de la pelvis. Sin embargo, los problemas de la articulación sacroilíaca pueden afectar a cualquier persona. Dichos problemas pueden originarse a partir de una lesión en la pelvis que cause daños en los ligamentos. La falta de movimiento regular durante el proceso de recuperación puede resultar en patrones de coordinación muscular defectuosos, lo que genera una menor estabilidad en la articulación sacroilíaca y episodios recurrentes de dolor. Es común que un episodio de dolor en la articulación sacroilíaca se desencadene al levantarse, inclinarse hacia adelante o realizar movimientos bruscos de giro.

Entonces, ¿cómo abordamos esto? Considero que un problema en la articulación sacroilíaca (SI) es uno de los dos problemas más susceptibles de ser resueltos, al menos temporalmente, mediante un ajuste quiropráctico (el otro es el dolor agudo en las costillas o el dolor al respirar profundamente). Si podemos realinear esa pelvis de manera que se sienta cómoda, el dolor puede disminuir casi a cero en una sola sesión. Sin embargo, si se ha movido lo suficiente como para torcer un ligamento, entonces requerirá tiempo para sanar. En ese caso, podría ser recomendable el uso temporal, según sea necesario, de un cinturón sacro que mantenga los ilíacos juntos. Puedes evaluar si esto te beneficiaría haciendo que alguien te junte los ilíacos y luego realizando un movimiento que normalmente sería doloroso. Si el dolor disminuye, entonces considera la posibilidad de adquirir y utilizar un cinturón. NO TE VUELVAS dependiente de él; un uso excesivo puede resultar en una mayor inestabilidad articular.

Si el problema es más crónico, también se pueden tratar los nudos musculares, lo que puede requerir más de una sesión. De hecho, creo que en algunas personas el dolor causado por los nudos musculares estaba oculto hasta que comienza el dolor en la articulación SI, momento en el cual el cerebro dice: "Oye, mientras estás en el área, hay otro dolor que he estado ignorando que debería contarte". A menudo, se debería combinar el trabajo muscular con empujes rápidos o presión suave sobre la articulación. El estilo de presión suave utiliza bloques llamados bloques sacros o pélvicos. Estas cuñas utilizan el peso corporal del individuo para persuadir a la articulación de que vuelva a su posición cómoda. En casos crónicos, el problema podría reaparecer a menos que se realice rehabilitación de la espalda y/o cadera.

Algunos profesionales muestran cierta cautela al abordar el área pélvica. Por ejemplo, el ligamento sacrotuberoso requiere atención, pero su ubicación cercana al ano puede hacer que algunos quiroprácticos y fisioterapeutas eviten su examen. Es recomendable buscar un fisioterapeuta especializado en trabajo pélvico, y en el caso de las mujeres, puede ser preferible optar por una fisioterapeuta mujer. Una de las principales críticas hacia la quiropráctica es la limitación a manipulaciones articulares/ajustes quiroprácticos. Sin embargo, si consultas a un quiropráctico que haya recibido formación en el método "Webster", es probable que estén dispuestos a realizar algún tratamiento de tejidos blandos en el psoas, piriforme y ligamentos sacrotuberosos.

Common Pelvis/Low-back Pain Muscle Knots

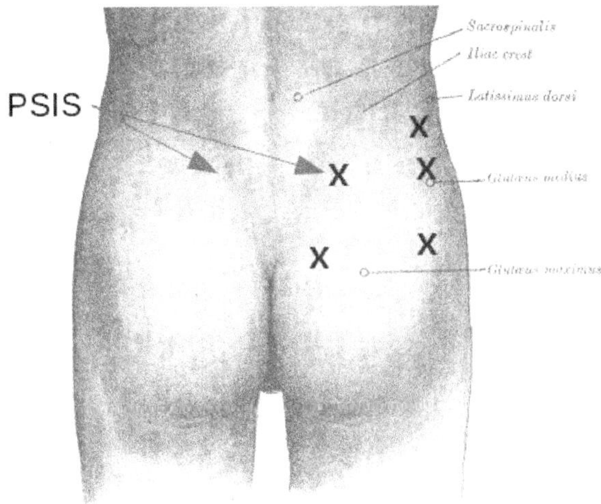

¿DOLOR EN EL COXIS?

El cóccix y su articulación con el sacro pueden ser una fuente de dolor crónico. Existen variaciones en su tamaño, algunos lo tienen más grande que otros, lo que nos lleva a considerarlo como nuestro vestigio de cola. Para algunos, el cóccix es un hueso sólido, mientras que para otros está segmentado. Con frecuencia, la articulación entre él y el sacro puede volverse incómoda o desplazarse, ya sea debido a una caída o al parto. En ocasiones, trabajar en los músculos que se conectan o están cerca de él puede ser suficiente para restaurar la comodidad. Es crucial encontrar a un profesional que se sienta cómodo trabajando en la región pélvica cercana al ano. En casos de dolor pélvico severo, algunos profesionales abordan los músculos pélvicos a través del ano y/o la vagina. En situaciones extremas, los quiroprácticos pueden acceder por el ano para manipular la parte frontal del cóccix y tratar de reposicionarlo. Debido a la naturaleza no convencional de este procedimiento, en muchos estados está explícitamente regulado en el alcance de práctica para quiroprácticos, ya que es una técnica poco común en su campo. Personalmente, no conozco a ningún quiropráctico que haya llevado a cabo esta práctica, y afortunadamente, todos mis pacientes con dolor de cóccix han mejorado sin necesidad de este enfoque. En casos donde el dolor persiste y se confirma que proviene del cóccix, la extirpación quirúrgica puede ser una opción viable, con resultados generalmente favorables[168].

SÍNDROME DE MAIGNE (NEUROPATÍA DEL NERVIO CLUNEAL)

Existe un nervio superficial conocido como nervio cluneal, que se extiende desde la columna vertebral, iniciando su trayecto en la parte inferior de la caja torácica. Posteriormente, recorre el camino del músculo cuadrado lumbar (QL), dividiéndose luego en tres ramas que se dirigen hacia los glúteos, a lo largo de la cadera lateral, y una rama que se curva en el pliegue inguinal, también conocido como pliegue frontal de la cadera. Este nervio puede ser el origen de sensaciones de quemazón, hormigueo, entumecimiento y/o dolor eléctrico o agudo en estas regiones, un problema que comúnmente se conoce como síndrome de Maigne. Personalmente, he tenido un éxito del 100% en la eliminación de estos síntomas una vez identificados, lográndolo en una o dos sesiones. El nervio puede quedar atrapado en la fascia si existen adherencias fasciales debajo de la piel. Asimismo, puede verse afectado en la articulación donde emerge de la columna vertebral, específicamente en la parte inferior de la caja torácica. De hecho, muchas personas describen o experimentan rigidez intensa en la base de la caja

---

[168] Sagoo NS, Haider AS, Palmisciano P, et al. Coccygectomy for refractory coccygodynia: a systematic review and meta-analysis. *Eur Spine J.* 2022;31(1):176-189. doi:10.1007/s00586-021-07041-6

torácica, justo debajo de la banda del sujetador, especialmente en el caso de mujeres.

Mi enfoque inicial se centra en la movilización de las articulaciones, ya sea mediante técnicas suaves o ajustes quiroprácticos. Posteriormente, procedo a liberar la piel a lo largo del trayecto nervioso, empleando movimientos rápidos de tejido o ventosas deslizantes en aquellas áreas donde la piel no se desplaza correctamente en todas las direcciones.

"¿Qué pasa con mi antigua hernia discal? ¡Mi dolor debe ser por eso!"

Tal vez... Pero poco probable. Profundicemos en cómo funcionan los discos. Los discos tienen centros viscosos llenos de fluido y un anillo de fibras que los rodea (el anillo). Cuando se aplica presión al disco, el gel/fluido quiere ser expulsado hacia afuera, y el anillo lo mantiene en su lugar. El disco toma una fuerza compresiva y la convierte en una fuerza tensil con las fibras del anillo en tensión en lugar de compresión. No tenemos receptores de dolor dentro de las fibras internas del disco, por lo que pueden dañarse sin que lo sepamos. Es por eso que el dolor de disco de algunas personas comienza cuando hacen algo trivial que han hecho 1000 veces antes. Fue solo que el daño finalmente se extendió a un receptor nervioso en el tercio externo del anillo. Las personas pueden tener protuberancias y hernias discales sin dolor, y las personas pueden tener dolor de disco sin una hernia.

Las hernias discales recientes suelen ser las más dolorosas, especialmente cuando el líquido viscoso escapa y desencadena una reacción inflamatoria. Este proceso involucra la respuesta del cuerpo al material extraño, resultando en una inflamación local significativa. Esta sustancia puede ejercer presión física sobre las raíces nerviosas o la médula espinal, o la inflamación puede irritar las raíces nerviosas cercanas, lo que causa dolor nervioso a corto plazo.

En la mayoría de los casos, el organismo es capaz de limpiar esta sustancia y el dolor asociado con la hernia discal se resuelve. Sin embargo, en mi experiencia clínica, he observado que el término "ciático" utilizado por la mayoría de las personas y el dolor atribuido al "disco fuera de lugar" no siempre están relacionados con problemas nerviosos o discales.

El dolor ciático comúnmente se origina en nudos musculares que generan dolor referido, mientras que el dolor de disco ha sido reemplazado por la tensión crónica y la inestabilidad segmentaria, tal como se discutió anteriormente. Notablemente, muchos pacientes muestran un temor persistente hacia los movimientos que desencadenaron el primer episodio de dolor, lo que resulta en un control muscular deficiente debido a la evitación de dichos movimientos.

Cuando se ven obligados a realizar esos movimientos, sus articulaciones se ven sometidas a una tensión excesiva, lo que desencadena dolor protector y espasmos debido a la falta de coordinación y control muscular. Por lo tanto, es fundamental para la recuperación y el bienestar del paciente que se aborde esta situación rehabilitando y reaprendiendo esos movimientos temidos de manera segura y confortable.

Los adultos mayores ya no experimentan nuevas hernias de disco debido a que el disco se ha deshidratado, lo que impide la posibilidad de protrusiones adicionales. Sin embargo, el proceso de curación del disco implica la formación de tejido cicatricial, el cual, aunque menos resistente que el tejido original, es propenso a desarrollar receptores de dolor adicionales en las capas más profundas del disco donde antes no estaban presentes. Esta combinación de factores puede dar lugar a algún grado de dolor de disco, incluso cuando, debido a la edad, es poco probable que se produzca una hernia de disco significativa.

Generalmente, el dolor de disco responde muy bien a movimientos de hiperextensión repetidos o a una extensión sostenida de la espalda, como la postura de la cobra en yoga. En ocasiones, los desplazamientos laterales de cadera también pueden ser efectivos. Estos ejercicios suelen ser recomendados por fisioterapeutas o quiroprácticos capacitados en el manejo del dolor de disco.

Sin embargo, es importante ejercer precaución, especialmente en etapas posteriores de la vida, ya que es menos probable que el disco cause dolor o problemas significativos. Estos ejercicios pueden exacerbar otros problemas, ya que ponen tensión en las articulaciones facetarias y sacroilíacas, las cuales pueden estar irritadas previamente. Por lo tanto, es fundamental tener en cuenta estas consideraciones.

En casos de exacerbación del dolor de disco, suelo recomendar realizar 10 repeticiones de ejercicios cada hora y aumentar la actividad de caminar tanto como sea posible, siempre y cuando estas acciones reduzcan el dolor y mejoren la movilidad. Incluso si los ejercicios alivian el dolor en las piernas pero aumentan ligeramente el dolor de espalda, continúa siendo una indicación para seguir adelante con ellos.

COMPRESIÓN NERVIOSA

Los síntomas nerviosos que provienen de la espalda pueden deberse a irritación química de los nervios, flujo sanguíneo reducido a los nervios y/o compresión de los nervios. Los síntomas nerviosos severos o que empeoran son motivos para realizar una resonancia magnética y una cirugía de espalda.

La irritación química podría ser debido a una lesión en estructuras cercanas. Esto es doloroso, pero normalmente no resulta en pérdida de sensación o fuerza. Normalmente, la solución es corregir cualquier otra cosa que esté ocurriendo, y el problema del nervio se resolverá por sí mismo.

La plexo venoso de Batson drena la sangre lejos de los nervios, pero si el flujo sanguíneo está obstruido, entonces los nervios recibirán menos sangre fresca y nutrientes. Estos nervios desnutridos no funcionarán tan bien, lo que resultará en pérdida sensorial y debilidad (quizás también dolor). Este es un problema menos estudiado, principalmente porque se resuelve fácilmente. Hacer que los segmentos de la espalda se muevan libremente puede ayudar a que la sangre fluya bien nuevamente, y el problema puede resolverse.

La compresión nerviosa puede ser ocasionada por diversas causas, como la presencia de un tumor, espolones óseos en las articulaciones (cabe destacar que la artritis no siempre implica dolor), una hernia o protrusión discal reciente o antigua, deslizamiento excesivo de los segmentos vertebrales y/o engrosamiento de los ligamentos. Si la compresión es tan severa que el movimiento del músculo o la extremidad se ve notablemente limitado al activarse, este es un signo claro de la necesidad de realizar una imagen urgente y considerar la opción de una intervención quirúrgica. Asimismo, si los síntomas nerviosos afectan el control intestinal y urinario, o interfieren con la función sexual, se trata de una condición que requiere atención médica urgente o incluso emergente.

Un tumor o cáncer representa un desafío significativo, cuya complejidad va más allá del alcance de este libro. Los síntomas que muestran un deterioro gradual pueden indicar la presencia de un tumor en crecimiento. Entre los cánceres que tienen tendencia a metastatizar en los huesos se encuentran el cáncer de mama, de pulmón y de próstata. En la próxima sección, nos enfocaremos en los síntomas nerviosos que empeoran debido a causas estructurales, ya que frecuentemente están asociados con la inestabilidad y el envejecimiento.

INESTABILIDAD ESTRUCTURAL Y SÍNTOMAS NERVIOSOS CRÓNICOS

A medida que envejecemos, experimentamos cambios en nuestra anatomía vertebral. Los discos intervertebrales sobresalen ligeramente, las articulaciones espinales se vuelven más prominentes y el ligamento amarillo, que recorre la parte posterior del canal espinal, se engrosa, pudiendo agruparse al flexionarse hacia atrás o al estar de pie. Además, es común que la cuarta vértebra lumbar se deslice hacia adelante sobre la quinta con el paso del tiempo, lo que eventualmente puede causar síntomas nerviosos en aquellos que alcanzan una edad avanzada.

Además, en ciertos casos, la quinta vértebra lumbar puede deslizarse hacia adelante sobre el sacro, aunque esto suele ocurrir en personas que han sufrido una fractura en la región L5. Es interesante notar que muchas personas con esta fractura no recuerdan haber sufrido un daño en la espalda, ya que suele ocurrir durante la adolescencia en aquellos que practican deportes de contacto o actividades como gimnasia o animadoras. En ocasiones, una resonancia magnética estándar puede no revelar la totalidad del problema, ya que los síntomas pueden manifestarse únicamente cuando la persona está de pie, especialmente en el caso del deslizamiento vertebral, conocido como inestabilidad estructural. Por lo tanto, es posible que se requiera una resonancia magnética en posición vertical o una combinación de resonancia magnética y radiografía para obtener una imagen precisa del problema estructural que afecta al nervio.

Si los síntomas nerviosos persisten o empeoran, la cirugía suele ser la mejor opción después de haber agotado otras medidas de tratamiento mencionadas en este libro. Esta cirugía puede implicar la fusión de las vértebras afectadas para corregir el problema de deslizamiento, aunque esto significa que las vértebras restantes tendrán que asumir una mayor carga después de la operación. Otras intervenciones quirúrgicas posibles incluyen la eliminación de espolones óseos y la reducción de la protuberancia del disco, siendo la extirpación de la protuberancia o hernia discal una opción relativamente poco invasiva en la actualidad. Se recomienda buscar cirujanos que ofrezcan técnicas mínimamente invasivas, como la discectomía endoscópica o laparoscópica, para minimizar el trauma quirúrgico y acelerar la recuperación. En algunos casos, también se puede considerar la resección parcial del arco posterior de la vértebra para ampliar el canal espinal y aliviar la presión sobre los nervios.

CADERA

La articulación de la cadera funciona de manera similar a la articulación del hombro. La anatomía es similar, y los problemas son similares. Es una articulación de bola y cavidad. Hay una taza suave llamada labrum que ayuda a sostener la cabeza en la articulación. Hay músculos, equivalentes al manguito rotador, que ayudan a controlar y mover la articulación. Esta articulación es más propensa a la artritis que el hombro. También es propensa a desgarros tendinosos, tendinosis y nudos musculares que causan dolor. Como se mencionó anteriormente en el libro, la artritis no necesariamente es dolorosa, y muchas personas con artritis de cadera bastante grave en una radiografía no tienen problemas/dolor en la cadera. La mayoría de los dolores crónicos de cadera son causados por problemas musculares y tendinosos. El dolor de espalda y la compresión nerviosa en la espalda/pelvis pueden referirse a la cadera, así que asegúrese de leer esa sección también.

El dolor ardiente del nervio, el hormigueo y/o la entumecimiento a lo largo del muslo anterolateral (parte frontal + exterior) pueden ser causados por un nervio periférico superficial que sale justo debajo y dentro de la prominencia ósea anterolateral de la pelvis (ASIS, por sus siglas en inglés). Este nervio se llama nervio cutáneo femoral lateral e inerva la piel en la región del muslo anterolateral. El nervio puede quedar atrapado/irritado/comprimido donde sale de la pelvis. A veces, este problema se llama "meralgia parestésica", una neuralgia, una neuropatía o una compresión de nervios periféricos. Hasta ahora, he tenido una tasa de éxito sorprendentemente alta al liberar/tensar el nervio. Hago que el paciente avance con la pierna dolorida terminando detrás de ellos. Mientras se mueven, imagino agarrar el nervio donde sale de la pelvis con mi pulgar y empujo/tiro del tejido/músculos allí, justo debajo de la prominencia ósea. Si esto no lo resuelve, también reviso la piel. Este nervio corre justo debajo de la piel, así que me aseguro de que la piel se deslice bien. Si no lo hace, uso empujes rápidos o ventosas deslizantes para liberar la piel.

Al igual que cualquier otro problema nervioso, una deficiencia de vitamina B12 o diabetes pueden causarlo. De hecho, este es uno de los primeros síntomas nerviosos que aparecen con la diabetes. Si este es el caso, este problema puede ser tratable solo tratando el problema subyacente.

BURSITIS TROCANTÉREA

Este diagnóstico, aunque en gran medida arcaico, todavía se emplea ocasionalmente. Se lleva a cabo mediante la exploración mediante resonancia magnética o ecografía en personas que experimentan dolor en la cadera, observando la presencia de líquido en la bursa cerca del trocánter mayor, la región externa de la cadera donde se insertan o pasan los tendones glúteos. Se suponía que este líquido era indicativo de algún proceso inflamatorio, por lo que se le clasificaba como una "itis". Habitualmente, se trataba inyectando cortisona en la bursa afectada. Sin embargo, hoy en día se comprende que la presencia de líquido en la bursa no necesariamente es la causa del dolor, a menos que esté infectada, lo cual es poco común. Incluso en casos donde se detecta líquido en la imagen, se sabe que no es la fuente principal del dolor, sino que indica problemas en los tendones cercanos, como tendinosis y/o desgarros tendinosos. Es importante señalar que aún se diagnostican pacientes con este término sin la utilización de imágenes, basándose únicamente en la presencia de dolor en la cadera. En estos casos, el dolor podría ser causado por contracturas musculares, trastornos tendinosos, compresión del nervio cluneal o dolor referido desde la espalda o la pelvis.

En cualquier sección de este libro, los nudos musculares pueden desempeñar un papel crucial en el dolor crónico, e incluso pueden constituir el problema en su totalidad. Estos nudos tienen la capacidad de irradiar el dolor hacia abajo de la pierna, hacia los lados o hacia adelante de la misma, así como hacia el pliegue inguinal, profundamente en la articulación de la cadera y a través de la pelvis, simulando incluso síntomas de "ciática". Los músculos involucrados abarcan desde el tensor de la fascia lata (TFL), los glúteos, el vasto lateral y el piriforme, hasta el iliaco, el psoas y, en casos menos frecuentes, los isquiotibiales.

Es bastante frecuente, especialmente en mujeres, experimentar dolor en la cadera a medida que envejecen, lo cual se torna particularmente molesto al acostarse de lado. En muchos casos, este malestar se debe a nudos musculares en el TFL. Tras recibir tratamiento, estos nudos pueden desaparecer por completo o tardar meses o incluso años en reaparecer. Es importante tener en cuenta que los nudos musculares se forman cuando los músculos se ven obligados a mantenerse activos durante más tiempo del necesario. Si los patrones de reclutamiento muscular en las caderas no se corrigen, es probable que los nudos musculares vuelvan a aparecer. Consulte las imágenes cercanas y la sección posterior para ubicar con precisión estos nudos musculares.

Common Hip/Leg Pain Muscle Knots 1

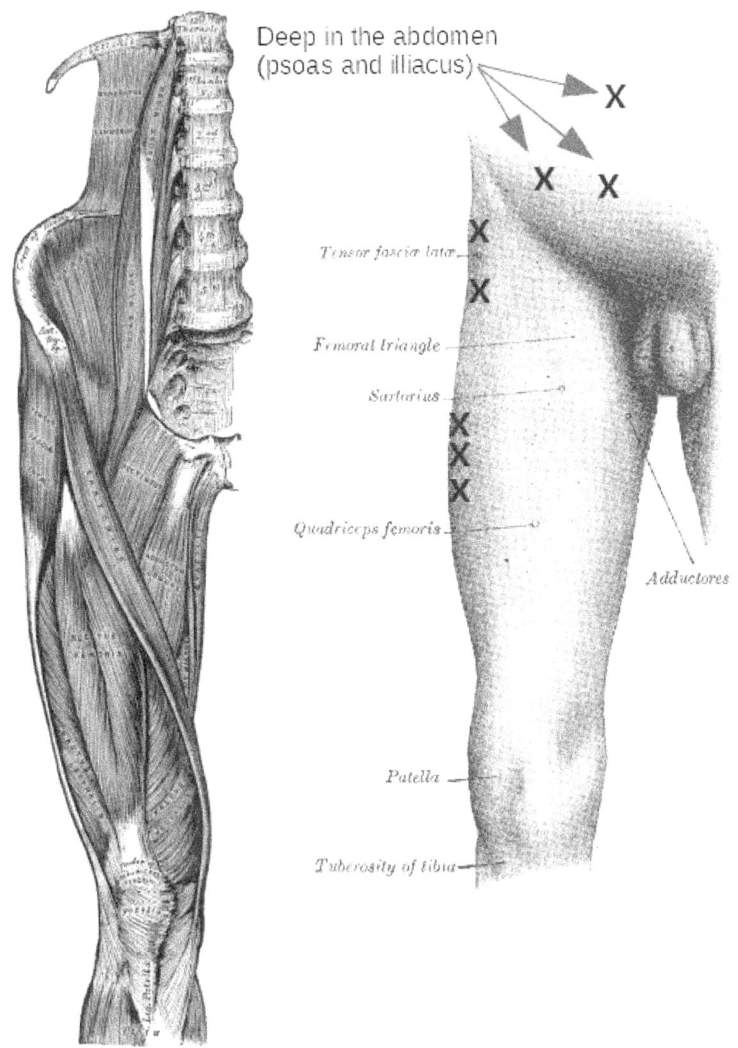

Common Hip/Leg Pain Muscle Knots 2

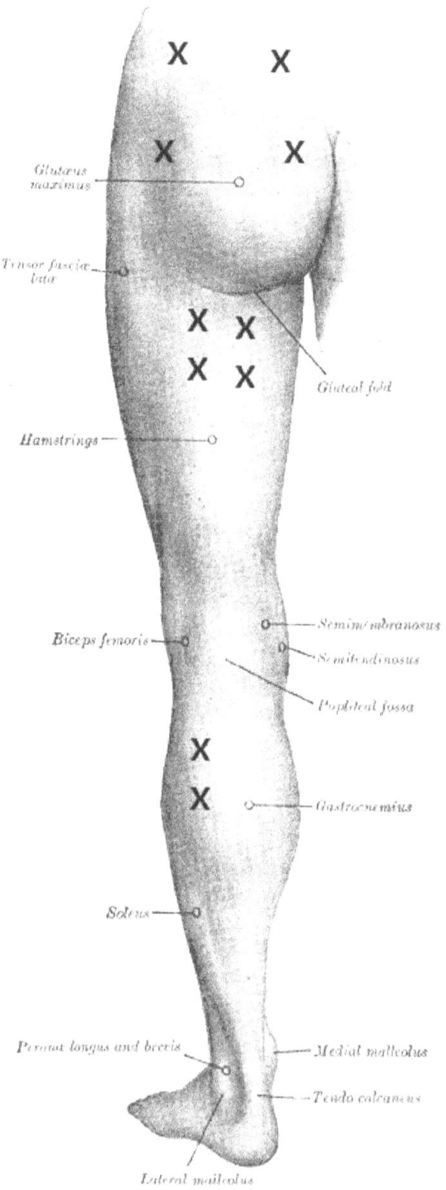

BRANDON RAMMAKO

SÍNDROME DEL PIRIFORME

El síndrome del piriforme se caracteriza por los nudos musculares que suelen referirse hacia abajo de la pierna, mientras que el nervio ciático desciende también por la parte posterior de la misma. Cuando el dolor en la región de la cadera se irradia exclusivamente hacia la parte posterior de la pierna, es posible que estos nudos musculares en el piriforme estén involucrados, o que el propio músculo esté comprimiendo el nervio ciático. Si se presentan debilidad muscular o adormecimiento, es evidente la participación del nervio. En ambos casos, el enfoque de tratamiento es similar: abordar los nudos musculares en el piriforme y, posiblemente, realizar estiramientos específicos para este músculo. Es importante tener en cuenta que las causas pueden ser diversas: desde una posible compresión nerviosa en la columna vertebral hasta la implicación de otros músculos de la pelvis y la cadera, ubicados en la región glútea e isquiotibial.

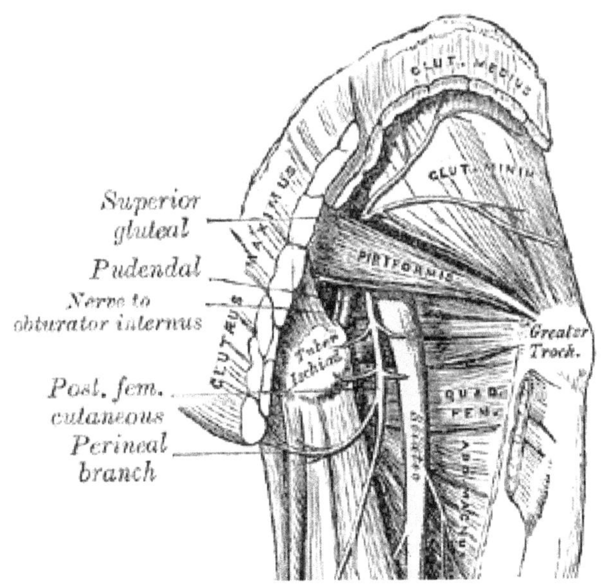

CINTILLA ILIOTIBIAL

El músculo tensor de la fascia lata (TFL) es propenso a sobrecargarse debido a su versatilidad. Este músculo desempeña múltiples funciones, incluyendo la rotación externa de la pierna, la elevación de la cadera y el impulso hacia adelante de la pierna. Además, es el principal responsable de tensar la banda iliotibial (IT). Es importante tener en cuenta que al estirar la banda IT, en realidad se está estirando el músculo TFL (ya que la banda IT no se alarga) y posiblemente también se está masajeando el vasto lateral.

El músculo glúteo medio es fundamental para elevar la cadera, sin embargo, suele atrofiarse cuando el TFL ha estado sobrecargado durante un período prolongado. Esta atrofia resulta en un vacío donde debería estar el músculo, pero es posible fortalecerlo nuevamente. Reactivar este músculo no solo puede resolver la "rigidez crónica de la banda IT", sino que también puede prevenir la reaparición de nudos musculares dolorosos.

La sobrecarga del TFL y la inactividad del glúteo medio suelen manifestarse en nudos musculares en el TFL (además de la región glútea) y en el vasto lateral. Este problema a menudo se acompaña de chasquidos en las rodillas al realizar sentadillas o subir escaleras.

La práctica de ejercicios específicos y la corrección de hábitos incorrectos al caminar o subir escaleras pueden fortalecer rápidamente el músculo glúteo medio y mejorar su función.

El ejercicio que suelo recomendar a menudo es la "abducción de cadera ". Sin embargo, he visto muchos videos en YouTube y sitios web donde el demostrador está "haciendo trampa un poco", y he visto asistentes de fisioterapia que no saben la diferencia entre hacerlo "bien" o "mal". Antes de continuar, rara vez hay una manera "incorrecta" de hacer un ejercicio, solo diferentes formas para diferentes propósitos. En nuestro caso, queremos enfatizar el glúteo medio y minimizar el tensor de la fascia lata (TFL), que intentará tomar el control del ejercicio si lo permitimos.

La abducción de cadera implica elevar la pierna hacia un lado. Un individuo con Tensor de la Fascia Lata (TFL) hiperactivo tiende a involucrar dicho músculo de manera subconsciente. El TFL impulsa los dedos del pie hacia afuera, generando un movimiento diagonal en la pierna. Aunque intenten elevar la pierna directamente hacia el lado, es posible que no se percaten de que su pelvis se inclina hacia adelante, lo que efectivamente produce el mismo movimiento diagonal en la articulación de la cadera. Por consiguiente, es crucial mantener una postura erguida, aplicar un leve impulso de la cadera para evitar desalineaciones pélvicas, girar el pie/pierna hacia adentro y elevar la pierna directamente hacia el lado. No es necesario elevarla demasiado. Si enfrenta dificultades para realizar este ejercicio sin incurrir en trampas posturales, es evidente que necesita practicarlo con mayor énfasis.

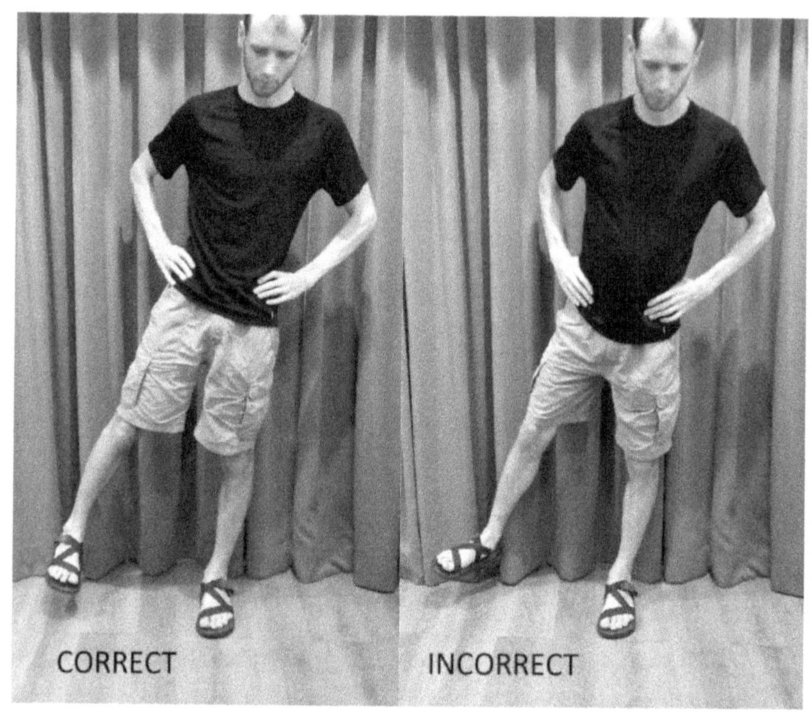

DEBILIDAD EXTREMA Y DOLOR AL LEVANTAR LA CADERA

Si bien es común experimentar cierto grado de dolor o disfunción en el glúteo medio en casos de problemas de cadera o pelvis, es crucial estar alerta ante la presencia de debilidad extrema y dolor. Dado que el glúteo medio desempeña un papel fundamental en la elevación de la cadera, la incapacidad del paciente para mantener su pelvis nivelada mientras está de pie sobre un pie puede indicar un desgarro o desgaste del tendón del glúteo medio, posiblemente acompañado de tendinosis. Esta inclinación de la cadera se conoce como el signo de Trendelenburg, mientras que se le llama marcha de Trendelenburg cuando se observa durante el movimiento. **Un desgarro completo puede abordarse quirúrgicamente con éxito, incluso en pacientes mayores**. Por otro lado, la tendinosis puede tratarse mediante diversas opciones, como ejercicios, terapia física, proloterapia,

PRP, entre otras. El diagnóstico puede confirmarse mediante imágenes de ultrasonido musculoesquelético o resonancia magnética. Además de la tendinosis o desgarros tendinosos, es posible que se presenten otros patrones disfuncionales de activación muscular, así como nudos musculares asociados o correspondientes.

SÍNDROME CRUZADO INFERIOR

Es común encontrar problemas en la pelvis, cadera y rodilla asociados con la desactivación del glúteo medio, aunque esta no es la única disfunción presente. Frecuentemente, también se observa tensión en el TFL, cuádriceps laterales, psoas e isquiotibiales, mientras que los músculos como el glúteo mayor, glúteo medio, cuádriceps mediales y abdominales se encuentran desactivados. Este desequilibrio conduce a una inclinación anterior de la pelvis al estar de pie. Mi enfoque inicial consiste en examinar minuciosamente todos estos músculos en busca de puntos gatillo y luego procedo a estirar aquellos que están tensos. Posteriormente, trabajo en la activación de los músculos que se encuentran desactivados.

Existen diversas opiniones respecto a si se debe iniciar un protocolo centrado en la construcción muscular pura, con múltiples series a máxima dificultad y días de descanso para la recuperación, o si es preferible optar por un enfoque más rehabilitador, con series diarias o incluso múltiples veces al día que no lleguen al fallo muscular. Sin embargo, independientemente de la estrategia elegida, se observa una mejora significativa en los pacientes. La reducción de la inclinación anterior de la pelvis puede prevenir la reaparición de la tensión muscular y los puntos gatillo. Como resultado, las personas suelen experimentar una sensación de rejuvenecimiento, mayor estatura y una mejor condición física, especialmente cuando logran activar adecuadamente sus músculos abdominales.

MALOS PATRONES DE ACTIVACIÓN MUSCULAR: ¿SABES CÓMO USAR LAS ESCALERAS?

La frecuencia con la que las personas tienen dificultades para subir escaleras puede resultar sorprendente. Ya sea debido a la fatiga asociada con el envejecimiento o a una lesión, es común observar cómo las caderas tienden a hundirse mientras intentan realizar esta actividad. Esta situación puede generar tensión en la rodilla, los músculos del muslo y la musculatura de la cadera, causando molestias y dolor. Cuando muestro a los pacientes cómo se ve el movimiento incorrecto, suelen experimentar una sensación incómoda y reconocen la carga adicional en sus músculos y tendones.

La corrección de este problema puede ser un desafío. Al igual que los bebés que tardan meses en aprender a caminar y subir escaleras correctamente, los adultos pueden encontrarse con dificultades similares al intentar reprogramar su coordinación y tratar la debilidad muscular, especialmente en el glúteo medio. Muchos pacientes se sienten frustrados al tratar de entender cómo lograr que sus caderas se muevan de la manera deseada. Esta reeducación puede requerir días o semanas de práctica constante para reaprender el movimiento correcto al subir escaleras.

Mi enfoque inicial implica observar el nivel de las caderas mientras el paciente sube un escalón. Es crucial mantener las caderas aproximadamente niveladas durante todo el proceso. Si la cadera cae y se levanta solo al final, es una señal de que algo está mal. Descompongo el movimiento en partes más simples, comenzando con el simple acto de colocar el pie en el escalón, preferiblemente utilizando un espejo para que el paciente pueda visualizar sus caderas. A menudo, la cadera ya estará en una posición caída, por lo que les guío para que la alineen correctamente. Luego, les pido que transfieran el peso hacia la pierna en el escalón. Es común que la cadera vuelva a su posición incorrecta habitual durante este proceso. Repito el ejercicio, pidiendo al paciente que practique lentamente y de manera continua, a veces durante varias sesiones, hasta que logren subir el escalón sin que la cadera se hunda.

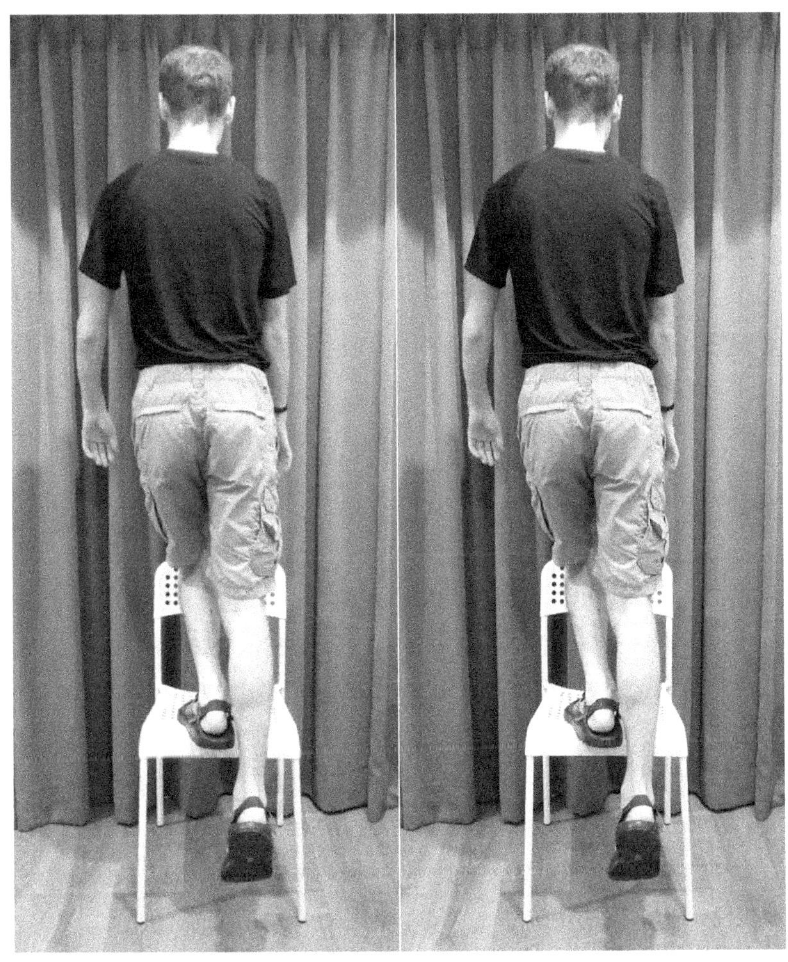

La edad o una lesión, ya sea cojera o el uso de muletas, pueden influir en tu forma de caminar, especialmente a nivel de la cadera o inferior (¡no olvides leer también la sección sobre el tobillo/pie!). Cuando analizo la marcha de alguien, mi atención se centra inicialmente en su cadera: ¿hay un balanceo equilibrado hacia ambos lados, o la cadera se desplaza más hacia un lado que hacia el otro? ¿Hay inclinación o una pierna/pelvis se mantiene más flexionada/doblada que la otra (asimetría en la inclinación pélvica anterior)?

La presencia de asimetría puede indicar la presencia de un nudo muscular o tejido cicatricial, por lo que es importante examinar estos aspectos, así como la fuerza del glúteo medio, incluso antes de evaluar la marcha. Luego, se pueden abordar la rigidez y los malos hábitos. Es fundamental estirar los músculos que estén demasiado tensos, a veces mediante estiramientos pasivos prolongados. Por ejemplo, los gimnastas o bailarines que buscan alcanzar su *split* no sostienen sus estiramientos por solo unos pocos segundos, sino que los mantienen durante minutos.

Al pedir al paciente que se ponga de pie y empuje sus caderas hacia un lado u otro, o que realice empujes de cadera en diagonales hacia adelante, podemos identificar los puntos de tensión. En algunos casos, los pacientes pueden tener dificultades para mover sus caderas hacia un lado, lo que indica claramente la presencia de malos hábitos. En estos casos, la práctica con ejercicios que involucren caderas "atrevidas", empujes de cadera y/o caminar con balanceos exagerados de cadera puede contribuir al proceso de reentrenamiento. Además, trabajar en el fortalecimiento del *core* y los glúteos también es beneficioso.

RODILLA

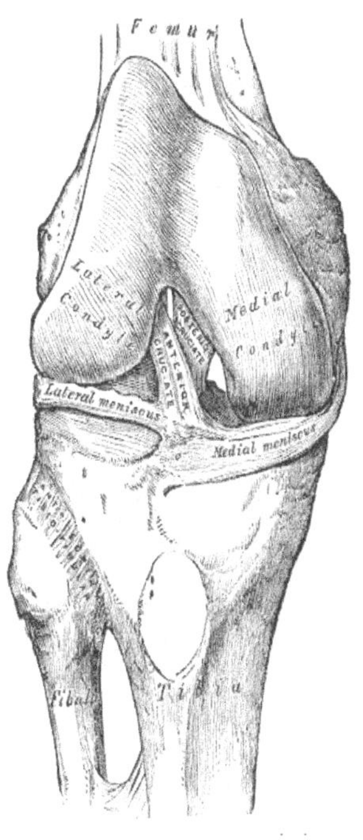

Las rodillas son propensas a un considerable desgaste y son las articulaciones más comúnmente reemplazadas, seguidas por la cadera en segundo lugar[169]. La osteoartritis es una condición común que afecta a todos en cierto grado, y factores como el peso, el nivel de actividad y las lesiones o cirugías previas pueden influir en la velocidad de su progresión. Es importante señalar que, aunque la artritis y el dolor pueden estar relacionados, no son equivalentes.

Recientemente, me encontré con el caso de una mujer activa de unos 50 años que sufría de dolor crónico en la rodilla.

---

[169] Singh JA. Epidemiology of knee and hip arthroplasty: a systematic review. *Open Orthop J.* 2011;5:80-85. Publicado el 16 de marzo de 2011. doi:10.2174/1874325001105010080

Aunque inicialmente asumí que su dolor se debía a la artritis debido a la falta de cartílago en las imágenes de ultrasonido, resultó que esto no era así. Durante el examen, identifiqué un tejido anómalo detrás de la articulación, que parecía ser tejido cicatricial. Sorprendentemente, al aplicar presión sobre esta área, recreaba su dolor. Después de trabajar en esta área específica, el dolor desapareció por completo, y ella pudo retomar su práctica de yoga sin molestias.

Numerosos estudios respaldan la eficacia del ejercicio en el alivio de la rigidez, el dolor y la mejora de la función articular[170][171]. Esto incluye no solo ejercicios como las sentadillas, sino también actividades acuáticas, ciclismo, entre otros. La pregunta recurrente sobre si los ejercicios son perjudiciales para las rodillas es válida. Sin embargo, se ha demostrado que fortalecer los músculos alrededor de la rodilla puede ayudar a reducir las fuerzas de desgaste y rotura en la articulación, contribuyendo así a una mejor salud articular en general.

¿QUÉ TENDONES SON PROPENSOS A LA TENDINOSIS?

Los tendones más propensos a desarrollar tendinosis son un conjunto que se extiende a lo largo del interior de la rodilla, conocidos como el pes anserinus (o "pie de ganso"), compuesto por los tendones del sartorio, gracilis y semitendinoso, que se

---

[170] Mo L, Jiang B, Mei T, Zhou D. Exercise Therapy for Knee Osteoarthritis: A Systematic Review and Network Meta-analysis. *Orthop J Sports Med.* 2023;11(5):23259671231172773. Publicado el 5 de junio de 2023. doi:10.1177/23259671231172773

[171] Raposo F, Ramos M, Lúcia Cruz A. Effects of exercise on knee osteoarthritis: A systematic review. *Musculoskeletal Care.* 2021;19(4):399-435. doi:10.1002/msc.1538

insertan justo más allá de la línea articular. Además, la bursa anserina puede ser una fuente de dolor y, a menudo, se diagnostica como bursitis, una inflamación aguda de la bursa. En mi experiencia clínica, al realizar imágenes, es más probable encontrar una tendinosis o desgarro que una bursitis, aunque estas condiciones no son mutuamente excluyentes. Incluso cuando la bursa presenta líquido adicional, el dolor puede originarse en un problema de tendón cercano, como en el caso de la bursa trocantérea de la cadera. El tendón rotuliano, justo debajo de la rótula, también es una ubicación posible para la tendinosis y/o la gota.

Los tendones afectados por la tendinosis tienden a ser sensibles a la presión y pueden causar dolor con el uso o el uso prolongado. La tendinosis rotuliana suele tratarse principalmente con ejercicio, ya que es fácil de focalizar, utilizando movimientos que impliquen flexionar las rodillas mientras se soporta peso. Por otro lado, el pes anserinus es más difícil de tratar con ejercicio, por lo que suelo optar por otros tratamientos para la tendinosis, como la terapia con luz roja, la acupuntura, la terapia de plasma rico en plaquetas (PRP), combinados con una reducción temporal de actividades que puedan agravar el problema.

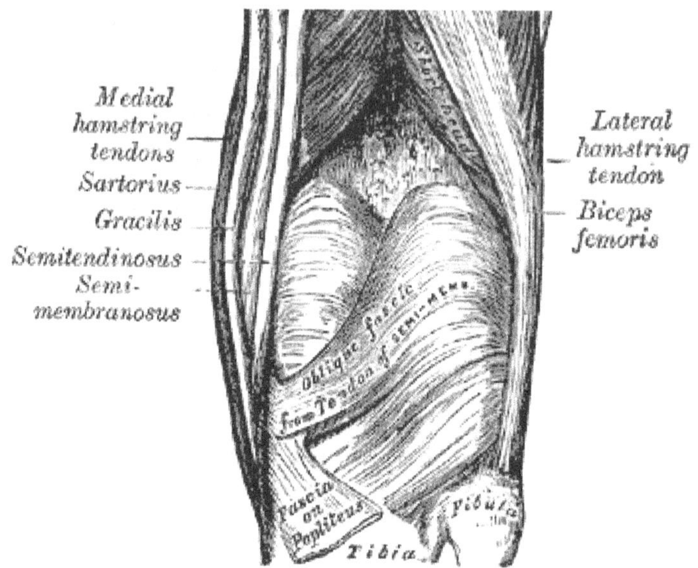

¿VIENE TU DOLOR DE RODILLA DE LA CADERA/MUSLO?

Los problemas en las caderas y la pelvis pueden provocar dolor en la rodilla y, en algunos casos, pueden ser la causa subyacente de los problemas de rodilla. Los puntos gatillo en los glúteos laterales o el TFL pueden irradiar dolor hacia la parte posterior y lateral de la rodilla, respectivamente. Además, el dolor nervioso originado en una lesión lumbar o un trastorno pélvico puede propagarse hacia cualquier área de la rodilla. Por lo general, los dolores referidos no son localizados con precisión, y una señal de que el dolor es referido es si al presionar donde duele no se recrea o empeora (aunque la sensibilidad en ese lugar puede indicar la presencia de más de un problema). Los malos hábitos al caminar, como cojear, y al subir escaleras, como la caída de la cadera, pueden perturbar el funcionamiento muscular normal de la rodilla y la cadera, lo que puede resultar en un mayor desgaste y la formación de más puntos gatillo. Los puntos gatillo en el TFL a menudo están vinculados con los puntos gatillo en el vasto lateral y pueden estar relacionados con chasquidos en las rodillas. Es posible que sea necesario reacondicionar el vasto medial y el glúteo medio.

¿CHASQUIDOS EN LAS RODILLAS?

A menudo, estos fenómenos no causan dolor directo, pero resultan molestos. Pueden estar vinculados con la presencia de nudos musculares en el muslo o la cadera, así como con dolor, presión o hinchazón de naturaleza artrítica asociados al uso excesivo de la rodilla. Por lo tanto, el chasquido de la rodilla a veces puede ser sintomático de dolor en esta área. Es común que las personas experimenten chasquidos en las rodillas a lo largo de su vida, especialmente al subir escaleras, hacer sentadillas o levantarse. Aunque el crujido puede indicar artritis y el bloqueo puede ser resultado de fragmentos de hueso sueltos o un menisco desgarrado, el chasquido típico se origina en la rótula. Este fenómeno se produce debido a una discordancia entre los músculos que se adhieren al exterior de la rótula y los que lo hacen en su interior. Imagina que si los músculos no están ejerciendo una tracción uniforme, esto afectará la biomecánica de la rodilla. En ocasiones, se puede percibir que los músculos internos, como el vasto medial, están significativamente subdesarrollados en comparación con su tamaño ideal. Por otro lado, los músculos externos pueden estar tensos y llenos de nudos musculares. La banda iliotibial y el vasto lateral se unen al exterior de la rótula, siendo el tensor de la fascia lata (TFL) el principal músculo que tensa la banda iliotibial. Para obtener más información sobre los problemas asociados con el TFL y la posible debilidad del glúteo medio que lo causa, consulta la sección sobre la cadera. Los nudos musculares en el vasto lateral tienden a localizarse en los dos tercios superiores de este músculo. Ejercicios específicos, como las sentadillas y las extensiones de rodilla, pueden dirigirse a los músculos internos de la rodilla y restablecer rápidamente el equilibrio entre estos y los músculos externos, a menudo en tan solo un par de semanas, según mi experiencia. Personalmente, mi ejercicio preferido es una variante de la sentadilla aparentemente estándar, pero durante su ejecución, intento girar los pies hacia afuera sin éxito, debido a la fricción entre los pies y el suelo (es importante mantener las rodillas alineadas con los dedos de los pies). Incluso puedes apoyar las manos en los muslos para sentir una mayor activación de los músculos internos de la rodilla.

TEJIDO CICATRICIAL Y ADHERENCIAS FASCIALES

Aunque ya he mencionado que parte del dolor de rodilla podría deberse a los músculos de la cadera y la sección del tobillo, me gustaría abordar ahora los nudos musculares que se localizan justo debajo de la articulación de la rodilla y que pueden causar dolor en el tobillo. Además de estos nudos musculares, existe otro problema igualmente molesto y tratable que, en mi experiencia, afecta más a las piernas/rodillas que a cualquier otra parte del cuerpo (excepto tal vez las manos): el tejido cicatricial y las adherencias fasciales. Aunque he abordado este tema en la primera parte del libro, deseo resaltarlo específicamente aquí.

El desplazamiento incorrecto de los músculos isquiotibiales individuales puede ser una causa subyacente. Si no se deslizan uno sobre el otro de manera adecuada, se pueden generar molestias. En el caso de no tratarse de un desgarro o una lesión reciente, se puede aplicar fricción cruzada en el punto doloroso. Se recomienda presionar en el área dolorosa mientras se intenta mover el músculo afectado. La ruptura de adherencias fasciales y tejido cicatricial puede tener efectos inmediatos si estos fueron los problemas subyacentes.

Recuerdo un caso de un artista marcial y un joven velocista que se quejaban de que sus piernas nunca volvieron a ser iguales después de sufrir desgarros en los isquiotibiales. Sin embargo, tras una sesión de tratamiento, experimentaron una notable mejoría y prácticamente recuperaron su funcionalidad normal.

"PERO ME DESGARRÉ EL LIGAMENTO CRUZADO ANTERIOR, MENISCO, ETC."

No dejes que las lesiones antiguas te impidan intentar reacondicionar la rodilla. Si bien tu rodilla podría ser una causa perdida, he visto muchas rodillas recuperarse sin necesidad de recurrir a la cirugía. Tienes que intentarlo seriamente. Daré dos ejemplos.

Soy el primer ejemplo. Experimenté un desgarro en el menisco tras ser impactado por un automóvil. A pesar de la ausencia de dolor agudo en la rodilla, experimentaba una persistente sensación de presión que se intensificaba con la actividad, además de episodios de trabamiento articular. Si este último síntoma persiste de manera severa y constante, se recomienda considerar una evaluación quirúrgica. Esta condición limitó significativamente mi capacidad para montar en bicicleta o subir escaleras. Sin embargo, tras comprometerme seriamente con los ejercicios rehabilitativos, aunque en ocasiones irritaban mi rodilla, logré reintegrarme plenamente a mis actividades cotidianas sin necesidad de intervención quirúrgica. Aunque aún percibo una leve discrepancia en la sensibilidad entre esta rodilla y la otra, puedo llevar a cabo mis actividades con normalidad.

El segundo caso involucraba a un individuo que se quejaba de dolor en la espalda y la pelvis, atribuido a una sensación de "torcedura" que experimentaba desde que se desgarró el ligamento cruzado anterior hace más de dos décadas, sin haberse sometido a una reparación quirúrgica. Al examinar sus rodillas, noté que la derecha presentaba un ligero exceso de movilidad, aunque dentro de los parámetros normales, mientras que la izquierda mostraba una firmeza notable, indicando una fortaleza considerable en el ligamento cruzado anterior. Sorprendentemente, era el ligamento cruzado anterior izquierdo el que había sufrido el desgarro y, no solo se había recuperado espontáneamente, ¡sino que ahora exhibía incluso mayor tensión que su contraparte derecha! Este caso pone de relieve la capacidad de los ligamentos cruzados anteriores para sanar por sí mismos, lo que suscita debates sobre la necesidad de intervención quirúrgica inmediata versus la espera para permitir la recuperación natural[172]. Además, al observar los cuádriceps del paciente, noté que el izquierdo era notablemente más pequeño. En resumen, el individuo había evitado todas las actividades que podrían haber ejercido presión sobre su rodilla desde la lesión ocurrida hace más de dos décadas. Reconectar con el uso de esa rodilla sería fundamental para resolver a largo plazo sus problemas de pelvis y cadera.

¿CUÁNDO DEBO SOMETERME A UNA CIRUGÍA DE RODILLA O UN REEMPLAZO DE RODILLA?

¿Cuándo es apropiado considerar reemplazos de rodilla, reparaciones de ligamentos cruzados anteriores, meniscectomías,

---

[172] Blanke F, Trinnes K, Oehler N, et al. Spontaneous healing of acute ACL ruptures: rate, prognostic factors and short-term outcome. *Arch Orthop Trauma Surg.* 2023;143(7):4291-4298. doi:10.1007/s00402-022-04701-0

entre otros procedimientos? Los indicadores más sólidos se manifiestan cuando la articulación presenta inflamación, bloqueos,
inestabilidad y/o limitación en el rango de movimiento. Es crucial investigar exhaustivamente todas las posibles fuentes de
dolor, ya que podrían coexistir múltiples tipos o fuentes de incomodidad.

TOBILLO/PIE

El dolor de tobillo/pie es complicado, en parte porque si los problemas han persistido lo suficiente, a veces no hay forma de revertir el problema. Dicho esto, no todo es pesimismo. ¡Hay muchos casos de incomodidad crónica de tobillo o "fascitis plantar" crónica de personas que he resuelto en una o dos visitas! Además de los fisioterapeutas y quiroprácticos, con los pies, tienes acceso a profesionales que se especializan solo en problemas de pies: podólogos/quiropodólogos.

¡NUDOS MUSCULARES!

Los nudos musculares son una constante molestia, ¿verdad? En su mayoría, se localizan en los músculos largos del tobillo y el pie, especialmente en la pantorrilla. Es interesante notar que suelen concentrarse en la parte superior de la pantorrilla, más hacia el costado externo que hacia el interno, a veces sorprendentemente cerca de la rodilla. Como en otros casos, se manifiestan con dolor que irradia hacia el tobillo y el pie, o al aplicar compresión en la zona afectada. En mi experiencia, tanto la punción seca como la compresión isquémica son efectivas para aliviar estos nudos en la mitad superior de la pantorrilla, aunque tiendo a preferir la primera para esta área. Sin embargo, en la planta del pie, encuentro que la compresión es más eficaz. Los nudos en esta zona pueden simular los síntomas de una fascitis plantar crónica.

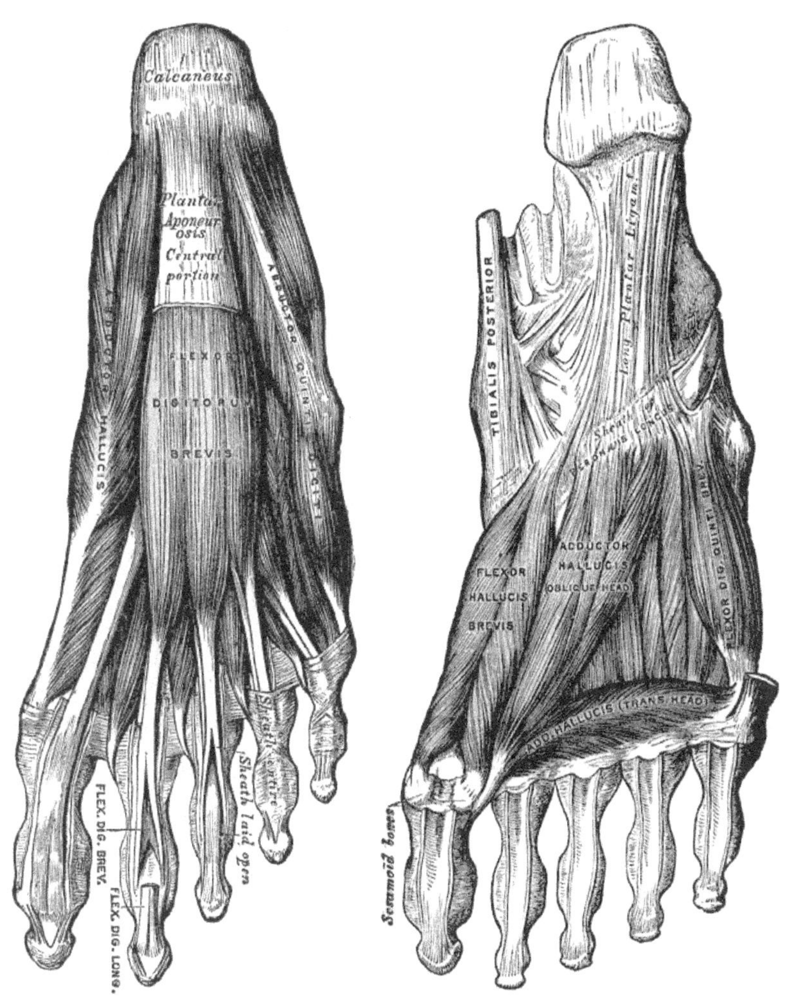

¿PIE PLANO ADQUIRIDO? ¿DOLOR EN EL INTERIOR DEL ARCO?

Si no siempre has tenido pie plano pero lo adquiriste más tarde en la vida, lo más probable es que hayas desgarrado completamente un tendón en el interior de tu pie que ayuda a mantener el arco levantado. Si aún conservas el arco pero actualmente tienes dolor en el interior del arco, podría ser que ese mismo tendón se esté desgarrando y/o debilitando.

Uno de los problemas de tendones más comunes en el tobillo/pie son los problemas con el tendón tibial posterior (que sostiene el arco del pie)[173]. El músculo adjunto conocido como tibial posterior es de vital importancia en la biomecánica del pie y el tobillo. Los desafíos asociados con este tendón a menudo se etiquetan como disfunción del tendón tibial posterior. Sin embargo, la precisión en su diagnóstico suele ser esquiva, siendo frecuente su mal diagnóstico. De hecho, es difícil establecer con certeza la incidencia de este error diagnóstico o el porcentaje de personas afectadas, dado que la tasa de diagnóstico erróneo es significativa.

En un estudio, se observó que el 88% de los pacientes recibieron un diagnóstico incorrecto inicialmente, con un tiempo de espera promedio de 43 meses para obtener un diagnóstico preciso[174]. Entre los factores de riesgo se incluyen la edad, siendo mayores de cincuenta años, la obesidad, antecedentes de trauma en el tobillo y la administración de inyecciones locales de esteroides.

Este tendón transcurre por detrás del maléolo medial, la prominencia ósea en la parte interna del tobillo, y luego discurre por debajo del arco del pie. A menudo, la ruptura del tendón puede ser precedida por una tendinosis, una condición caracterizada

---

[173] Knapp PW, Constant D. Posterior Tibial Tendon Dysfunction. [Updated 2023 May 23]. In: StatPearls [Internet]. Treasure Island (FL): *StatPearls Publishing*; 2023 Jan. Available from:
https://www.ncbi.nlm.nih.gov/books/NBK542160/

[174] Mann FA, Thompson FM. Rupture of the posterior tibial tendon causing flatfoot. *J Bone Joint Surg* 1985;67A:556–61.

por degeneración del tejido tendinoso. Los síntomas de la tendinosis pueden asemejarse a los de un esguince de tobillo, dolor en el tendón de Aquiles o la fascitis plantar.

En caso de que la tendinosis progrese sin tratamiento adecuado, existe el riesgo de ruptura completa del tendón, lo que puede resultar en la pérdida de la integridad estructural del pie y un desarrollo de pie plano. Sin embargo, es alentador saber que la cirugía para reparar este tendón presenta una alta tasa de éxito.

El diagnóstico confirmatorio de la disfunción del tendón tibial posterior puede lograrse con precisión y rapidez mediante ecografía musculoesquelética[175]. Tratamientos como la terapia de plasma rico en plaquetas (PRP), proloterapia, fototerapia y ejercicios específicos pueden ayudar a prevenir la progresión hacia una ruptura completa y la necesidad de cirugía.

---

[175] Ramakko B, Point-of-Care Musculoskeletal Ultrasound in the Diagnosis of Tibialis Posterior Partial Tendon Tear: A Case Report. *J Int Acad Neuromusculoskel Med.* 2022 Dec;19(2):2-6

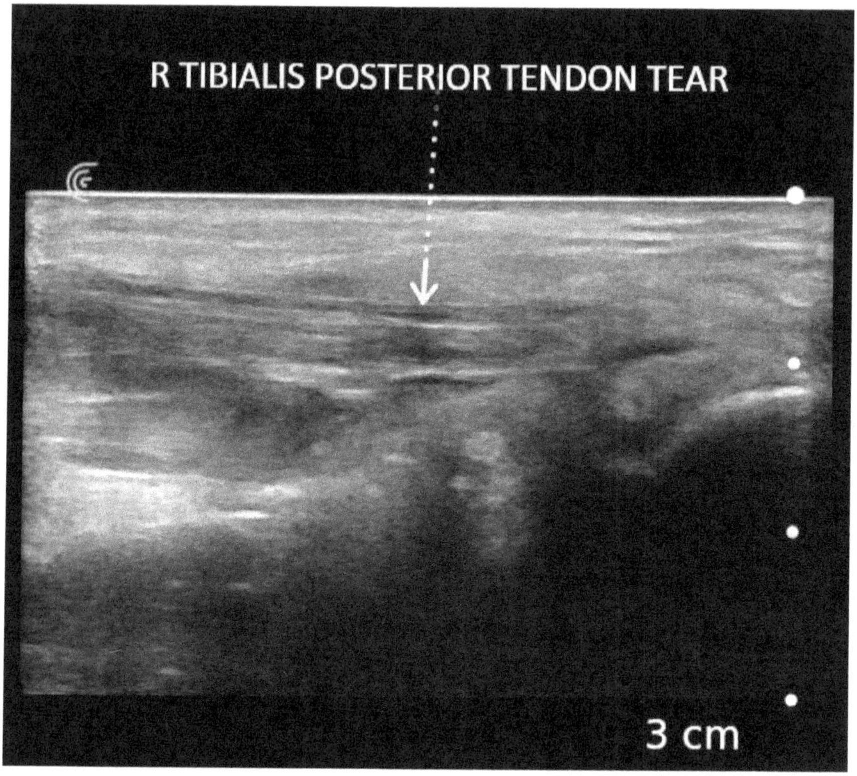

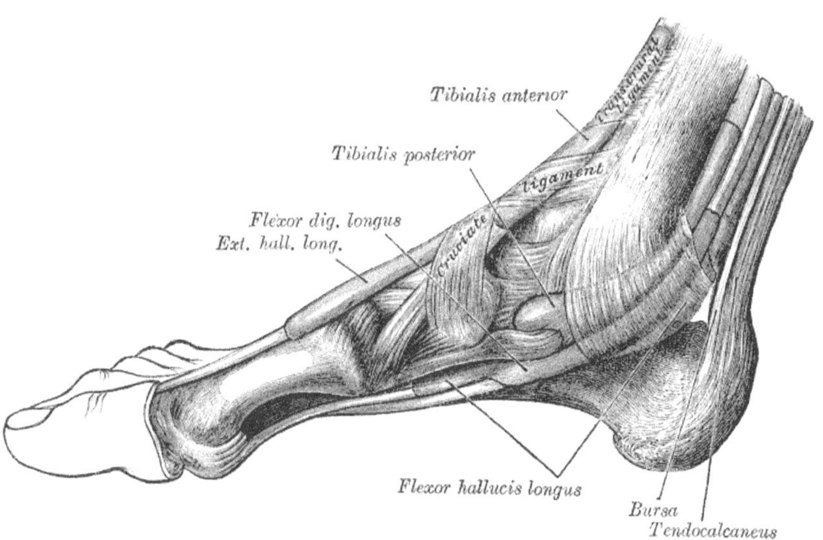

¿DOLOR EN EL TENDÓN DE AQUILES?

El tendón de Aquiles, también conocido como tendocalcáneo en imágenes cercanas, establece la conexión entre los músculos más prominentes de la pantorrilla y el talón. A diferencia de la fascia plantar o el tendón tibial posterior, el dolor crónico en esta área es menos frecuente. Este malestar puede atribuirse a diversos factores, como nudos musculares en la pantorrilla, tejido cicatricial, adherencias fasciales o incluso hernias musculares. La evaluación de la tendinosis y otras afecciones puede realizarse rápidamente mediante ecografía.

El tratamiento del tejido cicatricial/adherencias puede abordarse con masajes de fricción en X y movilización vigorosa del tejido. Para los nudos musculares, se pueden emplear técnicas como la compresión isquémica o la punción seca. En el caso de la tendinosis, pueden aplicarse ejercicios excéntricos, terapia con luz roja, PRP (plasma rico en plaquetas), entre otros.

El manejo del tendón de Aquiles suele ser sencillo mediante ejercicios. Se ha observado que nuestros músculos son más robustos cuando se alargan en lugar de acortarse, y la fuerza deseada se centra en el tendón en lugar de los músculos. Por ello, el ejercicio preferido suele ser el excéntrico, donde el músculo se alarga durante la acción, lo cual resulta más cómodo tanto para el paciente como para el músculo en sí. Aunque en algunos estudios se ha cuestionado la relevancia del tipo exacto de ejercicio (excéntrico, concéntrico, isométrico)[176].

En cuanto a la descripción del ejercicio y su adaptación a la capacidad individual, es importante tener en cuenta que el dolor

---

[176] Gatz M, Betsch M, Dirrichs T, et al. Eccentric and Isometric Exercises in Achilles Tendinopathy Evaluated by the VISA-A Score and Shear Wave Elastography. *Sports Health.* 2020;12(4):373-381. doi:10.1177/1941738119893996

asociado a la tendinosis no debería superar un nivel de 3/10. Para comenzar, se recomienda elegir un escalón y colocarse de manera que los talones queden al borde del mismo. Luego, elevarse con ambos pies en puntas de pie y descender lentamente con la mayor parte, o todo, el peso en el lado afectado. Este ejercicio debe repetirse en 3 series de 10 repeticiones.

La utilización de un escalón permite un mayor rango de movimiento. Para facilitar el ejercicio, se puede prescindir del escalón, utilizar ambos pies para subir y bajar, reducir el número de repeticiones/series y/o apoyarse en un mostrador o realizarlo sentado. Para aumentar el nivel de desafío, se pueden agregar pesos, realizar un rebote rápido en la fase inferior y/o utilizar solo una pierna para subir y bajar[177].

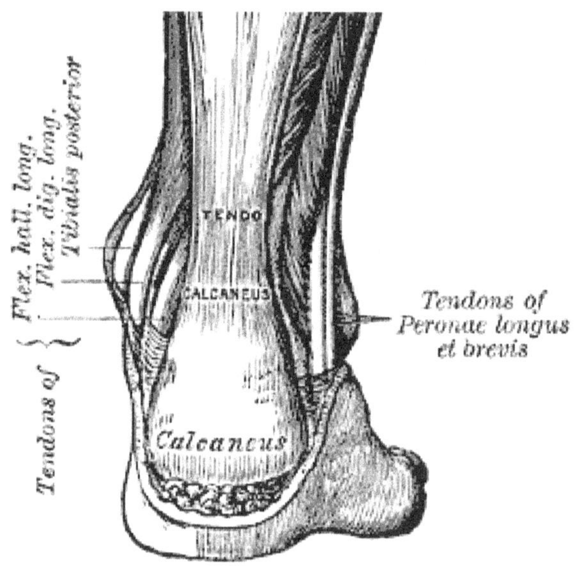

---

[177] "Achilles Tendinopathy Toolkit: Section D - Exercise Programs." *Physiopedia*, . 3 Dec 2022,
https://www.physio-pedia.com/Achilles_Tendinopathy_Toolkit:_Section_D_-_Exercise_Programs

¿"FASCITIS PLANTAR" CRÓNICA?

La fascia plantar despliega su función como un amplio tendón o ligamento que se extiende a lo largo de la base del pie. Siendo susceptible a los mismos problemas que cualquier otro tendón, la "fascitis plantar crónica" representa una condición equiparable a una tendinosis, caracterizada por una degeneración en lugar de una inflamación aguda, y debería ser más precisamente denominada como fascitis plantar. A pesar de este término exacto, su uso es escaso, incluso en ocasiones en las que la premura impide una explicación detallada. Sorprendentemente, desde que he comenzado a emplear ecografías musculoesqueléticas en mi práctica, he diagnosticado esta condición mucho menos de lo esperado, ya que la mayoría de los casos de dolor han resultado ser atribuibles a nudos musculares en la parte inferior del pie. Incluso si los músculos de esta zona no son los culpables, el dolor en el pie podría derivar de una tendinosis tibial posterior, tejido cicatricial, desalineación ósea, dolor nervioso, nudos musculares en la pantorrilla, entre otros. Los nervios también podrían estar comprimidos en el tobillo o la rodilla, aunque este tipo de dolor tiende a presentarse con sensaciones de ardor, hormigueo y entumecimiento.

El tratamiento de la fascitis plantar sigue los mismos principios que cualquier otra tendinosis. Los síntomas generalmente incluyen dolor, especialmente al levantarse por la mañana. Una prueba útil en este sentido es la llamada "prueba del viento": se aplica presión en la parte frontal interna del talón y, simultáneamente, se levanta el dedo gordo del pie con la otra mano. Si el movimiento del dedo aumenta el dolor, es probable que estemos ante un caso de fascitis plantar. Además de los tratamientos estándar para la tendinosis, el vendaje deportivo en forma de "lágrima" puede proporcionar alivio a los síntomas, y el uso de una bota o férula que mantenga el pie en una posición neutral durante el sueño puede ser beneficioso. La idea detrás de la férula es que, dado que la fascitis implica microdesgarros que el cuerpo intenta reparar, si esta curación ocurre con el pie apuntado durante la noche, la fascia se regenerará en una posición acortada. Por lo tanto, al intentar estirarla por la mañana, se pueden desgarrar las reparaciones recién formadas, lo que resulta en un dolor intenso durante los primeros pasos del día.

¿DOLOR NERVIOSO EN LA PANTORRILLA/PIE?

Como se mencionó anteriormente al abordar la fascitis plantar, es importante tener en cuenta que la compresión o irritación nerviosa puede desencadenar una variedad de síntomas, como dolor ardiente, punzante o eléctrico, entumecimiento, hormigueo e incluso debilidad. La localización del nervio comprimido a menudo no es evidente y puede presentarse en múltiples sitios, similar a lo observado en los síntomas nerviosos de la mano. Estos síntomas pueden ser el resultado de diversas condiciones, tales como problemas en la muñeca, antebrazo, región clavicular o cuello para los síntomas nerviosos de la mano, y en el pie, tobillo, rodilla, pelvis o columna vertebral para los síntomas del pie. Además, es importante considerar que los síntomas nerviosos pueden ser indicativos de problemas sistémicos como deficiencia de vitamina B12 o diabetes, siendo esta última una condición que inicialmente afecta los pies, seguidos de las manos y los muslos. Es crucial destacar que los síntomas relacionados con la diabetes pueden incluso llegar a requerir amputación.

En el caso de que los síntomas nerviosos se originen por irritación o compresión del nervio, es posible que el problema resida en el canal espinal, involucrando discos o articulaciones, en una articulación sacroilíaca irritada, en el músculo piriforme, en la articulación tibia-peroné proximal, o en el tobillo. Estos problemas pueden presentarse de manera aislada o en combinación, lo que complica aún más el diagnóstico y tratamiento. Para abordar problemas relacionados con la columna vertebral y la pelvis, se recomienda consultar las secciones específicas dedicadas a estos temas. Aquí nos centraremos en los problemas nerviosos que afectan más allá de la rodilla.

El nervio ciático, que se origina en la pelvis, se divide en nervios más pequeños en la rodilla. Uno de estos nervios más pequeños rodea la parte exterior de la pierna cerca de la articulación tibia-peroné proximal. En ocasiones, cruzar las piernas puede ejercer presión sobre este nervio, comprimiéndolo contra el hueso en esa zona y causando hormigueo y entumecimiento que desciende por la pantorrilla hasta el pie. La movilización de esta articulación mediante manipulación o terapias alternativas como la aplicación de ventosas o acupuntura ha demostrado ser beneficiosa en ciertos casos. Sin embargo, es importante tener en cuenta que las estrategias de tratamiento pueden variar según las necesidades individuales de cada paciente.

En el tobillo, existe una estructura análoga al túnel carpiano de la muñeca, conocida como túnel del tarso. Ambos túneles están diseñados para albergar arterias, venas, tendones y nervios, y están contenidos por un retináculo que actúa como techo. La presencia de cualquier estructura que ocupe espacio dentro del túnel, como un tendón inflamado, puede provocar irritación del nervio. Los síntomas típicos incluyen dolor, ardor, hormigueo o entumecimiento en la parte interna e inferior del pie. La evaluación mediante imágenes de ultrasonido puede proporcionar información adicional sobre el estado del nervio. Asimismo, la reproducción del dolor punzante en la planta del pie al presionar sobre el túnel del tarso (conocido como signo de Tinel) sugiere la presencia de dolor nervioso. Si se reproduce exactamente la queja del paciente, es menos probable que se trate de fascitis plantar crónica.

¿PINCHAZOS O CHASQUIDOS EN EL TOBILLO?

Estos síntomas podrían derivar de diversas causas, entre ellas, la presencia de tejido cicatricial que pueda ocasionar molestias o restricciones. Abordar este tejido cicatricial podría constituir una solución efectiva. En algunos casos, podría ser necesario realizar ajustes en la articulación para restaurar su funcionamiento óptimo; un quiropráctico, por ejemplo, podría referirse a este proceso como "realinear las estructuras". Esto podría lograrse mediante técnicas como movilizaciones articulares, estiramientos específicos y ejercicios terapéuticos.

Recientemente, atendí a un paciente de 36 años que había experimentado chasquidos en ambos tobillos desde la infancia. Estos ruidos eran audibles con casi cada paso que daba. Después de realizar una rápida manipulación en ambas articulaciones, el paciente reportó un notable silencio en sus tobillos desde entonces.

¿DOLOR PUNZANTE EN EL PIE?

El dolor punzante en el pie puede equipararse al malestar experimentado en el tobillo. Entre la articulación principal del tobillo y los huesos largos del pie, se encuentran pequeños huesos que pueden desalinearse y causar molestias. En algunos casos, la realización de ejercicios específicos y la movilización pueden brindar alivio, mientras que en otros, cuando la desalineación es considerable, la cirugía se convierte en una opción viable.

Otro problema común es el neuroma de Morton, un trastorno nervioso que resulta en sensaciones punzantes y ardor entre los dedos. Este trastorno se caracteriza por la inflamación y dolor en un nervio, visualizado como una pequeña protuberancia de tejido nervioso en imágenes de ultrasonido. Por lo general, estas protuberancias se localizan entre las cabezas metatarsianas en la base de los dedos. El roce constante del nervio durante la marcha puede exacerbar el dolor de manera significativa. En casos leves, el reposo, la pérdida de peso y evitar factores desencadenantes como los tacones altos pueden ser suficientes para mitigar el malestar. Sin embargo, si el dolor persiste o se agrava, pueden considerarse alternativas terapéuticas como inyecciones de esteroides, radioablación o cirugía. Una prueba diagnóstica común para el neuroma de Morton es la prueba de compresión metatarsiana, también conocida como prueba de Morton, en la que se aplica presión en la base de los dedos desde los lados. Un resultado positivo puede ser evidente si el dolor aumenta, y aún más si se escucha un clic característico, conocido como el signo de Mulder, que indica el aplastamiento del nervio inflamado entre los huesos adyacentes.

¿BLOQUEO DEL TOBILLO?

La presencia de fragmentos óseos flotantes puede ser la causa subyacente. Los estudios de radiografía o tomografía computarizada pueden identificarlos con precisión. Este fenómeno suele asociarse con la osteoartritis en una etapa avanzada y podría indicar la necesidad imperativa de someterse a un reemplazo total de tobillo o, al menos, a una intervención quirúrgica para extraer dichos fragmentos óseos. Además, la sensación de bloqueo experimentada al finalizar los movimientos articulares puede ser atribuible a la osteoartritis, manifestada a través de espuelas óseas. Sin embargo, también es posible que se deba a una afección más simple, como la rigidez o desalineación, que podría resolverse mediante la movilización articular del tobillo, ajustes en los huesos más pequeños del pie o la realización de ejercicios de estiramiento de la pantorrilla.

¿ESGUINCES CRÓNICOS DE TOBILLO E INESTABILIDAD DE TO-BILLO?

Experimentar repetidos esguinces de tobillo aumenta significativamente las probabilidades de sufrir nuevas lesiones[178]. De hecho, ¡un sorprendente 40% de las personas que han padecido un esguince en el tobillo continúan enfrentando problemas crónicos durante más de 12 meses! Estos problemas pueden manifestarse en forma de hinchazón persistente, dolor crónico, sensación de inestabilidad e incluso nuevos esguinces[179].

Tras cualquier esguince, es común experimentar espasmos musculares que buscan proteger la articulación afectada. Sin embargo, este proceso protector puede resultar en malos hábitos musculares debido al cojeo y a la sobreprotección. La combinación de estos factores puede llevar a la formación de nudos musculares en la pantorrilla. Además, el tejido cicatricial resultante puede ser desorganizado y contribuir al dolor continuo.

---

[178] Delahunt E, Remus A. Risk Factors for Lateral Ankle Sprains and Chronic Ankle Instability. *J Athl Train.* 2019;54(6):611-616. doi:10.4085/1062-6050-44-18

[179] Chen ET, Borg-Stein J, McInnis KC. Ankle Sprains: Evaluation, Rehabilitation, and Prevention [published correction appears in Curr Sports Med Rep. 2019 Aug;18(8):310]. *Curr Sports Med Rep.* 2019;18(6):217-223. doi:10.1249/JSR.0000000000000603

Romper este tejido cicatricial puede ser fundamental para aliviar el dolor persistente más allá del período inicial de recuperación.

Es importante abordar también la estabilidad del tobillo. Después de una lesión, es posible que se utilice menos el pie afectado y que se modifique la marcha durante un tiempo. Esto puede ocasionar una pérdida de control muscular y de propiocepción, es decir, la capacidad del cuerpo para percibir la posición de la articulación en el espacio. Además, los músculos menos utilizados pueden haberse debilitado. La rehabilitación tradicional suele incluir ejercicios con una banda de resistencia TheraBand para fortalecer los músculos en tres de las cuatro direcciones posibles (hacia arriba, hacia adentro/pronación, hacia afuera/eversión), mientras que para la cuarta dirección se emplean ejercicios de levantamiento de talón (ponerse de puntillas). Sin embargo, ¿qué sucede con la propiocepción y el control? Por lo general, se trabaja con el paciente mediante ejercicios que implican mantener el equilibrio en una pierna, variando entre mantener los ojos abiertos y cerrados, sobre una superficie estable e inestable, en reposo y saltando, y sin movimiento o moviendo lentamente los brazos o las piernas para desplazar el peso. Una vez que el paciente siente que ha alcanzado un equilibrio razonable, se considera que la rehabilitación ha finalizado.

¿CAMINAS DE MANERA EXTRAÑA?

Tras años de inactividad o tras una lesión, como cojera o uso de muletas, es probable que tu forma de caminar haya adoptado algunos patrones desfavorables, especialmente a nivel de la cadera y partes inferiores del cuerpo. Tras evaluar la marcha y examinar detenidamente la situación de las caderas, dirijo mi atención hacia las rodillas, tobillos y pies. ¿Se hiperextienden las rodillas? ¿Hay una rotación externa mayor en una pierna que en la otra? ¿Los pies muestran simetría? ¿Se produce un adecuado despegue al caminar? Uno de los problemas más comunes que observo es la falta de un despegue adecuado, en el que el talón exterior debería tocar primero, seguido de un desplazamiento del peso hacia los dedos medios antes de terminar en la base del dedo gordo para propulsarse hacia adelante. Abordar esta cuestión puede ser más complejo que corregir problemas en las caderas, ya que existe una amplia variedad de lo que se considera "correcto", además de que el grado de mejora posible puede estar limitado por historiales de lesiones previas en las piernas o los pies.

¿QUÉ HACE QUE UN ZAPATO SEA "BUENO"?

Este fragmento podría desarrollarse como un libro completo, abordando las diversas necesidades de personas con diferentes genéticas y problemas de salud, así como diferentes objetivos al seleccionar calzado. Comencemos explorando los atributos de un calzado inadecuado, ya que esta es una base más accesible para el análisis.

Los tacones altos, por ejemplo, se destacan como una elección particularmente desfavorable. Aunque una ligera elevación del talón puede ofrecer beneficios en ciertos casos, mi recomendación general es optar por un calzado con una elevación mínima o nula del talón, preferiblemente en el rango de 0 a 10 milímetros. Además, es crucial considerar la forma de la caja de los dedos del pie. Mientras que idealmente debería imitar la estructura natural de los dedos, lamentablemente, la mayoría de los diseños convencionales de calzado presentan una forma excesivamente puntiaguda. Este diseño puede causar una compresión antinatural de los dedos, predisponiendo a deformidades a largo plazo.

Para aquellos que ya sufren de deformidades en los pies, puede ser tentador recurrir a zapatos con formas más amplias y espaciosas, como los diseñados para correr o caminar. Sin embargo, en términos generales, un calzado que distribuya el espacio de manera equitativa entre el dedo gordo y los dedos adyacentes (conocidos como dígitos 1 y 2 en la anatomía) es la opción más saludable. La clave para encontrar el calzado ideal radica en probar una variedad de opciones y seleccionar aquellas que brinden el mejor ajuste y comodidad para el movimiento.

Además, no subestimes la importancia de usar calcetines adecuados. Recomiendo encarecidamente aquellos fabricados con lana merina, que ofrecen una combinación óptima de comodidad y transpirabilidad para el cuidado de tus pies.

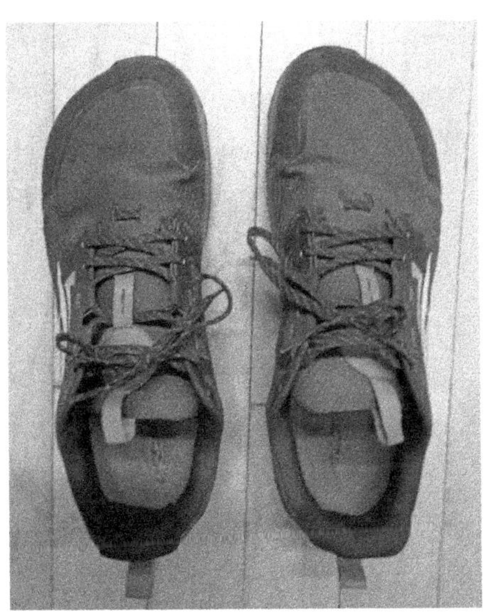

¿NECESITAS PLANTILLAS PERSONALIZADAS? ¿DEBERÍA SER SIGNIFICATIVO EL SOPORTE DEL ARCO?

En el capítulo dedicado a los aparatos ortopédicos, brevemente abordé este tema. Es importante reconocer que nuestros pies no fueron concebidos para calzado. La anatomía muscular y articular está diseñada para que el peso recaiga naturalmente en la parte delantera y el talón del pie. Introducir un arco personalizado o elevar el arco natural altera el funcionamiento biomecánico del pie. Aunque puede brindar cierto alivio, también puede generar irritación en las articulaciones, incomodidad en algunos músculos y debilitamiento de otros.

En situaciones específicas, como en el caso de ruptura del tendón tibial posterior y pérdida del arco natural (en cuyo caso se podría considerar la cirugía), la utilización de soportes para arcos podría representar una opción más favorable que otras alternativas. Las plantillas personalizadas o los insertos prefabricados son recursos que evaluamos con los pacientes que padecen problemas persistentes en pies, rodillas o caderas. No obstante, es importante entender que estas soluciones son más bien una vía de experimentación individualizada y no una solución universal predeterminada. De hecho, he observado casos en los que estas medidas han empeorado la situación de los pacientes.

Es crucial reconocer que en el ámbito de la atención médica puede existir un incentivo mal concebido, donde la venta de determinados productos o servicios pueda ser priorizada por encima del bienestar del paciente. Con frecuencia, recibo correos electrónicos y folletos que promueven el aumento de ingresos a través de la venta de plantillas personalizadas. Sin embargo, personalmente he encontrado resultados satisfactorios sin recurrir a este tipo de prácticas comerciales.

¿TIENES DOLOR EN EL DEDO GORDO DEL PIE?

Ese pobre dedo gordo del pie. Es posiblemente el más propenso al dolor de osteoartritis y años de mal uso del calzado pueden dejar las articulaciones disfuncionales y dolorosas. La artritis autoinmune también tiene afinidad por él, pero en este libro no profundizaremos en los temas autoinmunes. Sin embargo, abordaremos un par de problemas estructurales, sus posibles soluciones y haremos una breve mención sobre la gota nuevamente.

El dedo gordo del pie suele ser el primer lugar donde aparece la gota. Este trastorno se produce cuando los cristales de ácido úrico comienzan a formarse en las articulaciones y tendones, actuando como estrellas ninja afiladas o caltropos.

La articulación se inflama, tornándose roja, caliente, ardiente, rígida y muy sensible al tacto. Luego, el codo o la rodilla suelen ser los siguientes blancos comunes. Este proceso se desencadena por un consumo excesivo de alimentos ricos en purina. La gota crónica o recurrente puede ser resultado de una dieta desequilibrada o de un problema en la capacidad del cuerpo para eliminar el ácido úrico. Aunque existen medicamentos que pueden ayudar en su procesamiento, la dieta constituye el tratamiento primordial para tratar la gota aguda o recurrente, reduciendo la ingesta de alimentos ricos en purina (como mariscos, alcohol, etc.) y productos con alto contenido de fructosa.

Cuando el dedo gordo del pie se vuelve rígido y óseo, se le denomina "hallux rigidus", lo que suele ser doloroso con el uso. Aunque hemos explicado que la artritis puede ser considerada como cambios óseos normales relacionados con la edad, el desgaste en la articulación del dedo gordo puede acelerarse significativamente debido a factores genéticos, historial de lesiones y uso de calzado inadecuado. Si aún es posible modificar la biomecánica, quizás a través de un calzado mejorado, existe la posibilidad de revertir el dolor y los síntomas del hallux rigidus. Sin embargo, una vez que el dedo gordo del pie se vuelve disfuncional o el dolor resulta insoportable, existen opciones quirúrgicas disponibles.

Relacionados con el hallux rigidus están los juanetes, que consisten en un bulto en la base interna del dedo gordo del pie, muchas veces acompañados de hallux valgus (donde el dedo gordo del pie se desplaza hacia el centro del pie). Aunque algunas personas tienen una predisposición genética mayor para desarrollar esta deformidad a medida que envejecen, quiero abordar una cuestión: creo que hay un intento de desviar la culpa del calzado. Al buscar en Google "juanetes", "tacones altos" o "zapatos estrechos", se encontrarán muchos artículos que argumentan que los tacones altos no causan juanetes, sino que simplemente exacerban el problema. Se culpa a la persona en lugar del calzado, aunque la verdadera causa pueda ser una predisposición genética o lesiones previas. Esta perspectiva me parece, en su mayoría, una falacia. Los hombres raramente padecen juanetes, mientras que las mujeres que han usado calzado cómodo durante toda su vida raramente los presentan; sin embargo, en mi experiencia clínica, las mujeres que han usado tacones altos parecen ser más propensas a desarrollar juanetes. Esta situación me recuerda al debate sobre la diabetes tipo 2, donde, al menos en los Estados Unidos, se culpabiliza a factores genéticos en lugar de abordar la dieta. La investigación demuestra que, incluso para aquellos con predisposición genética, seguir una dieta basada en plantas puede prevenir la diabetes tipo 2, y que la diabetes tipo 2 temprana es reversible únicamente mediante la dieta. La gente simplemente quiere seguir usando sus tacones altos y zapatos estrechos, y las empresas están encantadas de seguir vendiéndolos. Es un caso de negación por parte de la sociedad.

Poniendo fin a este argumento, si padeces de juanetes, opta por utilizar zapatos más cómodos. Si eres mujer y te preocupa la posibilidad de desarrollar juanetes, comienza a usar los zapatos más cómodos y menos ajustados que puedas encontrar. El tratamiento para los juanetes y el hallux valgus puede incluir manipulación articular y ejercicios realizados por un fisioterapeuta, quiropráctico o podólogo, el uso de ortesis, almohadillas para juaneles, vendaje, separadores de dedos, calzado adecuado y, en última instancia, cirugía.

SOBRE EL AUTOR

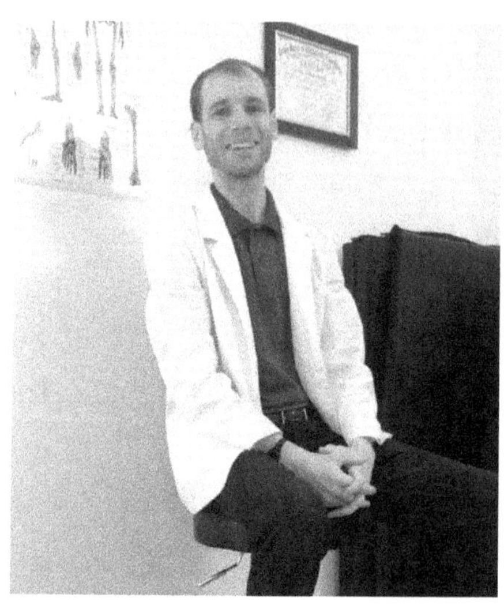

El Dr. Ramakko dedicó gran parte de su vida adulta a la enseñanza de física a nivel universitario en Montreal, Canadá. Sin embargo, cuando tanto su salud como la de sus seres queridos se vieron afectadas por una atención médica indiferente e insatisfactoria, decidió emprender su propia educación en el campo de la medicina. Se esfuerza por compartir este conocimiento en la medida de lo posible, no contento con que la salud de las personas sea simplemente "suficientemente buena", sino que busca que los pacientes alcancen su máximo potencial y optimicen su calidad de vida. Aunque está preparado para abordar una variedad de condiciones, su enfoque particular se centra en el tratamiento del dolor crónico. Para obtener más información o para reservar una consulta con él, visita www.DrRamakko.com.

Algunos aspectos destacados:

DIANM: Estado de *Diplomado con la Academia Internacional de Medicina Neuromusculoesquelética*, lo que indica experiencia en diagnóstico y manejo como "especialista en medicina neuro-musculoesquelética".

RMSK: "*Registrado en Ecografía Musculoesquelética*", lo que indica experiencia en la toma e interpretación de imágenes ecográficas musculoesqueléticas de diagnóstico.

DipIBLM: Profesional certificado por la Junta en "*Medicina del Estilo de Vida*". Asesora a los pacientes en intervenciones de estilo de vida para tratar, prevenir y/o revertir enfermedades crónicas relevantes.

Como Educador: Anteriormente, fue profesor de física a tiempo completo durante siete años, incluido el desempeño como coordinador de currículo. También posee un "*Certificado de Enseñanza en Educación Superior*" de Harvard y un certificado TEFL.

Como Quiropráctico: Formado en Oregón en la *Universidad de Western States* (UWS) como profesional de atención primaria. Se graduó "summa cum laude". Trabajó en su propia consulta en Texas y en una clínica multidisciplinaria en las Islas Caimán. Capacitado en Acupuntura (Aprobó el examen de acupuntura NBCE).

Como Investigador: Ha publicado siete artículos revisados por pares (principalmente en física).

www.ingramcontent.com/pod-product-compliance
Lightning Source LLC
Chambersburg PA
CBHW050800260726
48660CB00004B/1172